Klinische Praxis der Verhaltenstherapie

Psychodiagnostisches Vademecum und Kasuistik häufig vorkommender psychischer und psychosomatischer Störungen

Wolfgang Demuth

Ferdinand Enke Verlag Stuttgart 1981

Dipl.-Psychologe Dr. rer. nat. Wolfgang Demuth
Psychiatrische Klinik der Universität Mainz

CIP-Kurztitelaufnahme der Deutschen Bibliothek

Demuth, Wolfgang:
Klinische Praxis der Verhaltenstherapie:
psychodiagnost. Vademecum u. Kasuistik häufig
vorkommender psych. u. psychosomat. Störungen /
Wolfgang Demuth. – Stuttgart: Enke, 1981.
ISBN 3-432-91881-X

Satz und Druck: Mono-Satzbetrieb D. Betz GmbH, Darmstadt-Arheilgen

Gewidmet meiner lieben Frau,
die mich stets unterstützte und ermunterte.

Vorwort

Es existiert eine Flut theoretischer Abhandlungen zur Verhaltenstherapie. Dagegen mangelt es an Literatur, die dem praktisch arbeitenden Therapeuten Hilfestellung bei der Bewältigung der Probleme seiner Patienten gibt. Erste Ansätze bieten *Reiss* et al. (1976) und *Mackinger* (1979).

Dieses aus jahrelanger, kontinuierlicher Therapie- und Forschungsarbeit erwachsene Buch ist als Leitfaden gedacht, das den Praktiker dabei unterstützen will, häufig geklagte Beschwerden und Störungen mittels verhaltenstherapeutischer Maßnahmen zu reduzieren und zu eliminieren.

In der Kasuistik-Sammlung finden sich Beispiele von Verhaltensmodifikationen bei

(1) Angst in sozialen Situationen und vor beruflichem Versagen
(2) Sprechstörungen (Stottern)
(3) weiblichen Sexualstörungen
(4) überstarkem Rauchen
(5) Herzphobie (syn. Herzneurose, Herzangstsyndrom)
(6) multiplen Phobien
(7) psychogenem Erbrechen und Reizblase.

Neben einem allgemeinen Schriftenverzeichnis am Ende der Einleitung findet sich zu jedem Fallbeispiel eine Literaturaufstellung, die dem Leser die Möglichkeit bietet, sich intensiver mit einzelnen Gedankengängen auseinanderzusetzen.

Auch für diesen Zweig der Psychotherapie gilt, was *Kraepelin* (1896) vor mehr als achtzig Jahren so trefflich zu formulieren wußte: „Wer die Krankheit gut erkennt, wird sie auch gut zu heilen verstehen“ (Seite 79).

Diagnostik soll wichtige Informationen liefern; aus diesem Grund wird in der Einleitung verhaltensanalytische Diagnostik überblickartig dargestellt. Es geht „um die Analyse der Abhängigkeiten bestimmter Verhaltensweisen von Reizbedingungen“ (*Schulte,* 1976b, S. 79).

Für einige verhaltenstherapeutische Maßnahmen sind zu Relaxation führende Verfahren notwendige Voraussetzung. Die beiden häufigsten Entspannungsverfahren, autogenes Training und progressive Muskelentspannung werden ausführlich dargestellt, und zwar im Fallbericht „Stottern“ (Autogenes Training) und im Fallbericht „Weibliche Sexualstörungen“ (Progressive Muskelentspannung).

Der praktische Teil ist so abgefaßt, daß der Leser für die Anwendung keine weitere Literatur benötigt.

Einzelne Gedankengänge werden in mehreren Fallberichten wiederholt; gleiches gilt für die meisten verhaltenstherapeutischen und entspannenden Verfahren. Durch dieses mehrmalige Darstellen wird es möglich, die einzelnen Fallberichte gesondert zu lesen, ohne daß die Kenntnis der vorausgehenden notwendig ist; dadurch eignet sich dieses Buch auch als Nachschlagewerk und zu rascher Orientierung.

Exemplarisch werden systematisches und In-vivo-Desensibilisieren, Selbstbehauptungstraining (Assertive Training), autogenes Training und progressive Muskelentspannung aufgeführt. Anhand der beinahe paradigmatisch zu nennenden Beschreibungen sieht sich der Praktiker in die Lage versetzt, in ähnlicher Weise therapeutisch vorzugehen.

Die für die praktische Anwendung wichtigste Literatur:
Eysenck, H.J. und *Rachman, S.:* Neurosen – Ursachen und Heilmethoden. VEB Deutscher Verlag der Wissenschaften, Berlin 1971; *Mackinger, H.* (Hrsg.): Verhaltenstherapie in der klinischen Praxis. Otto Müller, Salzburg 1979; *Reiss, M., Fiedler, P., Krause, R.* und *Zimmer, D.:* Verhaltenstherapie in der Praxis. Kohlhammer, Stuttgart 1976; *Wolpe, J.:* Praxis der Verhaltenstherapie. Huber, Bern 1972.

Inhalt

IV. Übermäßiges Rauchen (4. Fall)

V. Herzphobie (syn. Herzneurose, Herzangstsyndrom) (5. Fall)

VI. Kontrollzwang und multiple Phobien (6. Fall)

1 Einleitung

Die neben Psychoanalyse und Gesprächspsychotherapie (*Rogers*, 1972, 1973a, 1973b; *Tausch*, 1974) als dritte „psychotherapeutische Säule" anzusehende Verhaltenstherapie wird Konditionierungstherapie, teilweise auch Verhaltensmodifikation genannt.

Da es für Verhaltenstherapie fast ebensoviele Definitionen wie Autoren gibt, die sie zu definieren suchen (*Gordon*, 1977), wollen wir eine operationale Begriffsbestimmung geben und sagen, daß es bei der Verhaltenstherapie um die Anwendung experimentell begründeter Lernprinzipien mit dem Ziel geht, unerwünschtes, unangepaßtes Verhalten zu verändern bzw. neues Verhalten aufzubauen. Diese Form der Psychotherapie hat sich als äußerst wirksam erwiesen, wenn es um die Behandlung von Verhaltensauffälligkeiten und psychischen Störungen geht. Für schwerer gestörte Menschen kann Verhaltenstherapie einen neuen Anfang darstellen (*Süllwold*, 1977).

Verhaltenstherapie befaßt sich „an erster Stelle mit dem Verhalten, nicht mit der Psyche. Sie zielt darauf ab, jene Aspekte des Verhaltens zu verändern, die beim Individuum zu psychischem Unbehagen und Ängsten führen" (*Eysenck*, 1973, S. 91).

Die Anfänge der Verhaltenstherapie (eine gute Darstellung findet sich bei *Blöschl* (1969), auf die im folgenden des öfteren Bezug genommen wird) lassen sich bis *Pawlow* und *Watson* zurückverfolgen.

Pawlow (1972) wies nach, daß ein ursprünglich neutraler Reiz die Qualitäten eines Wertreizes annimmt, wenn er wiederholt mit einem (subjektiv angenehmen oder unangenehmen) Wertreiz gekoppelt wird. Zunächst ruft der Wertreiz allein als unkonditionierter Reiz eine spezifische Reaktion hervor. Durch mehrmalige Darbietung dieses unkonditionierten Reizes mit einem ursprünglich neutralen Reiz kann eine Konditionierung erreicht, d. h. es kann eine feste Beziehung zwischen konditioniertem Reiz und Reaktion hergestellt werden. Dieser Vorgang, der später „Klassische Konditionierung" genannt wurde, bewirkt, daß sich nach einer gewissen Anzahl gleichzeitiger Darbietungen die zunächst nur auf den Wertreiz hin erfolgende Reaktion jetzt auch auf die bloße Darbietung des ursprünglich neutralen Reizes hin äußert. Die unbedingte (unkonditionierte) Reaktion ist zu einer bedingten (konditionierten) Reaktion geworden.

Dieser Vorgang läßt sich durch ein Experiment *Pawlows* illustrieren. Wenn ein Hund gefüttert wird (Futtergabe = unkonditionierter Reiz), sondert er reflektorisch Speichel ab (Sezernieren = unkonditionierte Reaktion). Wird die Nahrungsgabe z. B. eine Zeitlang von einem Glockenton oder einem anderen, zunächst neutralen Reiz begleitet oder eingeleitet, assoziiert der Hund nach kurzer Zeit den Glockenton mit dem Anblick des Futters. Er sezerniert auch dann Speichel, wenn der ursprünglich neutrale Reiz (z. B. Glockenton) allein (also ohne Futter) dargeboten wird. Es wurde eine bedingte (= konditionierte) Reaktion gebildet. Der neutrale Reiz nimmt innerhalb dieses Lernprozesses Signalcharakter bezüglich eintretender Ereignisse an.

Der Werdegang einer einfachen konditionierten Reaktion beginnt nach *Hilgard* und *Bower* (1970) damit, daß er durch wiederholte Verstärkung erworben wird, d. h. durch mehrmalige Aufeinanderfolge des konditionierten Reizes und des unkonditionierten Reiz-Reaktions-Paares in angemessenen Zeitintervallen.

Über die Entstehung experimenteller Neurosen bei Hunden berichtet schon 1921 *Schenger-Krestownikowa* (zit. nach *Blöschl,* 1969). Ein Jahr früher meldeten solche Versuche *Watson* und *Rayner* (1920) an Kindern; wenige Jahre später *Krasnogorski* (1925).

1.1 Lerntheoretische Grundlegung der Verhaltenstherapie

Verhalten läßt sich, vereinfacht betrachtet, durch die beiden Komponenten Reiz (Stimulus) und Reaktion verstehen; es wird durch Reize gesteuert:

S – R

Pawlow ging von dem Gedanken aus, daß auf jeden Reiz S eine spezifische Reaktion R folgt. Die S-R-Verbindung betrachtete er als Basis des Verhaltens. Er wies nach, daß eine bestimmte Reaktion durch neue, sogenannte konditionierte Reize ausgelöst werden kann. Diese Reiz-Substitution wird „Klassisches Konditionieren" genannt.

Eine Weiterführung dieses S-R-Modells erfolgte durch die Hereinnahme verstärkender Reize, die Reinforcers oder Konsequenzen (= C) einer Verhaltensweise (s. auch *Thorndike,* 1913):

S – R – C

Skinner (1973) demonstrierte, daß die Auftretenswahrscheinlichkeit einer Verhaltensweise erhöht wird, wenn sie positive Konsequenzen, also eine Belohnung im weitesten Sinne zur Folge hat. Bestrafung kann dazu führen, daß das entsprechende Verhalten zukünftig seltener auftritt.

Entscheidend für Erlernen und Ausführen einer Verhaltensweise ist weniger die Art als vielmehr Anzahl und Verhältnis der Belohnungen. Aus diesen Überlegungen läßt sich der Verstärkungsplan (schedule of reinforcement) ableiten, der als Konstante (= K) in unsere Formel eingefügt wird:

S – R – K – C

Diese u. a. von *Lindsley* (1964) vorgeschlagene Verhaltensgleichung wurde von *Kanfer* (1969) und *Kanfer* und *Phillips* (1975) um die Organismusvariable (= O) erweitert. Gemeint sind die biologische und physische Ausstattung des Individuums, aber auch Faktoren wie Lernkapazität und Ermüdung:

S – O – R – K – C

Nach diesem Ansatz wird Verhalten (R) als Variable betrachtet, die von S, O, K und C abhängig ist.

Es ist unbestritten, daß es weitere Größen gibt, wie z. B. Persönlichkeitseigenschaften oder Motive, die Verhaltensweisen steuern. Diese Variablen werden außer acht gelassen, da sie nicht direkt beobachtbar sind.

Für eine funktionale Verhaltensbeschreibung gilt, daß das Verhalten als Funktion beobachtbarer und damit direkt zugänglicher und veränderlicher Variablen beschrieben wird.

1.2 Dimensionen der Verhaltenstherapie

Verhaltenstherapie intendiert Reduzierung bzw. Eliminierung neurotischer Störungen; Psychosen werden hin und wieder ebenfalls verhaltenstherapeutisch angegangen

(s. u. a. *Cohen* et al., 1972). Von Verhaltenstherapeuten wird neurotisches Verhalten in erster Linie als erlerntes Verhalten angesehen.

Symptom und Krankheit, hier: Symptom und Neurose, sind identisch. Wird das Symptom beseitigt, verschwindet auch die Neurose. Nach verhaltenstherapeutischer Auffassung sind alle Symptome „konditionierte, unangepaßte emotionale Reaktionen oder die Verhaltenskonsequenzen solcher Reaktionen" (*Eysenck,* 1973, S. 105).

Es handelt sich bei der Verhaltenstherapie also um eine im wesentlichen symptomatische Behandlungsform, obgleich es mitunter indiziert erscheint, aufdeckend zu arbeiten oder andere Formen der Psychotherapie mit einzubeziehen.

Geht man davon aus, daß unerwünschtes Verhalten erlernt wurde, kommen nach *Kanfer* und *Phillips* (1975) zwei Modifikationsmethoden in Frage:

„1. Verlernen oder Ersetzen der unerwünschten Reaktion durch eine der Prozeduren, die auf Lernparadigmen ... fußen; und

2. Modifikation der Umwelt, damit das Symptom, ein diskriminierter Operant oder ein stimuluskontrollierter Respondent nicht mehr auftritt; das geschieht aufgrund der Abwesenheit der vorausgegangenen Bedingungen, die das Symptom kontrolliert haben" (S. 99).

Meist wird die Beseitigung eines einzelnen Symptoms angestrebt; dennoch läßt sich oftmals im Rahmen der Therapie eine Generalisierung beobachten, d. h., durch Verhaltenstherapie werden nicht nur behandelte, sondern auch andere Symptome verschwinden, die nicht direkt therapiert wurden.

2 Praktisches Vorgehen

2.1 Diagnostik

Der Zusammenhang zwischen Diagnostik und Therapie wird durch verhaltensanalytische Diagnostik stärker betont, „und zwar indem sie das taxonomische Vorgehen einer größeren Spezifität opfert" (*Bayer,* 1974).

Von *Kanfer* und *Saslow* (zit. bei *Schulte,* 1976b) werden drei Fragenbereiche aufgeführt, die als wesentlich für die Durchführung einer Verhaltenstherapie erachtet werden. Es handelt sich um

(1) Ziel-Analyse (welche Verhaltensweisen sollen verändert werden?)
(2) Funktionale Verhaltensanalyse (wodurch wird das Verhalten aufrecht erhalten?)
(3) Therapieplanung (durch welche verhaltenstherapeutische Methode läßt sich die angestrebte Veränderung am ehesten erreichen?)

Um verhaltensorientierte Diagnostik zu erleichtern, wurde von *Schulte* (1976b) ein Schema für Diagnose und Therapieplanung entwickelt. In unseren Falldarstellungen orientieren wir uns mutatis mutandis an dieser Vorlage.

Es geht um die Analyse symptomatischen Verhaltens – Zielanalyse – Therapieplanung.

2.1.1 Analyse symptomatischen Verhaltens

Es soll erkundet werden, welche Abhängigkeiten zwischen Reizbedingungen und Verhaltensweisen bestehen.

Dazu ist nötig, daß einzelne Symptome analysiert werden.

2.1.1.1 Erforschung der Einzelsymptome

„Die erste Aufgabe des Therapeuten besteht darin, die vom Patienten in der Umgangssprache geschilderte Problematik . . . so zu formulieren, daß eine oder mehrere qualitativ und quantitativ beschreibbare Verhaltensweisen dargestellt werden" (*Schulte,* 1976b, S. 80).

Dabei sollten die symptomatischen Verhaltensweisen herausgearbeitet werden, ferner vorausgehende und nachfolgende Reizbedingungen und Organismus-Variablen (gemeint sind mit der Symptomatik in Zusammenhang stehende organische Funktionsstörungen).

Anhand der Daten ist zu entscheiden, ob das Verhalten operant oder respondent ist, d. h., ob es von seinen Konsequenzen oder von vorausgehenden Reizen abhängig ist.

In einem weiteren Punkt sollte etwas über Entstehung und Entwicklung der Symptomatik in Erfahrung gebracht werden. Aus der genetischen Analyse sollen Schlußfolgerungen gezogen werden, um das hypothetische Bedingungsmodell überprüfen zu können.

In einem nächsten Schritt sollte eine vorläufige prinzipielle Therapieplanung ins Auge gefaßt werden, d. h., es sollte seitens des Therapeuten überlegt werden, in welche Richtung Veränderung erfolgen und welcher Teil der Reiz-Reaktionseinheit modifiziert werden soll.

2.1.1.2 Zusammenhänge zwischen den Symptomen

Für eine erfolgreiche Therapie ist wichtig zu erkennen, in welcher Weise die einzelnen Symptome zusammenhängen.

2.1.2 Zielanalyse

Hier sollen bedeutsame Gesichtspunkte der gesellschaftlichen und sozialen Umwelt und der äußeren Lebensbedingungen erarbeitet werden. Ferner sollen die Bedeutung, aber auch die Folgen einer therapeutischen Veränderung der Symptome für den Verhaltensspielraum des Patienten, für seine sozialen Beziehungen und seine mitmenschliche Umwelt festgestellt werden.

2.1.3 Therapieplanung

„Nachdem festgestellt wurde, welche Verhaltensweisen in welche Richtung verändert werden sollen, kann mit der Planung der Therapie begonnen werden" (*Schulte,* 1976b, S. 97). Dabei sind prinzipielle und konkrete Planung zu unterscheiden.

2.1.3.1 Prinzipielle Planung

Welche Änderungsprinzipien kommen für die erwünschte Veränderung in Frage?

2.1.3.2 Konkrete Planung

In diesem Stadium sollte im Rahmen eines konkreten Handlungsplans festgelegt werden, welche therapeutischen Maßnahmen zu ergreifen sind.

2.1.3.3 Kontrollmessungen

Für den Therapeuten ist wichtig, daß er ein feed back über die Auswirkungen seiner Arbeit erhält.

2.1.3.4 Reihenfolge der einzelnen Behandlungsschritte

Mit dem Patienten sollte besprochen werden, welche Symptome zuerst und welche später behandelt werden.

2.1.3.5 Erfolgsmessung

Nach Abschluß der Therapie sollte objektiviert werden, in welchem Maße und in welchem Bereich Veränderungen stattfanden.

2.1.4 Schematische Verhaltensbeschreibung

Die Verhaltensauffälligkeit wird in eine schematische Darstellung, in eine funktionale Sprache gebracht, in der der Kürze wegen Symbole gebraucht werden. Die einfachste Darstellung dieser Art ist Reiz-Reaktionsverhalten, das durch zwei Buchstaben repräsentiert wird: S – R.

2.1.4.1 Wichtigste Symbole

S = Reiz, Stimulus; S^D = diskriminativer Reiz; R = Reaktion; CS = konditionierter Reiz; UCS = unkonditionierter Reiz; CR = konditionierte Reaktion; UCR = unkonditionierte Reaktion; C = Konsequenz; C+ = positive Konsequenz; C– = negative Konsequenz; $\not{C}$ = Wegfall eines negativen, aversiven Reizes.

2.1.5 Gespräch und Aufklärung

Vor Beginn der Therapie sollte mit dem Patienten besprochen werden, welche Daten durch die Diagnostik erhoben wurden. Die daraus resultierende Behandlung einschließlich ihrer Methoden sollte ausführlich diskutiert werden. Der Patient sollte die Zusammenhänge zwischen seinem Verhalten und den therapeutischen Maßnahmen erkennen, damit für ihn einsichtig wird, warum und in welchem Maße er sich aktiv zu beteiligen hat. Es sollte dem Patienten klar gemacht werden, daß seine Mitarbeit eine conditio sine qua non ist.

Der Therapeut sollte dem Patienten helfen, die Entwicklung seines symptomatischen Verhaltens verstehen zu lernen.

2.1.6 Zusammenfassung

Das Ziel der Diagnostik besteht darin, die veränderlichen Größen zu isolieren, die die Symptomatik bedingen. Diese Variablen müssen umgestaltet werden, um die Symptome zu reduzieren bzw. zu eliminieren. Dabei handelt es sich nach *Schulte* (1976a) um den Entwurf eines praktischen Wegs zur Erreichung des Zielzustands.

Verhaltenstherapie ist meist ein auf den Einzelfall ausgerichtetes Verfahren, obwohl sie auch in Gruppen durchgeführt werden kann (s. *Grawe,* 1980).

3 Schwierigkeiten während der Therapie

Den Patienten hinreichend zur Mitarbeit zu motivieren, gilt als wichtige Bedingung einer erfolgreichen Therapie. Der Therapeut kann (wie beim Sport) nur Trainer sein, „laufen" muß der Patient selbst.

Die ersten Eigenaktivitäten des Patienten sollten verstärkt werden, um ihm ein Erfolgserlebnis zu vermitteln.

Schwierigkeiten können z.B. durch geringe intellektuelle Ausstattung auftreten. Beim systematischen Desensibilisieren können Schwierigkeiten durch fehlgeleitete oder irrelevante Hierarchien und ungenügende Vorstellung entstehen.

4 Reihenfolge der Therapie

Immer wieder zeigt sich, daß ein Patient wegen einer bestimmten, eng umschriebenen Symptomatik den Therapeuten aufsucht, daß es aber weitere Probleme gibt, die ebenfalls Psychotherapie bedürfen. Für den Therapieerfolg ist wichtig, die stärkste Störung zu suchen und anzugehen. Daran kann sich die Behandlung weiterer Schwierigkeiten anschließen.

5 Erweiterung der Verhaltenstherapie

Die anfänglich recht eng umgrenzte Verhaltenstherapie öffnete sich in den letzten Jahren nach verschiedenen Seiten. Erkenntnisse aus anderen psychotherapeutischen Verfahren wurde in die verhaltenstherapeutische Praxis übernommen.

5.1 Gruppentherapie

In verschiedenen Psychotherapieformen ist Gruppentherapie schon lange usus. Nun zeichnet sich auch in der Verhaltenstherapie ein Trend ab, Gruppen von Patienten mit gleichen Störungen gemeinsam zu behandeln. Schon *Wolpe* (1972) beschrieb Desensibilisierung in Gruppen; *Eysenck* und *Rachman* (1972) referieren ebenfalls verhaltenstherapeutische Gruppentherapie.

Recht ausführlich beschäftigte sich *Grawe* (1980) mit diesem Problem, indem er die besonderen Möglichkeiten und Notwendigkeiten verhaltenstherapeutischen Vorgehens in Gruppen untersuchte (s. auch *Lazarus*, 1980).

5.2 Kognitive Verhaltenstherapie

Der kognitive Aspekt wurde von orthodoxer Verhaltenstherapie ignoriert und ausgeklammert. Inzwischen erkannte man „die große Bedeutung kognitiver Variablen für das Verstehen und Verändern menschlichen Verhaltens“ (*Goldfried* und *Goldfried*, 1977, S. 103).

Wichtige Vertreter sind *Mahoney* (1977) und *Meichenbaum* (1975, 1979).

5.3 Multimodale Verhaltenstherapie

Diese wesentlich von *Lazarus* (1978) beeinflußte Erweiterung der Verhaltenstherapie ist ein systematischer Problemlösungsprozeß, der schlecht angepaßtes Verhalten in verschiedenen, voneinander abhängigen Modalitäten untersucht und verändert.

Literatur

Bayer, G.: Verhaltensdiagnose und Verhaltensbeobachtung. In: *Kraiker, Ch.* (Hrsg.): Handbuch der Verhaltenstherapie, S. 255–275. Kindler, München 1974.

Blöschl, L.: Grundlagen der Verhaltenstherapie. Huber, Bern 1969.

Cohen, R., *Florin, I.*, *Grusche, A.*, *Meyer-Osterkamp, S.* und *Sell, H.*: Verhaltenstherapie. Nervenarzt 43 (1972) 113–124.

Eysenck, H.-J.: Verhaltenstherapie. In: *Bergold, J. B.* (Hrsg.): Psychotherapie, S. 91–122. U & S Taschenbücher 1003. Urban & Schwarzenberg, München 1973.

Eysenck, H.-J. und *Rachman, S.*: Neurosen – Ursachen und Heilmethoden. VEB Deutscher Verlag der Wissenschaften, Berlin 1971.

Goldfried, M. R. und *Goldfried, A. P.*: Kognitive Methoden der Verhaltensänderung. In: *Kanfer, F. H.* und *Goldstein, A. P.* (Hrsg.): Möglichkeiten der Verhaltensänderung, S. 103–132. Urban & Schwarzenberg, München 1977.

Gordon, S. B.: Die Entwicklung der Verhaltenstherapie. In: *Zeier, H.* (Hrsg.): Pawlow und die Folgen. Psychologie des 20. Jahrhunderts, Bd. IV, S. 625–656. Kindler, Zürich 1977.

Grawe, K. (Hrsg.): Verhaltenstherapie in Gruppen. Fortschritte der Klinischen Psychologie, Bd. 22. Urban & Schwarzenberg, München 1980.

Hilgard, E. R. und *Bower, G. H.*: Theorien des Lernens. Klett, Stuttgart 1970.

Kanfer, F. H.: Verhaltenstherapie: ein neues Theoriegerüst zur Lösung klinisch-psychologischer Probleme. Psychologie und Praxis 13 (1969), 1–18.

Kanfer, F. H. und *Phillips, J. S.*: Lerntheoretische Grundlagen der Verhaltenstherapie. Kindler, München 1975

Kraepelin, E.: Der psychologische Versuch in der Psychiatrie. Psychologische Arbeiten 1 (1896) 1–91.

Krasnogorski, N. J.: The conditioned reflexes and children's neuroses. American Journal of Diseases of children 30 (1925), 753–768.
Lazarus, A. A.: Multimodale Verhaltenstherapie. Fachbuchhandlung für Psychologie, Frankfurt/M. 1978.
Lazarus, A. A.: Multimodale Verhaltenstherapie in Gruppen. In: *Grawe, K.* (Hrsg.): Verhaltenstherapie in Gruppen, S. 235–254. Fortschritte der Klinischen Psychologie, Bd. 22. Urban & Schwarzenberg, München 1980.
Lindsley, O. R.: Direct measurement and prosthesis of retarded behavior. Journal of Education 147 (1964) 62–81.
Mackinger, H. (Hrsg.): Verhaltenstherapie in der klinischen Praxis. Otto Müller, Salzburg 1979.
Mahoney, M. J.: Kognitive Verhaltenstherapie. Reihe Leben lernen, Band 29. Pfeiffer, München 1977.
Meichenbaum, D.: Kognitive Faktoren bei der Verhaltensmodifikation: Veränderung der Selbstverbalisation. In: *Hartig, M.* (Hrsg.): Selbstkontrolle, S. 203–219. 2. Auflage. Fortschritte der Klinischen Psychologie, Bd. 4. Urban & Schwarzenberg, München 1975.
Meichenbaum, D.: Kognitive Verhaltensmodifikation. U & S Psychologie. Urban & Schwarzenberg, München 1979.
Pawlow, I. P.: Die bedingten Reflexe. Kindler Studienausgabe. Kindler, München 1972.
Reiss, M., Fiedler, P., Krause, R. und *Zimmer, D.:* Verhaltenstherapie in der Praxis. Kohlhammer, Stuttgart 1976.
Rogers, C. R.: Die nicht-direktive Beratung. Kindler, München 1972.
Rogers, C. R.: Die klient-bezogene Gesprächstherapie. Kindler, München 1973a.
Rogers, C. R.: Entwicklung der Persönlichkeit. Klett, Stuttgart 1973b.
Schulte, D.: Der diagnostisch-therapeutische Prozeß in der Verhaltenstherapie. In: *Schulte, D.* (Hrsg.): Diagnostik in der Verhaltenstherapie. 2. Auflage, S. 60–73. Fortschritte der Klinischen Psychologie, Bd. 5. Urban & Schwarzenberg, München 1976 a.
Schulte, D.: Ein Schema für Diagnose und Therapieplanung in der Verhaltenstherapie. In: *Schulte, D.* (Hrsg.): Diagnostik in der Verhaltenstherapie. 2. Auflage, S. 75–104. Fortschritte der Klinischen Psychologie, Bd. 5. Urban & Schwarzenberg, München 1976b.
Skinner, B. F.: Wissenschaft und menschliches Verhalten. Kindler Studienausgabe. Kindler, München 1973.
Süllwold, L.: Verhaltenstherapie anhand von klinischen Fällen. In: *Zeier, H.* (Hrsg.): Pawlow und die Folgen. Psychologie des 20. Jahrhunderts, Bd. IV, S. 713–763. Kindler, Zürich 1977.
Tausch, R.: Gesprächspsychotherapie. Hogrefe, Göttingen 1974.
Thorndike, E. L.: Educational psychology. Band 2: The psychology of learning. Columbia Universität, New York 1913.
Watson, J. B. and *Rayner, R.:* Conditioned emotional reactions. Journal of experimental Psychology 3 (1920) 1–14.
Wolpe, J.: Praxis der Verhaltenstherapie. Huber, Bern 1972.

I Angstzustände in sozialen Situationen und vor beruflichem Versagen (1. Fall)

Geklagte Hauptstörungen: Angstzustände in sozialen Situationen und Angst vor beruflichem Versagen. Schwierigkeiten, sich Kollegen gegenüber durchzusetzen.

Dauer der Störungen: Teilweise seit Kindheit.

Diagnose: Neurotischer Angstzustand, Panik (ICD 300.0), Asthenische Persönlichkeit (ICD 301.6).

Therapieziel: Beseitigung der Angstzustände und Erwerb von Selbstsicherheit.

Therapieformen: Autogenes Training, Suggestion, systematisches Desensibilisieren, Selbstbehauptungstraining (Assertive Training).

Therapiedauer: 35 Sitzungen (eine Sitzung pro Woche) innerhalb von 11 Monaten.

Die Falldarstellung dieser asthenischen Persönlichkeit zeigt, daß beispielsweise zwischen Angstzuständen in sozialen Situationen und Angst vor beruflichem Versagen auf der einen Seite und einer Schwäche, sich Mitarbeitern gegenüber durchzusetzen, auf der anderen ein innerer Zusammenhang besteht.

1 Einleitung

Angstzustände in sozialen Situationen werden immer öfter geklagt. Auch nimmt die Zahl der Patienten zu, die als „soziale Aufsteiger" anzusehen sind, und die an Angst- und Insuffizienzgefühlen leiden.

Angst ist nicht nur zentrales Thema unserer Zeit (*May,* 1950), schon antike Philosophen beschäftigten sich damit. Seit Mitte des 19. Jahrhunderts nehmen sich Philosophie, Psychologie und Psychopathologie in starkem Maße den verschiedenen Formen und Intensitätsgraden von Angst und Furcht an (*Fröhlich,* 1965). Die Psychoanalyse beschäftigt sich seit jeher mit dem Phänomen Angst (s. *Blaser* und *Poeldinger,* 1967). *Epstein* (1977) betrachtet Angst als zentrales Konzept der Psychopathologie. In der Psychologie ist Angst eine der am meisten untersuchten Erscheinungen (*Krohne,* 1980).

Bei etymologischer Klärung des Begriffs Angst stößt man bezüglich des Angsterlebnisses auf physiologische Begleiterscheinungen. Im Griechischen heißt *ἄγχειν*: würgen, aber auch sich ängstigen; noch deutlicher drückt sich die lateinische Sprache aus, wenn sie Worte verwendet wie „angere" = Herzbeklemmen, Kehle zuschnüren, „angustia" = Enge, „angor" = Angst, Beklemmung, Würgen, „anxietas" = Ängstlichkeit. Althochdeutsch kennt „angust", mittelhochdeutsch „angest", basierend auf indogermanisch „angh". Im Englischen findet sich „anxiety", im Französischen kennen wir „anxiété" und „angoisse".

Die auf *Kierkegaard* (1962) zurückgehende philosophische Unterscheidung zwischen Angst und Furcht wird umgangs- und wissenschaftssprachlich nicht eingehalten; beide Begriffe werden häufig vikariierend gebraucht. Für *Jaspers* (1948), als Schüler *Heideggers*, ist Furcht auf etwas gerichtet, Angst jedoch gegenstandslos. Nach Meinung von *Schulte* und *Tölle* (1971) lassen sich Angstneurosen und Phobien „weder vom Erscheinungsbild noch der Entstehung nach scharf voneinander trennen" (S. 59).

Angst kann als emotionaler Zustand angesehen werden, der mit Furcht- oder Schreckgefühl einhergeht. Dabei kommt es zu körperlichen Begleiterscheinungen wie Puls- und Atembeschleunigung, Druckgefühl in der Herzgegend, erhöhtem Blutdruck, Tremor, Schweißausbrüchen, Pupillenerweiterung u. ä. Angst tritt bei verschiedenen somatischen und psychischen Störungen, so zum Beispiel bei Angina pectoris und bei Psychosen (Schizophrenie, Zyklothymie) auf; bei fast allen neurotischen Erkrankungen findet sich Angst.

Zur Genese der Angst gibt es unterschiedliche Erklärungsansätze. In der Tiefenpsychologie nimmt Angst einen wichtigen Platz ein und bedeutet nach *Freud* (1895) Trennungsangst. Für *Schultz-Hencke* ist Angst ein neurotisches Symptom, das als „Sprengstück" eines vollen Antriebserlebens anzusehen ist. *Ewald* (1944) rechnet sie abnormen Reaktionen und Entwicklungen zu.

Lernpsychologie sieht Angst als „eine subjektive (emotionale), physiologische und motorische Reaktion auf einen ‚bestrafenden', aversiven Reiz . . . (an)" (*Birbaumer,* 1977b, S. 6).

Folgt man lerntheoretischen Überlegungen, kann man Angst als Reaktion auf externe oder interne Reize verstehen.

Auch wenn es noch nicht möglich ist, ein von Situation und Person unabhängiges, einheitliches „Angstmuster" zu bestimmen, besteht trotzdem kein Zweifel, „daß dem subjektiven Erleben von ‚Angst' ein spezifisches Muster neurophysiologischer und vegetativer Vorgänge zugrundeliegt, das vor allem durch Hyperaktivität der unspezifischen Aktivierungsstrukturen des Hirnstamms und der Aversionsstrukturen in Mittel- und Zwischenhirn ausgezeichnet ist" (*Birbaumer,* 1977a, S. 27).

1.1 Abnorme Angstzustände

Es ist nicht immer leicht, zwischen normaler und pathologischer Angst zu unterscheiden, wobei sich alles neurotische Geschehen, so auch Angstreaktionen, immer nur quantitativ, niemals jedoch qualitativ vom Normalen absetzt (*J. H. Schultz,* 1955). Pathologische Ängste oder Phobien werden meist als exzessive Angstreaktionen angesehen, die dauerhaft und unangepaßt sind (*Rachman,* 1975). In klinischer Praxis hat es sich bewährt zu differenzieren, „ob ein äußerer Angstinhalt oder -auslöser angegeben werden kann oder nicht" (*Butollo,* 1979, S. 17). Für psychoanalytisch orientierte Leser sei angemerkt, daß es sich hier nicht um die von *Freud* 1895 beschriebene „Angstneurose" handelt, deren Symptomatik der heutigen „Herzneurose" (*Richter* u. *Beckmann,* 1969), „Herzphobie" (*Kuhlenkampff* u. *Bauer,* 1960; *Bräutigam* u. *Christian,* 1973) oder dem „Herzangstsyndrom" (*Michaelis,* 1970) gleicht.

1.1.1 Messung des Angstgrades

Um den Ausprägungsgrad von Angst oder Furcht zu erfassen, gibt es verschiedene Möglichkeiten (s. auch *Fröhlich,* 1965). Am bekanntesten sind Verhaltensbeobachtung, klinisch-intuitive Registrierung von Angstzeichen, Beobachtungen in Streß-Situationen, Einstellungsskalen und Fragebogen.

Für *Cohen* (1965) sind Fragebogen der am stärksten verbreitete methodische Ansatz, um Angst zu erfassen.

Hier ist vor allen Dingen die Manifest Anxiety Scale (MAS) von *Janet Taylor* (1953) zu nennen; für unseren Sprachraum stellte *Spreen* (1961) eine deutsche Fassung her.

Von *Spielberger* und Mitarbeitern (1970) wurde das „State-Trait-Anxiety-Inventory (STAI)“ entwickelt, um Angstzustand (State) und Angstdisposition (Trait) zu unterscheiden.

Für die Anwendung in der täglichen Praxis können wir die Fragebogen MPI und EPI empfehlen, ebenso den ins Deutsche übertragenen STAI.

1.1.2 Wie entstehen Angstreaktionen?

Sehr ausführlich beschäftigte sich *Freud* (1895) mit der Herkunft der Angst. In der Betrachtung über die klinische Symptomatologie der Angstneurose spricht er von der Angst als einer physiologisch bedingten Reaktion auf Vereitelung des sexuellen Orgasmus.

Nach lerntheoretischen Vorstellungen ist Angst eine erlernte Reaktionsweise, die durch Konditionieren erworben wurde, und zwar auf der Grundlage einer bestehenden konstitutionellen Bereitschaft.

Eine weitere Erklärungsmöglichkeit bietet das Beobachtungs- oder Modell-Lernen, wie es am eindrucksvollsten von *Bandura* (1969) beschrieben wird.

1.2 Therapie der Angst

Im Rahmen der Darstellung des Falls des „Kleinen Hans“ legte *Freud* (1909) die Basis für eine psychoanalytische Angsttheorie („Analyse der Phobie eines fünfjährigen Knaben“).

Die effektivste verhaltenstherapeutische Methode zur Reduzierung von Angst und Furcht ist systematisches Desensibilisieren. Die zugrundeliegende Theorie besagt, daß Desensibilisieren durch Hemmung unangepaßter Angst zustande kommt. „Der formale Vorgang besteht im Aufbau konditionierter Hemmung durch das ‚Prinzip der reziproken Hemmung‘: Wenn eine angsthemmende Reaktion in Gegenwart angsterzeugender Reize hervorgerufen werden kann, so schwächt sie die Verknüpfung zwischen diesen Reizen und der Angst“ (*Wolpe*, 1972, S. 29). Will man dieses Verfahren skizzenhaft umreißen, so läßt sich sagen, daß der tiefentspannte Patient angehalten wird, sich Situationen vorzustellen, die bei ihm früher Angst auslösten; es kommt zu einer Abfolge zunehmend aversiver Stimuli. Danach wird er wieder entspannt.

In Übereinstimmung mit *Tunner* (1975) betrachten wir systematisches Desensibilisieren primär als eine Methode, „unter deren Einfluß die Fertigkeit erworben wird, Strategien zur Überwindung von Angst bei aufkommender emotionaler Erregung aktiv einzusetzen“ (S. 221).

Eine ebenfalls zur Reduzierung sozialer Ängste erwähnenswerte Methode ist die von *Ellis* (1978) entwickelte rational-emotive Therapie. Eine praktische Anleitung zu dieser Methode findet sich bei *Ellis* und *Grieger* (1979).

Von *Mahoney* (1977) und *Meichenbaum* (1977, 1979) wird zur Angstreduzierung das sogenannte Selbstinstruktionstraining, oder auch Selbstanweisung genannt, empfohlen. Das durch *Bandura* (1976) bekanntgewordene „Lernen am Modell“ bietet ebenfalls die Möglichkeit, Angstzustände zu reduzieren (s. auch *Bauer*, 1979).

Angst kann auch durch Biofeedback-Methoden verringert werden (s. hierzu vor allem *Birbaumer*, 1977b); Selbstkontrolltechniken dienen demselben Ziel (s. *Hartig*, 1975).

Kognitive Therapieformen bieten ebenfalls Methoden zur Angstreduzierung an. Näheres hierzu bei *Hoffmann* (1979), *Jaeggi* (1979) und *Lazarus* (1978).

Die von *Butollo* (1979) vorgestellte systematische Konfrontationstherapie trägt zur Reduktion extrem schwerer Angstreaktionen bei.

Hypnotische Verfahren zur Therapie von Angst und phobischen Syndromen empfehlen *Leuner* und *Schroeter* (1975).

1.3 Hinweise für die Praxis

Für die Therapie von Angstreaktionen hat sich mehrgleisige Psychotherapie bewährt. Basierend auf verhaltenstherapeutischen Maßnahmen gelangen entspannende, autohypnotische und suggestive Methoden zur Anwendung.

Ein Entspannungsverfahren ist Basis des systematischen Desensibilisierens, wobei der Therapeut zwischen den drei gängigsten Vorgehensweisen autogenes Training, Hypnose, progressive Muskelentspannung (*Jacobson*, 1938) wählen kann. Ein speziell auf systematisches Desensibilisieren zugeschnittenes Entspannungstraining wird von *Morris* (1977) vorgestellt.

Wir empfehlen als Entspannungsverfahren autogenes Training, wobei die Grundübungen „Ruhe – Schwere – Wärme“ ausreichen. Eine ausführliche Darstellung der praktischen Anwendung dieser Methode findet sich in der Falldarstellung „Stottern“.

Als Hauptstütze unseres therapeutischen Vorgehens kann systematisches Desensibilisieren angesehen werden, da es sich bei der Reduzierung von Angstzuständen als äußerst wirksam erwiesen hat. Für *Rachman* (1970) besteht kein Zweifel daran, daß dieses Verfahren bezüglich Angstreduzierung „sowohl logisch als auch wirksam ist“ (S. 28). Desensibilisieren ist „die bisher im klinischen Bereich am besten bewährte und am häufigsten angewandte Verfahrensweise der Verhaltenstherapie“ (*Florin*, 1975, S. 267).

In tiefer Entspannung lernt der Patient, sich in Gedanken nach und nach aversiver werdenden Reizen auszusetzen, bis er in der Lage ist, sich die Angstreaktionen hervorrufende Situation angstfrei vorzustellen. Ist ihm dies in der Vorstellung gelungen, vermag er sich in der Realität angstfrei zu bewegen.

2 Problematik

Die in sozialen Situationen auftretenden Ängste und die berufliche Versagensangst werden in geraffter Form dargestellt.

Die beiden Arten von Angstzuständen werden verhaltenstherapeutisch analysiert; die zur Reduzierung der Angstzustände angewandten psychotherapeutischen Methoden werden anschaulich und ausführlich beschrieben.

2.1 Verhaltensanalyse und Entwicklung eines Therapieplans

Der männliche Patient wurde 1943 geboren; er war zu Beginn der Therapie 32 Jahre alt, 10 Jahre verheiratet, hatte eine 8jährige Tochter.

Er wurde vom Hausarzt wegen seiner Beschwerden überwiesen.

2.1.1 Verhaltensanalyse

Als Informationsquelle für Beschreibung und Analyse der Störung dienten

(a) Angaben des Patienten gegenüber dem Therapeuten.
(b) Angaben seiner Ehefrau.

2.1.2 Topographie und Frequenz der symptomatischen Verhaltensweisen

Ängste traten bei dem Patienten beispielsweise auf, wenn er Unterschriften leisten mußte, in der Werkskantine zu Mittag aß, in ein Restaurant ging oder Besucher in der Firma führen mußte.

Sonntags nachmittags wurde er besonders intensiv von Versagensangst geplagt.

Die beiden Hauptängste waren Angst in sozialen Situationen und Angst vor beruflichem Versagen.

2.1.2.1 Ängste in sozialen Situationen

Hier stachen besonders hervor:

(1) Angst, in Gegenwart Dritter etwas zu schreiben.
(2) Angst, Restaurant o. ä. aufzusuchen.

ad (1): Angst in Gegenwart Dritter etwas zu schreiben:

In seiner gehobenen beruflichen Position war es nötig, daß wichtige Schriftstücke von ihm unterzeichnet wurden. Eine Sekretärin brachte mehrere Unterschriftenmappen in sein Arbeitszimmer, die sie umgehend (nach seiner Abzeichnung) mitnehmen wollte. Doch zum sofortigen Unterschreiben war er nicht in der Lage.

Er berichtete von einem solchen Erlebnis:

Er saß am Schreibtisch und lauschte voller Unruhe Schritten auf dem Gang. Sobald er solche Geräusche vernahm, mußte er regelmäßig die Arbeit unterbrechen, denn seine Hände begannen zu zittern und wurden naß vor Angst. „Ging die Sekretärin an meiner Tür vorbei, beruhigte ich mich nach zwei bis drei Minuten wieder. Kam sie jedoch zur Tür herein, und wollte sie Unterschriften von mir, dann bat ich sie, die Mappe auf meinen Schreibtisch zu legen und später wieder abzuholen. Ich war nicht in der Lage, in ihrer Gegenwart zu unterschreiben. Ich bat sie, in einer Stunde wiederzukommen und begründete das damit, daß ich momentan sehr eilige Dinge zu erledigen hatte. Noch während die Sekretärin in meinem Zimmer war, klopfte mein Herz bis zum Hals, so wild, als wollte es zerspringen. Auch hatte ich das Gefühl, als sitze ein Kloß im Hals. Die Hände zitterten sehr stark, und ich hatte furchtbare Angst, sie könne darauf bestehen, daß ich gleich unterschreibe. In dieser Zeit machte ich Höllenqualen durch; überall brach kalter Schweiß aus. Wenn ich danach allein war, dauerte es fünf bis zehn Minuten, bis ich einen klaren Gedanken fassen konnte; mir kam das wie ein Alptraum vor. Das starke Herzklopfen, das Zittern der Hände und die Angst ließen erst Minuten später nach, und dann erst konnte ich unterschreiben. Auch dann fiel mir das Schreiben sehr schwer, denn immer wieder zitterten meine Hände". (Schriftliche Aufzeichnung des Patienten).

Diese Unfähigkeit, Unterschriften zu leisten, trat nicht nur im Betrieb, sondern z. B. auch im Postamt oder in der Bank auf. Er mied alle Einrichtungen, in denen er möglicherweise in Gegenwart Dritter etwas unterzeichnen mußte.

ad (2): Angst, Restaurant o. ä. aufzusuchen:

Schwierigkeiten traten bei ihm auch dann auf, wenn er ein Restaurant o. ä. aufsuchte. Er meinte, alle Menschen würden ihn anstarren und nur darauf warten, daß er etwas falsch mache.

Von der Geschäftsleitung wurde er hin und wieder gebeten, für Besucher eine Firmenführung zu organisieren bzw. selbst durchzuführen. Wenn er sich morgens bewußt wurde, daß eine solche Führung anstand, regte er sich auf. Die Unruhe steigerte sich so, daß er keinen Bissen herunterbrachte und ohne Frühstück das Haus verließ. Am liebsten wäre er an solchen Tagen zu Hause geblieben.

2.1.2.1.1 Genese

Vor zwei Jahren wurde er vom Angestellten zum Leiter der EDV-Abteilung befördert. Er meinte, er habe für diese wichtige Position nicht die entsprechende Vorbildung. Auch fühlte er sich intellektuell seinen Kollegen unterlegen. Wie sich noch herausstellte, war er nicht in der Lage, die Untergebenen dazu zu bringen, Überstunden zu leisten. Da er gewissenhaft war und Terminarbeit unbedingt zum Wochenende erledigt haben wollte, mußte er allein Mehrarbeit leisten, da die Mitarbeiter nicht bereit waren mitzuhelfen. Er war nicht in der Lage, dieses unkollegiale Verhalten erfolgreich zu kritisieren und sich durchzusetzen.

Aus Anlaß seiner Ernennung zum Abteilungsleiter wurde von der Betriebsleitung eine Feier arrangiert, während der er die Ernennungsurkunde unterschreiben sollte. Bei diesem Vorgang fühlte er alle Augen auf sich gerichtet – er war nicht in der Lage, den Füllfederhalter zu führen, so stark zitterten die Hände. Aufmunternde Worte seiner Umgebung nutzten nichts, er konnte nicht unterschreiben.

Aus dieser eng umschriebenen Angst entwickelten sich nach und nach phobische Verhaltensweisen, die sich nicht nur auf den Betrieb, sondern auf all jene Bereiche bezogen, in denen der Patient etwas unterschreiben mußte und dabei von Dritten beobachtet werden konnte.

2.1.2.2 Angst vor Versagen im Beruf

Der Patient wurde gebeten, eine Situation aufzuzeichnen, aus der seine Angst vor beruflichem Versagen deutlich wird. Hier die wortgetreue Wiedergabe seiner Niederschrift:

„Während der Samstag für mich harmonisch verläuft, treten Sonntag nachmittag Angespanntheit und Angst auf, die mich nicht mehr zur Ruhe kommen lassen. Ich sitze im Sessel und versuche, alle Probleme der kommenden Arbeitswoche im voraus zu lösen. Mir wird dann abwechselnd heiß und kalt, und es bricht mir der Schweiß aus. Ich habe das Gefühl, als ob das Herz zerspringen müßte, und dabei schlägt der Puls wie wild; ich muß schwer atmen. Für die Familie bin ich nicht ansprechbar und sitze nur wie ein Trauerkloß herum. Immer wieder taucht der Gedanke auf: ‚Wirst du es auch schaffen, all dem gerecht zu werden, was da auf dich zukommt?' Dieses Grübeln empfinde ich ganz furchtbar und lästig – ich kann mich aber nicht dagegen wehren. Morgens, bevor ich zur Arbeit gehe, nehme ich ein Beruhigungsmittel (Tavor). Das ist schrecklich, jedes Wochenende ist es dasselbe. . ." Soweit die schriftliche Darstellung des Patienten.

2.1.2.2.1 Genese

Angst vor Versagen geht bis in die Schulzeit zurück. Der Patient hatte sich als Schüler hin und wieder für den Unterricht nicht vorbereitet, und gerade dann wurde er vom Lehrer gefordert. Als er aufgerufen wurde, kam es zu Schweißausbrüchen, starkem Herzklopfen, Erröten und Stottern. Der Hals war wie zugeschnürt, er brachte kein Wort heraus. Sein Verhalten war für die Mitschüler so „komisch", daß sie in schallendes Gelächter ausbrachen.

2.1.2.2.2 Freundes- oder Bekanntenkreis

Alle Kontakte zu Freunden oder Bekannten wurden seitens des Patienten abgebrochen. Er fand dafür eine „rationale" Begründung: er sagte, er müsse sich beruflich so engagieren, daß kein Raum für Freizeit bleibe; wenn er zu Hause sei, müsse er Fachliteratur lesen oder unerledigte Arbeit aus der Firma zum Abschluß bringen.

2.1.2.2.3 Was erwartete der Patient von einer Therapie?

Der Patient erwartete von einer Therapie, daß seine Ängste verschwänden, daß er sich frei und natürlich unter anderen Menschen bewegen könne, daß er wieder für die Familie Zeit und Muße aufbringe, daß er sich in der Firma frei und ungezwungen verhalte, und vor allen Dingen, daß er Unterschriften sofort leisten könne.

2.1.3 Beschreibung des symptomatischen Verhaltens

2.1.3.1 Angst in sozialen Situationen

Motorische Ebene: Patient wurde unruhig und unterbrach seine Arbeit, wenn er Schritte auf dem Gang hörte; Zittern der Hände; unsicheres Gehen (Stolpern); Stottern.

Verbale Ebene: Allgemeines Gefühl der Unruhe und Unsicherheit; er befürchtete, andere könnten seine Angst und Unruhe bemerken; er hatte Angst, nicht unterschreiben zu können; er machte „Höllenqualen" durch, konnte keinen klaren Gedanken fassen, fühlte sich beobachtet; meinte, das Herz würde zerspringen.

Physiologische Ebene: Unruhe, Tremor, Schweißausbrüche, Aufsteigen des Bluts, Tachykardie, Herzjagen, Kloßgefühl.

Frequenz und Oszillation: Diese Reaktionen traten regelmäßig und in immer gleicher Form auf, wenn er kritischen Situationen ausgesetzt war.

Typ der Symptomatik: Die Reaktionen wurden für den Patienten durch Unangemessenheit störend und belastend.

Vorausgehende und nachfolgende Reizbedingungen und Verhaltensweisen:

In folgenden Situationen trat exzessive Angst auf: Wenn er in Gegenwart Dritter etwas unterschreiben mußte; bei Besuch von Kantine, Restaurant oder Café; in Kino und Theater, bei geselligen und öffentlichen Veranstaltungen aller Art, bei Konfrontation mit Besuchern.

Kennzeichnend für die aufgeführten Situationen war das Gefühl des sich-beobachtet-Fühlens; das Gefühl zu versagen, etwas falsch zu machen, sich nicht konform zu verhalten.

Vorläufiges funktionales Bedingungsmodell:

Hier gilt es zu klären, ob es sich um operantes oder um respondentes Verhalten handelt.

Dafür, daß die Angstreaktion respondent ist, d. h., daß es sich um klassische Konditionierung handelt, sprechen: Die Angstreaktion erfolgt unmittelbar und immer in den kritischen Situationen. Die Angst wird von heftigen physiologischen Reaktionen begleitet; es gibt keine Hinweise dafür, daß auf das Verhalten unmittelbar nachfolgende Reize verstärkend wirken.

Operantes Verhalten konnte nicht festgestellt werden.

Zusammenfassend kann für die vorausgehenden Reizbedingungen gesagt werden: Wesentlich für das Auftreten einer symptomatischen Reaktion ist das Gefühl, in Gegenwart anderer Menschen zu versagen, sich bloßzustellen. Der Patient versuchte durch verschiedene Verhaltensweisen, diese Gefahr möglichst gering zu halten, indem er angstauslösende Situationen vermied.

Nachfolgende Reizbedingungen: Die Reaktion nahm an Intensität ab, sobald er bezüglich der belastenden Situation „aus dem Felde ging" (s. hierzu Feldtheorie sensu *Lewin,* 1963).

Bei der Darstellung des Bedingungsmodells und der Vermeidungsreaktionen orientieren wir uns an *Schulte* und *Thomas* (1976).

Fühlte sich der Patient von anderen Menschen beobachtet, trat Angst auf.

Es läßt sich ein Bedingungsmodell aufstellen:

CS_1	....	CR_1
sich von anderen Menschen beobachtet fühlen		Angstreaktionen

Um die Angstreaktionen möglichst gering zu halten, entwickelte er Vermeidungsstrategien, d. h., er bat beispielsweise die Sekretärin, die Unterschriftenmappe später abzuholen, da er vorrangig anderes erledigen müsse.

Es zeigten sich folgende Vermeidungsreaktionen:

1. Bitte an die Sekretärin, die Unterschriftenmappe später abzuholen.

CS_2	$CR_2 = S^D$	R_1	C̸-
Unterschriftenmappe wird gebracht	abgeschwächte Angstreaktion	Bitte, später noch einmal vorbeizukommen	Reduzierung der Angst

Durch den vorgebrachten Wunsch, die Unterschriftenmappe später bei ihm abzuholen, reduzierte er die Stärke aufkommender Angst, die bereits durch das Wahrnehmen näherkommender Schritte auftrat. Durch seine Bitte an die Sekretärin vermied er die konditionale aversive Situation erster Ordnung: das sich-beobachtet-Fühlen von anderen Menschen (Vermeidungsverhalten).

2. Die weitere Vermeidungsreaktion bestand darin, daß er nicht ins Büro ging, sich statt dessen krank meldete, um nicht einer angstauslösenden Situation ausgesetzt zu werden. Dadurch wurde die Angst reduziert.

Nicht ins Büro gehen:

CS_3	$CR_3 = S^D$	R_2	C̸-
Vorstellung der auf ihn zukommenden belastenden Situationen	abgeschwächte Angstreaktion	krank melden	Reduzierung der Angst. Gleichzeitig Risiko vermindert, tagsüber Angst zu erleiden.

Das „vorbeugende" Krankmelden diente nicht nur der Reduktion des Risikos, z. B. Gruppen durch den Betrieb führen zu müssen. Die Vorstellung der belastenden Situationen am Morgen war bereits zu einem konditionierten Reiz höherer Ordnung für eine abgeschwächte Angstreaktion geworden.

3. Ein weiteres Vermeidungsverhalten bestand darin, nicht selbst zur Bank oder einem Amt zu gehen, um nicht beim Unterschreiben von Formularen beobachtet zu werden, wodurch wieder Angstreaktionen auftraten.

CS_4	$CR_4 = S^D$	R_3	C̸-
Vorbereitung des Ganges zur Bank	abgeschwächte Angstreaktion	Frau ging zur Bank	Reduzierung der Angst

Dadurch, daß die Ehefrau zur Bank ging, wurde für den Patienten das Risiko erheblich reduziert, in Gegenwart anderer (evtl. ihn beobachtender) Menschen unterschreiben zu müssen.

Um das Verständnis der hier verwandten Buchstaben-Kombinationen zu erleichtern, seien sie im folgenden erklärt:

CS = konditionaler oder konditionierter Stimulus oder Reiz. Ursprünglich völlig neutraler Reiz
CR = konditionierte Reaktion. Sie tritt nach der Konditionierung von CS auf.
UCS = unkonditionierter Stimulus oder Reiz
UCR = unkonditionierte Reaktion

2.1.3.2 Selbstkontrolle durch den Patienten?

Der Patient vermochte die Auftrittswahrscheinlichkeit der symptomatischen Reaktionen dadurch zu verringern, daß er Vermeidungsverhalten an den Tag legte. Beispielsweise unterschrieb er nicht gleich, sondern bat die Sekretärin, später die unterschriebenen Schriftstücke abzuholen.

2.1.3.3 Genese und bisherige Veränderung der Symptomatik

Durch Analyse der Genese wurden weitere Informationen zur Beurteilung der Problematik gewonnen. Hierbei sollte möglichst beantwortet werden, (1) ob am Anfang der Symptomgenese klassisches Konditionieren stattfand, (2) wie die ursprünglichen Reizbedingungen aussahen, (3) wie die ursprünglichen Reaktionen aussahen, (4) wie sich das Symptom im Laufe der Zeit veränderte, (5) ob Modellernen bei der Genese des Symptoms beteiligt war.

Der Patient berichtete von zwei Ereignissen, die zur Hypothesenbildung über die Entwicklung der Symptomatik beitrugen:

(a) für die Nichtvorbereitung des Stoffs für den Unterricht wurde er bestraft. Konnte er eine Situation nicht hinreichend antizipieren, fühlte er sich insuffizient.

(b) Unter den Augen der Vorgesetzten sollte er durch seine Unterschrift eine berufliche Position besiegeln, der er sich nicht gewachsen fühlte.

Die Schulstunde, für die der Patient nicht vorbereitet war, ist als unkonditionaler Reiz (UCS) anzusehen. Die darauf folgenden vegetativen Erscheinungen (Schweißausbrüche, Herzklopfen, Erröten, Stottern) sind eine unkonditionierte Reaktion (UCR). Die Feier anläßlich der Ernennung zum Abteilungsleiter ist der konditionale Stimulus (CS), der zur konditionierten Reaktion (CR) führt, d. h., es traten die bekannten vegetativen Symptome wie Schweißausbrüche, Herzklopfen, Erröten und Stottern auf.

Beide Ereignisse zeigen, daß ein Versagen nach klassischem Muster konditioniert wurde:

UCS	UCR
unvorbereitete Schulsituation	Schweißausbrüche, Herzklopfen, Erröten, Stottern
CS	CR
Feier bei Ernennung zum Abteilungsleiter	Schweißausbrüche, Herzklopfen, Erröten, Stottern

Die vegetativen Störungen wurden durch Gelächter sozial bestraft, so daß auch die Situationen, die vegetative Symptomatik auslösten, zusätzlich aversiv besetzt wurden und Angst vor aversiver Symptomatik auslösten.

Durch die Angstreaktion entstand ein aversiver körperlicher Zustand, der als unkonditionaler Reiz (UCS) für Angst anzusehen ist; die Konditionierung der Angstreaktion wurde bei jedem Auftreten verstärkt (s. *Schulte* und *Thomas,* 1976).

Im Verlauf der Symptomgenese kam es zu einer Reiz- und Reaktionsgeneralisierung. Angstauslösend wurden nacheinander: (a) Situationen, in denen viele Menschen versammelt waren. (b) In Anwesenheit Dritter etwas schreiben oder unterschreiben zu müssen. (c) Besuch von Veranstaltungen, Gaststätten o. ä.

Alles Neue war für ihn bedrohlich, wenn er sich nicht darauf einstellen und vorbereiten konnte. Angst vor Versagen war allgegenwärtig.

Schlußfolgerung aus der genetischen Analyse: Es gibt viele Hinweise aus der Genese, daß die Angst des Patienten als respondentes Verhalten anzusehen ist.

2.1.3.4 Zusätzliche diagnostische Untersuchungen

Es wurden auch psychologische Untersuchungen durchgeführt, um abzuklären, welche Persönlichkeitseigenschaften sich testmäßig erfassen ließen.

Intelligenztest (Raven-Test)

Dieser non-verbale Test mißt die allgemeine Intelligenz. Die Leistung des Patienten liegt zwischen den Prozenträngen 75 und 90. Es darf von einer guten Intelligenz ausgegangen werden. Intellektuelle Überforderung im Beruf ist nicht anzunehmen.

Persönlichkeitsfragebogen MMQ und MPI (*Eysenck*)
Anhand des hohen Neurotizismuswerts darf emotionale Labilität angenommen werden, die den Patienten dazu prädisponiert, schon bei leichter psychischer Belastung neurotisch zu reagieren; niedrige Extraversion.

Freiburger Persönlichkeits-Inventar (FPI, Halbform A)
Von den 12 Skalen liegen 5 in äußersten Extrembereichen. So zeigte sich, daß der Patient über körperliche Beschwerden und psychosomatische Allgemeinstörungen, aber auch über starke körperliche Affektresonanz klagt. Er empfindet sich als schüchtern, verlegen und gehemmt im Umgang mit anderen Menschen. Er ist schreckhaft, ängstlich und rasch irritiert, wenn ihn andere beobachten. Er ist wenig unternehmungslustig und wenig unterhaltsam, möchte am liebsten in Ruhe gelassen sein, und er ist oft verstimmt und leidet unter erheblichen Minderwertigkeitsgefühlen. Er kann sich nicht durchsetzen und läßt sich „an die Wand drücken". Er ist stark introvertiert.

Rorschach-Verfahren
Es finden sich viele Zeichen, die auf Angst und phobische Reaktionen schließen lassen. Mehrfach treten Hinweise für phobische Symptome auf, die psychasthenisch unterbaut sind. Bei dem deutlich introversiven Erlebnistypus darf panische Angst angenommen werden.

Bei synoptischer Betrachtungsweise der psychologischen Testverfahren kann von phobischen Symptomen auf der Grundlage einer Psychasthenie ausgegangen werden. Starke Angstreaktionen sind anzunehmen.

2.1.4 Lebensbedingungen und sozialer Bereich

Nach erfolgreichem Volksschulbesuch begann der Patient eine Ausbildung als Kaufmann. Die Lehrzeit verlief ohne Komplikationen; der Kaufmannsgehilfenbrief enthielt die Noten Eins und Zwei. Danach „kniete" er sich in seinen Beruf und stieg beständig die Erfolgsleiter hinan. Er ist Leiter der EDV-Abteilung seines ehemaligen Lehrbetriebs.

2.1.5 Therapieziele

Obwohl bisher erst ein Symptom analysiert wurde, sollte bereits an dieser Stelle überlegt werden, wie sich dieses symptomatische Verhalten verändern läßt. Als mögliches Prinzip einer Verhaltensänderung wird aus dem funktionalen Bedingungsmodell eine Unterbrechung der unguten Verbindung CS – CR ins Auge gefaßt. Bisher war es so, daß jedes Mal nach Auftreten des konditionalen Reizes CS (z. B. sich von anderen Menschen beobachtet fühlen) die konditionierte Reaktion CR (Angstreaktion) auftrat. Als therapeutische Möglichkeit bietet sich Gegenkonditionierung an, die auf *Wolpes* (1972) reziproker Hemmung basiert, aus der systematisches Desensibilisieren abgeleitet wurde.

2.1.6 Therapieplan

Zielanalyse

Analyse der Umweltbedingungen (Reizanalyse)

In Ergänzung zu der Verhaltensanalyse wird eine Analyse der Reizbedingungen vorgenommen.

2.1.6.1 Äußere Lebensbedingungen

Hier stellt sich die Frage, inwieweit gesellschaftliche, soziale und/oder wirtschaftliche Bedingungen vorliegen, die zur Ausbildung und Verstärkung der Symptomatik beitrugen.

Der Patient wuchs in ländlicher Umgebung auf; die Erziehung war streng.

Bis zur Eheschließung lebte er bei seinen Eltern, so daß deren Einfluß bis über die Volljährigkeit hinausreichte.

2.1.6.2 Bedeutung der Symptome

Infolge der Symptomatik ist der Verhaltensspielraum des Patienten erheblich eingeschränkt, speziell der soziale Kontakt. Besuche in Restaurants oder Gasthäusern sind nur dann möglich, wenn sich dort wenige Menschen aufhalten.

2.1.6.3 Folgen einer Symptomveränderung

Abbau der Symptome hätte positive Folgen, da nicht nur der Verhaltensspielraum des Patienten, sondern beider Ehepartner bedeutsam erweitert würde. Außerdem ist eine Zunahme an Selbstsicherheit anzunehmen.

2.1.6.4 Zielbestimmung

Nach diesen Voranalysen ist zu entscheiden, welche Verhaltensweisen und/oder Reizbedingungen verändert werden sollen.

Für den Problembereich „Angst in sozialen Situationen" muß als therapeutischer Ansatzpunkt Reduktion der Angst gewählt werden. Infolge des Abbaus dieser Angst ist eine Verringerung der Vermeidungsreaktionen anzunehmen. Gleiches gilt für den Problembereich „Angst vor Versagen im Beruf".

2.1.6.5 Therapieplanung

Nachdem dargestellt wurde, welche Verhaltensweisen in welcher Richtung verändert werden sollen, kann Therapieplanung einsetzen, die für beide Problemkreise gleich aussieht. Hierbei geht es um die Frage prinzipieller und konkreter Planung.

2.1.6.5.1 Prinzipielle Planung

Da der momentan beachtete Ansatzpunkt mit dem zuvor analysierten symptomatischen Verhalten identisch ist, kann die bereits oben erarbeitete prinzipielle Therapieplanung beibehalten werden.

2.1.6.5.2 Konkrete Planung

Es ist geplant, die Methode des systematischen Desensibilisierens (Vorstellungsebene) anzuwenden. Für den Aufbau selbstsicheren Verhaltens wird das Verfahren des Assertive Training (Selbstbehauptungstraining) in Betracht gezogen.

2.1.6.6 Therapiebegleitende Kontrollmessungen

Um ökonomisch und effektiv vorzugehen, ist wichtig, daß der Therapeut ein feed back bezüglich der Auswirkungen seiner Maßnahmen bekommt. Hierzu eignet sich der Ablauf „Messung – Behandlung – Messung"; das bedeutet: (1) Messung von Verhaltensweisen vor der Therapie. (2) Therapie. (3) Messung von Verhaltensweisen nach der Therapie.

2.1.6.7 Planung des Therapieverlaufs

Der Gesamtverlauf der Therapie konnte geplant werden, nachdem die therapeutischen Maßnahmen für alle Ansatzpunkte entwickelt und auch Kontrollmessungen konzipiert wurden.

3 Therapie

3.1 Reihenfolge der einzelnen Maßnahmen

„Angst vor Unterschreiben" sollte an den Anfang der Therapie gestellt werden, da der Patient mit dieser Situation am häufigsten konfrontiert wurde.

Zuvor wurde mit ihm das therapeutische Vorgehen besprochen. Die Methoden systematischen und In-vivo-Desensibilisierens und die des Assertive Training wurden ausführlich erläutert; gleiches galt für autogenes Training.

3.1.1 Angstliste

Aufgrund der bei der Verhaltensanalyse gewonnenen Informationen wurde eine Aufstellung der Angstthemen vorgenommen und in Angsthierarchien zusammengefaßt.

Dabei wurden folgende Ängste registriert (ungeordnet): Angst, in Gegenwart Dritter etwas zu unterschreiben; Angst, Werkskantine, Restaurant oder Café aufzusuchen; Angst, Kino, Theater oder andere öffentliche Veranstaltungen zu besuchen; Angst, öffentliche Ämter u. ä. aufzusuchen; Angst, Besucher in der Firma zu führen; Angst, mit Besuchern gemeinsam zum Essen zu gehen; Angst, Fragen eines Vorgesetzten oder Mitarbeiters nicht beantworten zu können; Angst, was die kommende Arbeitswoche bringen könnte; Angst vor Besuch am Wochenende; Angst vor beruflichem Aufstieg; Angst, vor mehreren Menschen sprechen zu müssen.

3.1.2 Autogenes Training

Für die Durchführung systematischen Desensibilisierens ist als Grundlage ein Entspannungsverfahren notwendig; es wurde auf autogenes Training zurückgegriffen.

3.1.3 Systematisches Desensibilisieren

Die vom Patienten beschriebenen Ängste (s. 3.1.1 Angstliste) wurden in hierarchischer Form geordnet. Für die Praxis lassen sich zwei Hauptgruppen unterscheiden: zeitlich-räumliche und thematische Hierarchien.

3.1.3.1 Zeitlich-räumliche Angsthierarchie

Hierzu zählen: Angst, was kommende Arbeitswoche bringt; Angst, daß am Wochenende Besuch erscheinen könnte.

3.1.3.2 Thematische Angsthierarchie

Diese Aufstellung ist wesentlich umfangreicher und enthält viele Ängste: Angst, in Gegenwart Dritter ein Schriftstück unterzeichnen zu müssen; Angst, Werkskantine, Restaurant oder Cafe aufzusuchen; Angst, öffentliche Einrichtungen und/oder Veranstaltungen jedweder Art zu besuchen; Angst, Besucher durch Firma zu führen und mit ihnen gemeinsam essen zu müssen; Angst, eine Frage von Vorgesetzten oder Mitarbeitern nicht beantworten zu können; Angst vor beruflichem Aufstieg; Angst, vor Menschen zu reden.

3.1.3.3 Wichtigste Angstliste

Für den Patienten war es am wichtigsten, zuerst die „Angst vor dem Unterschreiben in Gegenwart einer Sekretärin" zu beseitigen. Es wurde folgende Reihenfolge erstellt:

(1) Es ist ein normaler Arbeitstag im Büro.
(2) Sie sitzen in Ihrem Büro und hören Schritte auf dem Flur.
(3) Diese Schritte nähern sich Ihrem Zimmer.
(4) Sie haben Angst, eine Sekretärin könnte Ihnen Unterschriftenmappen bringen.
(5) Sie haben Angst, gleich unterschreiben zu müssen.
(6) Sie müssen die Arbeit unterbrechen, weil sie furchtbar aufgeregt sind.

(7) Ihre Hände fangen an zu zittern und werden naß.
(8) Die Sekretärin betritt Ihr Zimmer.
(9) Sie legt Ihnen Mappen mit der Bitte vor, die einliegenden Schriftstücke gleich zu unterzeichnen.
(10) Das Herz schlägt Ihnen bis zum Hals, als wolle es zerspringen.
(11) Sie haben das Gefühl, als sitze ein Kloß im Hals.
(12) Am ganzen Körper haben Sie Schweißausbrüche.
(13) Sie machen Höllenqualen durch.

Damit war die Grundlage für die Arbeit im Rahmen systematischen Desensibilisierens gelegt.

3.1.4 Suggestionen

Daneben sollten positive Suggestionen die anderen psychotherapeutischen Methoden unterstützen.

3.1.5 Kontrolle des Therapieverlaufs

Um nach Abschluß der Therapie Aussagen über die erzielte Veränderung zu erhalten, wurden folgende diagnostische Ante- und Posterhebungen vorgenommen, und zwar mit den Fragebogen MPI; MMQ und FPI.

Um die Kommunikation übeı die Behandlung zwischen Therapeut und Patient zu verbessern, kann ein sogenanntes Angstthermometer eingeführt werden. Der Patient soll seine Angst- oder Furchtreaktionen auf einer Skala einschätzen, die von 0 (völlig ruhig) bis 100 (Gefühl völliger Panik) reicht. Demzufolge müßte z. B. eine leichte Angstreaktion mit 15, eine starke mit 80 eingestuft werden.

3.2 Therapieverlauf

3.2.1 Autogenes Training

Der Patient wurde zunächst intensiv in das autogene Training eingeführt. Für das Erlernen dieser Methode benötigte er 8 Sitzungen, deren Dauer zwischen 10 und 15 Minuten lag. Er wurde angehalten, diese Entspannungsübung zu Hause täglich zweimal durchzuführen.

3.2.2 Systematisches Desensibilisieren

Systematisches Desensibilisieren wurde mit der Liste begonnen, die ihm am wichtigsten erschien, die sich auf seine zentralsten Ängste bezog.

Der Patient wurde mittels autogenem Training in Entspannung versetzt. Sodann sprach der Therapeut langsam und mit ruhiger Stimme:

„Sie sind jetzt tief und fest entspannt; Sie sind ganz ruhig, ganz ruhig . . . (Pause) . . . in diesem Zustand tiefer Ruhe können Sie sich ganz ruhig und ohne ein

Zeichen von Unruhe vorstellen, daß Sie einen ganz normalen Arbeitstag im Büro verlebten. . . Sie können sich ganz ruhig vorstellen, daß Sie einen ganz normalen Arbeitstag im Büro hatten. . . Es bereitet Ihnen keinerlei Schwierigkeiten, sich ganz ruhig und entspannt vorzustellen, daß Sie einen ganz normalen Arbeitstag im Büro hatten. . . (nach ca. 5 Sekunden): Nun schieben Sie dieses Bild beiseite, schalten Sie ab davon, konzentrieren Sie sich wieder ganz intensiv auf die Entspannung . . . Sie konzentrieren sich wieder ganz intensiv auf die Entspannung. . . Sie fühlen, wie Sie sich entspannen, daß Sie ganz ruhig sind, ganz ruhig. . ."

Dieser Vorgang wurde dreimal wiederholt. Dann konnte zum nächsten Item übergegangen werden. „Sie sind wieder tief und fest entspannt, und Sie können sich noch einmal ganz ruhig und ohne ein Zeichen von Angst oder Unruhe vorstellen, daß Sie im Büro einen ganz normalen Arbeitstag verlebten. Das konnten Sie sich soeben schon angstfrei vorstellen, genauso gelingt es Ihnen auch jetzt. ... Sie können sich völlig ohne Angst oder Unruhe vorstellen, wie die Situation weiterging, daß Sie in Ihrem Büro saßen und Schritte auf dem Flur hörten. Sie können sich ganz ruhig vorstellen, daß Sie in Ihrem Büro saßen und Schritte auf dem Flur hörten. . . Ganz ruhig können Sie sich vorstellen, daß Sie in Ihrem Büro saßen und Schritte auf dem Flur hörten. . . Es beunruhigt Sie in keiner Weise, wenn Sie sich vorstellen, daß Sie im Büro saßen und Schritte auf dem Flur hörten. . . Sie können sich das ganz normal und ohne Anzeichen von Angst oder Unruhe vorstellen. . . Nun schalten Sie bitte ab von diesem Bild, schieben Sie dieses Bild beiseite, schalten Sie um auf die Entspannungsübung... Sie entspannen sich wieder... Ruhe, Schwere, Wärme... Sie spüren die tiefe Entspannung, die tiefe Ruhe. . ." Auch dieses Item wurde in gleicher Weise dreimal wiederholt; dann folgte Item Nr. 3.

Nachdem sich der Patient wieder tief entspannt hatte, wurde die Sitzung beendet.

In jeder Sitzung wurden durchschnittlich drei Items durchgearbeitet.

An dieser Stelle ist für den Therapeuten eine Erklärung angebracht. In der Desensibilisierungsübung wurden die Items in einer Vergangenheitsform (meist Präteritum, aber auch Perfekt) geboten, während sie in der Auflistung im Präsenz stehen. Durch diesen bewußten Zeitenwechsel wird dem Patienten klargemacht, daß sein bisheriges Verhalten und Reagieren der Vergangenheit angehört, und daß er jetzt und auch zukünftig nicht mehr in dieser Art und Weise reagieren werde, sondern neues Verhalten aufgebaut wird. Für eine erfolgreiche Therapie ist dieser Hinweis sehr wichtig, damit sich der Patient zum einen besser mit seinem alten Verhalten identifizieren kann, und zum anderen wird ihm demonstriert, daß er jetzt durch eigene Anstrengung einen neuen Weg beschreitet. Darin liegt eine Bekräftigung, sich weiterhin um neues, um besseres Reagieren zu bemühen.

In der nächsten Stunde wurde der Verlauf der ersten Sitzung komprimiert wiederholt:

„Sie sind wieder tief entspannt und ganz ruhig . . . Sie sind frei von Verkrampfungen und Verspannungen; alles an Ihnen ist ruhig, gelöst, gelockert. . . Sie sind tief entspannt. . . In diesem Zustand tiefer Entspannung können Sie sich wiederum, wie auch schon beim vorigen Mal, ohne irgendwelche Zeichen von Angst oder Unruhe vorstellen, daß Sie einen ganz normalen Arbeitstag im Büro verlebten, und daß Sie Schritte auf dem Flur hörten. . . Das können Sie sich auch wieder völlig ruhig, ganz normal und ohne irgendein Zeichen von Unruhe vorstellen. . . Sie können sich ganz ruhig vorstellen, wie die Situation weiterging. Sie stellen sich vor, daß sich diese Schritte Ihrem Zimmer näherten. . . Sie stellen sich noch einmal ganz ruhig und entspannt vor, daß sich diese Schritte Ihrem Zimmer näherten... Es bereitet Ihnen auch heute keinerlei Unruhe oder Angst, wenn Sie sich das noch einmal vorstellen... Sie können sich jetzt vorstellen, wie die Situation weiterging. Sie können sich vorstellen, daß Sie damals Angst hatten, die Sekretärin könnte Ihnen Unterschriftenmappen bringen... Sie können sich ganz ruhig und entspannt vorstellen, daß Sie damals Angst hatten, die Sekretärin könnte Ihnen Unterschriftenmappen bringen... Es beunruhigt Sie in keiner Weise, wenn Sie sich heute vorstellen, daß Sie früher Angst hatten, die Sekretärin könnte Ihnen Unterschriftenmappen bringen... Es bereitet Ihnen keinerlei Unruhe oder Angst, wenn Sie sich vorstellen, daß Sie damals Angst hatten, die Sekretärin könnte Ihnen Unterschriftenmappen bringen. ... (5 Sekunden Pause)... Nun schieben Sie dieses Bild beiseite, schieben Sie diese Vorstellung beiseite und konzentrieren Sie sich wieder auf die Entspannung...“ Dieser Vorgang wurde in gleicher Weise noch zweimal wiederholt. Dann folgten die beiden nächsten Items (5) und (6). Danach wurde die zweite Sitzung beendet.

Nach mehrmaliger angstfreier Bewältigung der einzelnen Items wurde zum nächstfolgenden weitergegangen. Als letztes Item jeder Sitzung wurde ein solches gewählt, bei dessen Vorstellung der Patient keine Angst empfand. Die Sitzungen wurden jeweils mit tiefer Entspannung beendet. In jeder neuen Stunde wurde mit den bisher desensibilisierten Items begonnen, wobei *alle* vorausgehenden Situationen noch einmal in geraffter Form mit einbezogen wurden. Für das letzte Item, die Nr. (13) sah dies so aus:

„Sie konnten sich schon völlig angstfrei und ohne Zeichen von Unruhe vorstellen, daß Sie an einem normalen Arbeitstag in Ihrem Büro saßen und Schritte auf dem Flur hörten, die sich Ihrem Zimmer näherten. Sie hatten damals Angst, daß eine Sekretärin Ihnen Unterschriftenmappen bringen könnte und Sie Angst hatten, gleich unterschreiben zu müssen. Sie mußten Ihre Arbeit unterbrechen, weil Sie furchtbar aufgeregt waren. Ihre Hände fingen damals an zu zittern. Die Sekretärin betrat Ihr Zimmer und bat Sie, gleich zu unterschreiben. Das Herz schlug Ihnen damals bis zum Hals; Sie hatten das Gefühl, als sitze ein Kloß im Hals. Am ganzen Körper traten Schweißausbrüche auf... Das konnten Sie sich schon völlig angstfrei und ohne ein Zeichen von Unruhe oder Angst vorstellen... Sie können sich vorstellen, und zwar ganz ruhig und entspannt, daß Sie damals in dieser Situation Höllenqualen durchmachten... Sie können sich ganz ruhig und entspannt vorstellen, daß Sie Höllenqualen durchmachten... Sie können sich noch einmal ganz ruhig und entspannt vorstellen, daß Sie damals Höllenqualen durchmachten... (5 Sekunden Pause)... Nun schieben Sie dieses Bild beiseite, schieben Sie diese Vorstellung beiseite, lösen Sie sich davon und konzentrieren Sie sich wieder auf die Entspannung, konzentrieren Sie sich wieder aufs autogene Training ...“ Dieser Vorgang wurde noch zweimal wiederholt; dann wurde die Sitzung beendet.

Auf gleiche Art und Weise erfolgte die Desensibilisierung jedes einzelnen Items, bis auch das letzte, das am stärksten angstbesetzte Item, angstfrei vorgestellt werden konnte.

Einige Items mußten in mehreren Sitzungen wiederholt werden, da sie beim ersten Desensibilisieren starke Ängste hervorriefen.

Zur Verlaufskontrolle wurde das „Angstthermometer“ eingesetzt.

Am Anfang der Therapie zeigte es Werte, die um 95 lagen; am Ende oszillierte der Angstpegel zwischen 5 und 10.

Nachdem die Desensibilisierung in der Vorstellung erfolgreich beendet werden konnte (nach sieben Sitzungen), hatte sich der Patient gezielt der Realsituation auszusetzen. Ihm war es möglich, sechs Schriftstücke in Gegenwart der Sekretärin zu unterzeichnen.

3.2.3 Selbstbehauptungstraining

Während des Desensibilisierens der ersten Angstliste wurde begonnen, selbstsicheres Verhalten (Assertive Training) einzuüben, und zwar nachdem der Patient in der Lage war, sich die Situationen der Items (1) bis (7) angstfrei vorzustellen. Wir orientierten uns an *Ullrich* und *Ullrich* (1976), schnitten aber die Übungen auf die Probleme des Patienten zu.

Er beklagte sich darüber, daß er beispielsweise zwei- bis dreimal pro Woche Überstunden machen müsse, weil sich die meisten seiner Kollegen weigerten, Mehrarbeit zu leisten. Er ärgerte sich regelmäßig, wenn ihm seine Untergebenen sagten, sie könnten keine Überstunden machen und dies fadenscheinig begründeten.

Ihm wurde dargelegt, daß es bei den Untergebenen schon zur Gewohnheit geworden war, sich unkollegial zu verhalten und ihn auszunutzen. Anstatt sich über dieses Verhalten zu ärgern, sollte er klar und deutlich darauf bestehen, daß die Arbeit fristgerecht erledigt werde.

Falls die Mitarbeiter anfangen sollten zu jammern, sollte er seine Position wiederholen und sagen, daß er nicht für mehrere arbeiten wolle.

Der Patient sollte lernen, unbillige Forderungen abzulehnen und sich nicht ausnutzen zu lassen.

Dabei sollte er beachten, daß er zunächst bei berechtigten Bitten ausgeholfen hatte. Dadurch habe er seine Mitarbeiter ermutigt, ihn häufiger um Gefälligkeiten zu bitten; so habe er ihr Verhalten verstärkt. Ihm wurde gesagt:

„Sie löschen das unkollegiale Verhalten und bekräftigen in Zukunft jeden Ansatz zu kollegialem Verhalten“ (*Ullrich* und *Ullrich,* 1976, Band III, S. 127).

Um den Patienten in seinem Verhalten sicherer zu machen, wurde *Rollenspiel* eingeführt. Der Therapeut übernahm die Abteilungsleiterrolle, der Patient die eines Mitarbeiters. Folgender Dialog wurde geübt:

Therapeut: „Guten Tag Kollege A! . . . Ich sehe, daß wir zum Wochenende mit unserer Arbeit nicht fertig werden. Bitte, kommen Sie am Samstagmorgen für einige Stunden, damit am Samstagmittag unser Ziel erreicht ist.“

Patient: „Diesen Samstag bin ich leider verhindert, da geht es nicht.“

Therapeut: „Kollege A, ich kann und will Ihre Arbeit nicht länger übernehmen. Für die Zukunft gilt, daß auch Sie Ihre Arbeit am Wochenende erledigt haben müssen. Ich will nicht weiterhin für andere arbeiten!“

Patient: „Aber Herr K., am Samstag hat mein Verein ein schweres Auswärtsspiel, da müssen wir schon morgens losfahren. Bitte, verstehen Sie doch meine Lage.“

Therapeut: „Ich will nicht länger für mehrere Mitarbeiter die Arbeit übernehmen. Wenn Sie das nicht machen können, müssen Sie eine andere Lösung finden, aber ich werde jetzt nichts mehr übernehmen!“

Die Sätze wurden schriftlich fixiert vorgelegt, damit der Patient nicht nach Formulierungen suchen mußte. Nachdem das Ganze einige Male geübt worden war, wurden die Rollen getauscht.

Anschließend wurde der Patient angehalten, das Geübte in die Realität zu übertragen. Er sollte seinen Untergebenen sagen, daß bis zum Wochenende die anliegende Arbeit fertig sein müsse. Bitten um Befreiung von zusätzlicher Arbeitszeit sollte er gemäß eingeübtem Text abschlagen und in seiner Meinung fest bleiben. Wie er in der nächsten Sitzung berichtete, hatte er beim ersten Mitarbeiter noch Hemmungen. Nachdem er jedoch standhaft geblieben war, fühlte er sich in seinem Verhalten bestärkt, so daß das nächste Gespräch leichter war.

3.3 Weiterer Therapieverlauf

3.3.1 Systematisches Desensibilisieren

Nachdem die am meisten angstbesetzte Situation desensibilisiert war, wurden weitere Themenkreise in Angriff genommen.

Als nächstes folgte der Komplex „Angst, mit Besuchern des Betriebs gemeinsam zu essen".

Der Patient gab folgende Beschreibung:

„Die gleichen Probleme, wie beim Unterschreiben, habe ich auch beim Essen. Vorwiegend bei dienstlichen Verpflichtungen konnte ich diese Unsicherheit feststellen.

Schon mehrere Tage vor einem Termin bin ich nervös und denke oft an das gemeinsame Essen. Bei Besprechungen vor dem Essen kann ich mich nicht konzentrieren und denke ständig nach.

Sitze ich danach mit den Gästen am Mittagstisch, zittern meine Hände, und ich kann kaum das Besteck halten. Diese Angst tritt hauptsächlich in Geschäftsräumen auf.

Meine Nervosität beim Speisen mit Geschäftsfreunden war schon so stark, daß ich mich entschuldigen und auf das Essen verzichten mußte".

Diese Darstellung wurde in acht kurze Sätze (Items) zerlegt:

(1) Schon mehrere Tage vor dem geplanten Termin waren Sie bisher immer nervös.
(2) Sie dachten oft an das gemeinsame Essen.
(3) Sie mußten darüber nachdenken, ob Sie alles richtig machen würden, ob Sie zittern oder nervös werden.
(4) Bei Besprechungen vor dem Essen konnten Sie sich nur schwer konzentrieren.
(5) Auch hier mußten Sie darüber nachdenken, ob Sie alles richtig machen würden.
(6) Sie saßen mit Ihren Gästen beim Mittagstisch.
(7) Ihre Hände begannen zu zittern, und Sie konnten kaum das Besteck halten.
(8) Diese Angst konnte so stark werden, daß Sie sich entschuldigen und auf das gemeinsame Essen verzichten mußten.

Diese Liste wurde in gleicher Weise wie die erste durchgearbeitet; hierzu waren nur vier Sitzungen notwendig. Dann war der Patient in der Lage, Gäste durch den Betrieb zu führen und mit ihnen gemeinsam zu speisen.

Da schon nach der Desensibilisierung des ersten Angstkomplexes Reaktionsgeneralisierung stattgefunden hatte, war für die Beseitigung nachfolgender Ängste weniger Zeit nötig.

Folgende Themenbereiche wurden desensibilisiert:

(1) Angst, Restaurant o. ä. aufzusuchen.
(2) Angst, was kommende Arbeitswoche bringt.
(3) Angst, öffentliche Einrichtungen und/oder Veranstaltungen zu besuchen.
(4) Angst, eine Frage von Vorgesetzten oder Mitarbeitern nicht beantworten zu können.
(5) Angst, vor Menschen zu reden.
(6) Angst vor beruflichem Aufstieg.
(7) Angst, daß am Wochenende Besuch kommen könnte.

3.4 Schwierigkeiten während der Therapie

Rückschläge in der Therapie ließen sich nicht ganz vermeiden und traten immer dann auf, wenn der Patient auswärtige Firmen besuchen mußte, großem Streß ausgesetzt war und drei oder vier therapeutische Sitzungen hintereinander ausfallen lassen mußte.

3.5 Veränderung der Symptomatik

Zu einer Veränderung der Symptomatik kam es sowohl während als auch außerhalb der psychotherapeutischen Sitzungen.

3.5.1 Schon in der dritten Stunde konnte er sich das erste Item angstfrei vorstellen.

3.5.2 Sobald der Patient eine Situation in der Vorstellung angstfrei erlebt hatte, wurde er aufgefordert, sich sobald wie möglich in eine entsprechende Realsituation zu begeben. Dies gelang nach sieben bzw. vier Sitzungen.

4 Erfolgskontrollen

Insgesamt wurden 35 Sitzungen durchgeführt; pro Sitzung wurden durchschnittlich 45 Minuten benötigt.

Jede in der Sitzung angstfrei erlebte Situation verlief auch in der Realität symptomfrei. Die Erfolge ließen sich auf dem Angstthermometer ablesen. So hatte beispielsweise der Patient anfänglich in der ersten Angstliste einen Wert von 100 angegeben; am Ende der Desensibilisierung lag er bei 5.

Die vor Beginn der Therapie eingesetzten psychologischen Testverfahren wurden zur Therapiekontrolle herangezogen.

Ergebnisse:

In den Persönlichkeitsfragebogen MPI und MMQ zeigte sich ein deutlicher Rückgang des Neurotizismuswerts und Verbesserung nach außen gerichteter Aktivitäten.

Die in der ersten Untersuchung im FPI hervorgetretenen Extremwerte (Stanine-Werte von 1 bzw. von 9) erschienen in der zweiten Untersuchung nicht mehr; es zeigte sich ein deutlicher Trend hin zu den Mittelwerten (Stanine-Werte von 4 bis 6).

Das Rorschach-Verfahren wurde nicht wiederholt.

Wie die Auswertung der psychometrischen Verfahren zeigt, fand bei dem Patienten eine deutliche Veränderung der Persönlichkeit statt. Er wurde ausgeglichener, fröhlicher, geselliger, zufriedener, ungezwungener und kontaktfähiger. Seine Selbstsicherheit hatte sich erheblich gesteigert.

Die Therapie wurde auf Wunsch des Patienten beendet. Er erklärte, er fühle sich psychisch gefestigt, ausgeglichener, fröhlicher und gelöster.

5 Nachuntersuchung

Drei Monate nach Entlassung aus ambulanter Therapie wurde eine Katamnese erhoben.

Es zeigte sich, daß der Patient beschwerdefrei geworden war, wenn es ihn auch noch Überwindung kostete, in Gegenwart der Sekretärin mehr als zehn Unterschriften hintereinander zu leisten.

Es wurde eine Auffrischung des Desensibilisierens der ersten beiden Angstlisten vorgenommen.

Ein halbes Jahr nach der ersten Nachuntersuchung erfolgte die zweite Auffrischung, wobei in gleicher Weise wie beim ersten Mal vorgegangen wurde. Die verbliebene Restsymptomatik war verschwunden.

Literatur

Bandura, A.: Principles of behavior modification. Holt, Rinehart and Winston, New York 1969

Bandura, A.: Lernen am Modell. Klett, Stuttgart 1976

Bauer, M.: Verhaltensmodifikation durch Modellernen. Kohlhammer, Stuttgart 1979

Birbaumer, N.: Angst. In: *Hermann, T., Hofstätter, P. R., Huber, H. P.* und *Weinert, F. E.* (Hrsg.): Handbuch psychologischer Grundbegriffe. Kösel, München 1977a

Birbaumer, N.: Angst als Forschungsgegenstand der experimentellen Psychologie. In: *Birbaumer, N.* (Hrsg.): Psychophysiologie der Angst. 2. Auflage, S. 1–14. Fortschritte der Klinischen Psychologie, Band 3. Urban & Schwarzenberg, München 1977b

Blaser, R. und *Poeldinger, W.:* Angst als geistesgeschichtliches Phänomen und naturwissenschaftliches Problem. In: *Kielholz, P.* (Hrsg.): Angst, S. 11–36. Huber, Bern 1967

Bräutigam, W. und *Christian, P.:* Psychosomatische Medizin. Thieme, Stuttgart 1973

Butollo, W.: Chronische Angst. Theorie und Praxis der Konfrontationstherapie. Fortschritte der Klinischen Psychologie, Band 19. Urban & Schwarzenberg, München 1979

Cohen, R.: Versuche zur Quantifizierung der Angst. In: *Ditfurth, H. v.* (Hrsg.): Aspekte der Angst. Starnberger Gespräche 1964, S. 89–101. Thieme, Stuttgart 1965

Ellis, A.: Die rational-emotive Therapie. 2. Auflage. Reihe Leben lernen, Band 26. Pfeiffer, München 1978

Ellis, A. und *Grieger, R.* (Hrsg.): Praxis der rational-emotiven Therapie. Urban & Schwarzenberg, München 1979

Epstein, S.: Versuch einer Theorie der Angst. In: *Birbaumer, N.* (Hrsg.): Psychophysiologie der Angst, 2. Auflage. S. 208–266. Fortschritte der Klinischen Psychologie, Band 3. Urban & Schwarzenberg, München 1977

Ewald, G.: Lehrbuch der Neurologie und Psychiatrie. Lehmanns, München 1944

Florin, I.: Die Praxis der Systematischen Desensibilisierung. In: *Florin, I.* und *Tunner, W.* (Hrsg.): Therapie der Angst, S. 241–267. Urban & Schwarzenberg, München 1975

Freud, S.: Analyse der Phobie eines fünfjährigen Knaben (1909). G.W., Band 7, S. 241–377. Imago Publishing Co., London 1941

Freud, S.: Über die Berechtigung, von der Neurasthenie einen bestimmten Symptomenkomplex als „Angstneurose" abzutrennen (1895). G. W., Bd. I, S. 313–342. Imago Publishing Co., London 1952
Freud, S.: Zur Kritik der „Angstneurose" (1895). G.W., Bd. I, S. 355–376. Imago Publishing Co., London 1952
Fröhlich, W. D.: Angst und Furcht. In: *Thomae, H.* (Hrsg.): Handbuch der Psychologie, 2. Band (Motivation), S. 513–568. Hogrefe, Göttingen 1965
Hartig, M. (Hrsg.): Selbstkontrolle. Lerntheoretische und verhaltenstherapeutische Ansätze. Fortschritte der Klinischen Psychologie, Band 4, 2. Auflage. Urban & Schwarzenberg, München 1975
Hoffmann, N. (Hrsg.): Grundlagen kognitiver Therapie. Theoretische Modelle und praktische Anwendung. Huber, Bern 1979
Jacobson, E.: Progressive Relaxation. University of Chicago Press, Chicago 1938.
Jaeggi, E.: Kognitive Verhaltenstherapie. Kritik und Neubestimmung eines aktuellen Konzepts. Beltz, Weinheim 1979
Jaspers, K.: Allgemeine Psychopathologie. 5., unveränderte Auflage. Springer, Berlin 1948
Kierkegaard, S.: Der Begriff Angst. Diederichs, Düsseldorf 1962
Krohne, H. W.: Angsttheorie: Vom mechanistischen zum kognitiven Ansatz. Psychologische Rundschau 31 (1980), 12–29
Kuhlenkampff, C. und *Bauer, A.:* Über das Syndrom der Herzphobie. Nervenarzt 31 (1960) 443–445 und 496–507
Lazarus, A. A.: Multimodale Verhaltenstherapie. Fachbuchhandlung für Psychologie, Frankfurt/M. 1978
Leuner H. und *Schroeter, E.:* Indikationen und spezifische Applikationen der Hypnosebehandlung. Huber, Bern 1975
Lewin, K.: Feldtheorie in den Sozialwissenschaften. Huber, Bern 1963
Mahoney, M. J.: Kognitive Verhaltenstherapie. Reihe Leben lernen, Band 29. Pfeiffer, München 1977
May, R.: The meaning of anxiety. Ronald Press, New York 1950
Meichenbaum, D.: Methoden der Selbstinstruktion. In: *Kanfer, F.H.* und *Goldstein, A.P.* (Hrsg.): Möglichkeiten der Verhaltensänderung, S. 407–450. Urban & Schwarzenberg, München 1977
Meichenbaum, D.: Kognitive Verhaltensmodifikation. U & S Psychologie. Urban & Schwarzenberg, München 1979
Michaelis, R.: Das Herzangstsyndrom. Karger, Basel 1970
Morris, R. J.: Methoden der Angstreduktion. In: *Kanfer, F. H.* und *Goldstein, A. P.* (Hrsg.): Möglichkeiten der Verhaltensänderung, S. 261–308. Urban & Schwarzenberg, München 1977
Rachman, S.: Verhaltenstherapie bei Phobien. Urban & Schwarzenberg, München 1970
Rachman, S.: Angst. Formen, Ursachen und Therapie. U & S Taschenbücher 1007. Urban & Schwarzenberg, München 1975
Richter, H. E. und *Beckmann, D.:* Herzneurose. Thieme, Stuttgart 1969
Schulte, B. und *Thomas, B.:* Verhaltensanalyse und Therapieplanung bei einer Patientin mit multiplen Ängsten. In: *Schulte, D.* (Hrsg.): Diagnostik in der Verhaltenstherapie. 2. Auflage, S. 105–127. Fortschritte der Klinischen Psychologie, Band 5. Urban & Schwarzenberg, München 1976
Schultz, J. H.: Grundfragen der Neurosenlehre. Aufbau und Sinn-Bild. Thieme, Stuttgart 1955
Schultz-Hencke, H.: Lehrbuch der analytischen Psychotherapie. Thieme, Stuttgart 1951
Spielberger, C. D., Gorsuch, R. L. and *Lushene, R. E.:* The state-trait anxiety inventory (STAI) test manual for form X. Consulting Psychologists Press, Palo Alto, Calif. 1970
Spreen, O.: Konstruktion einer Skala zur Messung der manifesten Angst in experimentellen Untersuchungen. Psychologische Forschung 26 (1961) 205–223
Taylor, J.: A personality scale of manifest anxiety. Journal of abnormal and social psychology 48 (1953) 285–290
Tunner, W.: Systematische Desensibilisierung und das Lernen von Strategien zur Bewältigung von Angst. In: *Florin, I.* und *Tunner, W.* (Hrsg.): Therapie der Angst, S. 221–239. Fortschritte der Klinischen Psychologie, Band 8. Urban & Schwarzenberg, München 1975
Ullrich, R. und *Ullrich, R.:* Das Assertiveness-Training-Programm ATP: Einübung von Selbstvertrauen und sozialer Kompetenz. Teil I bis III. Reihe Leben lernen, Bd. 22. Pfeiffer, München 1976
Wolpe, J.: Praxis der Verhaltenstherapie. Huber, Bern 1972

II Stottern (2. Fall)

Geklagte Hauptstörung: Stottern.
Weitere Störungen: Angstzustände in sozialen Situationen.

Dauer der Störung: Mehr als 30 Jahre.

Diagnose: Stottern (ICD 306.0); neurotische Angstzustände (ICD 300.0).

Therapieziel: Beseitigung des Stotterns und Erwerb neuer, normaler Sprechgewohnheiten; Aufbau neuer sozialer Verhaltensweisen.

Therapieformen: Autogenes Training, systematisches Desensibilisieren, Rollenspiel, Selbstbehauptungstraining.

Therapiedauer: 32 Sitzungen (eine Sitzung pro Woche).

Es wird gezeigt, daß psychogen bedingtes Stottern kein isoliertes Phänomen darstellt, und daß es durch die Anwendung (verschiedener) psychotherapeutischer Methoden zu beseitigen ist.

Die multimodale Behandlung eines 38jährigen Stotterers wird detailliert beschrieben.

1 Einleitung

Stottern (auch Anarthria syllabaris, Balbuties, Dysarthria syllabaris, Dysphemie oder Spasmophemie genannt) ist gekennzeichnet durch häufiges Unterbrechen des ryhthmischen Sprechablaufs. Die Störungen des Redeflusses werden als tonisches bzw. klonisches Stottern bezeichnet. Beim tonischen Stottern kommt es zu relativ lang anhaltenden Verkrampfungen der Sprechmuskulatur, beim klonischen Stottern entstehen kürzere, rasch aufeinanderfolgende Kontraktionen der Sprechmuskulatur.

Stottern wird fälschlicherweise oft als *Sprach*störung angesehen, was jedoch linguistisch nicht richtig ist. Sprache ist dem Sprechen übergeordnet und beinhaltet Sprachsystem, Sprachbesitz und individuelle Sprachbenutzung und die Anwendung der Sprache beim Sprechen. Sprechen meint mündliche Kommunikation und bezeichnet die Fähigkeit, Gedanken durch vernehmbare Wörter auszudrücken (nach *Böhme,* 1974).

Während der Stotterer meist die Sprache beherrscht, gilt dies nicht in gleichem Maße vom Sprechen; das Stottern ist also als *Sprech*störung zu bezeichnen.

Die Erklärungsansätze zur Ätiologie des Stotterns können in drei Gruppen zusammengefaßt werden:

(1) *Organische* Faktoren, beispielsweise frühkindliche Hirnschädigung oder Schädelhirntraumata werden als Ursache des Stotterns angenommen.

(2) Nach *tiefenpsychologischer* Meinung handelt es sich bei den Symptomen des Stotterns um äußere Zeichen einer zugrundeliegenden Fehlanpassung.

(3) *Lerntheoretisch* wird Stottern als gelerntes Fehlverhalten betrachtet, das durch seine Konsequenzen und durch auslösende Reize gesteuert wird (s. *Wendlandt,* 1975).

Da jedoch keine der drei theoretischen Annahmen die Entstehung des Stotterns voll befriedigend zu erklären vermag, kann in aller Regel vom Zusammentreffen mehrerer ätiologischer Faktoren ausgegangen werden.

Daß Stottern nicht ausschließlich auf organische Ursachen zurückzuführen ist, wurde schon vor mehr als hundert Jahren von *Kussmaul* (1877) erkannt, der diese Sprechstörung „spastische Koordinationsneurose" nannte. *Fernau-Horn* (1977) bezeichnet Stottern als Sprechneurose.

Ursprünglich versuchte man, Stottern mittels operativer oder prothetischer Maßnahmen zu therapieren; erst gegen Ende des vergangenen Jahrhunderts wurden übende Verfahren eingesetzt. So wurden musiktherapeutische, physiotherapeutische, logopädische, pädagogische und tiefenpsychologische Methoden gemeinsam angewandt.

Mit der Zeit nahm die Erkenntnis zu, daß psychologische Faktoren in der Genese des Stotterns eine wichtige Rolle spielen. Inzwischen konnte nachgewiesen werden, daß zwei Drittel der Stotterer Neurotiker sind (s. *Schilling*, zit. nach *Böhme*, 1974).

Bei der Diagnoseerstellung orientieren wir uns im wesentlichen an lerntheoretischen Kriterien.

In einem ersten Schritt sollten organische Faktoren als Verursachung des Stotterns ausgeschlossen werden. Dann erst kann die Sprechstörung beschrieben werden.

Zur Erleichterung der Datenerhebung bietet sich ein Balbutiogramm (nach *Lüking*, 1957) an, da es dem „Untersuchenden eine möglichst arbeits- und zeitökonomische Registrierung der Stotterfrequenz unter variablen Bedingungen gestattet" (*Fiedler* und *Standop*, 1978, S. 80). Bei der Erstellung eines solchen graphischen Systems orientieren wir uns an *Böhme* (1977) und *Fiedler* und *Standop* (1978), erweitern aber deren Vorschläge für die praktische Anwendung.

(1) Reihensprechen

Der Patient wird gebeten, von einer vorgegebenen Zahl an laut weiterzuzählen (z. B. ab 12 bis 28); ferner soll er die Monatsnamen aufzählen (Januar bis Dezember). Vom Therapeuten werden die fehlerhaften Silben registriert, und zwar durch ein Minus-Zeichen („ – ").

Eine solche Aufzeichnung soll kurz dargestellt werden. Der Therapeut fertigt sich ein Vorlageblatt, auf das er mit Schreibmaschine die Zahlen zwölf bis achtundzwanzig in Silben geschrieben hat, also: zwölf, drei-zehn, vier-zehn, fünf-zehn, sech-zehn, sieb-zehn...

Zwischen den Zeilen sollte nach Möglichkeit ein großer Abstand sein, damit unter die Silben Minuszeichen gesetzt werden können.

Die erste Zeile eines ausgefüllten Blattes könnte so aussehen:
Zwölf, drei-<u>zehn</u>, vier-<u>zehn</u>, fünf-<u>zehn</u>, sech-zehn, <u>sieb</u>-<u>zehn</u>...

In gleicher Weise werden die fehlerhaft ausgesprochenen Silben der Monatsnamen registriert. Beispiel:
<u>Ja</u>-nu-ar, <u>Fe</u>-<u>bru</u>-ar, <u>M</u>ärz, April, <u>M</u>ai, <u>J</u>u-ni ...

Auch wenn es Mühe kostet, ein Blatt mit den in Silben zerlegten Zahlen und Monatsnamen anzufertigen, bedeutet es eine große Hilfe bei exakter Registrierung des Stotterns. Während der Therapie und auch am Ende kann der Bogen zu Verlaufs- und Kontrolluntersuchungen benutzt werden; der Patient kann so eigene Fortschritte beobachten – was im Sinne einer positiven Verstärkung wirksam wird.

(2) Nachsprechen
Vom Therapeuten werden mehrere kürzere Sätze eines zusammenhängenden Textes vorgelesen; der Patient wird gebeten, sie ohne Vorlage, also frei zu wiederholen.

(3) Lesen eines Standardtextes
Der Text sollte nicht mehr als 300 Wörter umfassen, um den Patienten nicht zu lange einer Streßsituation auszusetzen.

Dabei werden Gesamtsprechzeit und Stotterhäufigkeit notiert.

(4) Freies Sprechen
Freies Sprechen stellt eine höhere Schwierigkeisstufe als Vorlesen dar; bei Stotterern ist diese Schwierigkeit noch ausgeprägter als bei nicht sprechgestörten Menschen.

Die Dauer des freien Sprechens sollte die 5-Minuten-Grenze nicht überschreiten.

Anhand der erhobenen Daten läßt sich die Gesamtsymptomatik des Stotterns eingehend analysieren.

Für das weitere Vorgehen empfehlen wir die Einhaltung der von *Fiedler* und *Standop* (1978, S. 82ff) vorgeschlagenen Ordnungsgesichtspunkte, wobei sich jedoch für die Praxis einige Modifikationen und Kürzungen als günstig erwiesen haben. Der an praktischer Tätigkeit orientierte Leitfaden sei hier vorgestellt:

1.1 Motorische und physiologische Auffälligkeiten

(1) Grundsymptomatik

Es soll abgeklärt werden, ob es sich um tonisches oder klonisches Stottern oder um eine Mischform handelt.

(2) Physiologische Begleitsymptome

2.1. Liegen Aktivationssteigerungen vor?
2.2. Ist starkes Schwitzen beobachtbar?

1.2 Begleitsymptome

Beim Stotternden zeigen sich in aller Regel Parakinesen, und zwar in Form von heftigen Bewegungen und Verkrampfungen der Hals- und Gesichtsmuskeln und der Extremitäten; auch Mimik und Gestik sind meist anders als bei Nicht-Stotterern. Wichtig ist noch, ob der Stotterer Blickkontakt sucht, hält oder vermeidet.

1.3 Veränderlichkeit des Stotterns

Wie Stotterer übereinstimmend berichten, sind ihre Sprechstörungen nicht gleich, sondern können recht variabel ausfallen.

So können z. B. viele Stotterer ohne Störung singen oder rhythmisch sprechen. Anhand eines Metronoms (80 Schläge/Minute haben sich als günstig erwiesen) kann den Patienten bewiesen werden, daß sie auch einen fremden Text relativ fehlerfrei lesen können, wenn sie pro Metronomschlag eine Silbe laut aussprechen.

1.4 Somatische Beeinträchtigungen

Um evtl. vorliegende somatische Störungen zu eliminieren, ist eine rein medizinische Untersuchung wichtig.

1.5 Entstehungsgeschichte des Stotterns

Zu Beginn sollte erfragt werden, ob es dem Patienten erinnerlich ist, wann das Stottern erstmalig auftrat. Mitunter gibt es die Möglichkeit, genaue Datierungen vorzunehmen, so wenn z. B. ein Schreck- oder Schockerlebnis vorliegt, wenn das Stottern als Folge von Hirnverletzungen anzusehen ist.

Wann wurde die Diagnose „Stottern" erstmals gestellt? Äußert sich das Stottern immer in gleicher Frequenz und Stärke oder lassen sich Schwankungen beobachten? Wie reagierten Eltern, Geschwister, Lehrer auf das Stottern? Welche Maßnahmen wurden ergriffen, um die Sprechstörung zu beheben? Gibt es im engeren sozialen Umfeld des Patienten Menschen, die ebenfalls stottern?

1.6 Störungen des Sozialverhaltens

Wie jeder an sich beobachten kann, ist fließendes, d. h. fehlerfreies Sprechen, unter Streß erschwert. Für den Stotternden ist eine Belastungssituation noch wesentlich bedeutsamer: das Stottern verstärkt sich. Für den Stotterer sind fremde Menschen ein zusätzlicher Streßfaktor, erst recht, wenn es sich um viele Menschen handelt, die er nicht kennt. Er fühlt sich von ihnen bedroht – es verschlägt ihm im wahrsten Sinne des Wortes die Sprache.

1.7 Erstellung eines funktionalen Bedingungsmodells

Aus den bisher vorliegenden Daten sollten die einzelnen Determinanten der Störung bestimmt werden.

(1) Unter welchen Bedingungen nehmen die Stotterfehler ab? (2) Bemüht sich der Patient um möglichst fehlerfreie Aussprache? (3) Gibt es soziale Situationen, die bei dem Patienten Angst hervorrufen, so daß ein verstärktes Stottern zu erwarten ist? (Frage nach respondentem Verhalten). In den folgenden Punkten (4) – (5) geht es darum zu bestimmen, ob operantes Verhalten vorliegt. (4) In welchen sozialen Situationen spricht der Patient gerne? Können diese Situationen als positive Verstärker angesehen werden? (5) In welchen sozialen Situationen spricht der Patient nach Möglichkeit überhaupt nicht? Können diese Situationen als negative Verstärker betrachtet werden?

Durch die Punkte (6) – (9) sollen evtl. bestehende Beziehungen zwischen Stottern und Sozialstörungen erfaßt werden. (6) Welche dem Patienten nahestehenden Personen stottern ebenfalls? (7) Kann eine eventuelle Veränderung des Stotterns zur Änderung in sozialen Beziehungen führen? (8) Wie reagieren andere auf Stottern? (9) Wird durch Stottern schulisches oder berufliches Fortkommen beeinträchtigt?

2 Vorbereitung der Therapie

Beim Stottern kann von Polyätiologie ausgegangen werden. Als sehr bedeutsam für die Genese können soziale Faktoren und Umwelteinflüsse angesehen werden.

Neben der Behandlung der Sprechstörung sollen vorausgehende und begleitende Maßnahmen eingesetzt werden; soziale Störungen sollen eliminiert und Selbstkontrolle flüssigen Sprechens eingeübt werden.

Die alleinige Behandlung des gestörten Sprechablaufs betrachtet *Wendlandt* (1975) als „vergeudete therapeutische Aktivität" (S. 55).

2.1 Entspannungsverfahren

In vielen Untersuchungen konnte nachgewiesen werden, daß Entspannung ein wirksames Mittel darstellt, Angst zu beseitigen. *Schultz* und *Luthe* (1959) prüften, inwieweit autogenes Training zur Reduzierung von Angst und zur Förderung des Wohlbefindens empfohlen werden könne. Von *Goldfried* und *Trier* (1975) wird Entspannung als aktive Maßnahme zur Angstbewältigung angesehen.

Die beiden Sprachärzte *Brankel* (1955, 1958) und *Schilling* (1960) setzen z. B. autogenes Training zur Stotterertherapie ein. Das von *Fernau-Horn* (1977) angewandte tiefe Ruhetraining steht autogenem Training nahe, unterscheidet sich aber im formalen Aufbau.

Von verschiedenen Therapeuten wurde autogenes Training modifiziert, um Stotterer zu behandeln. So entwarf *Krech* (1963) ein sogenanntes „Entspannungstraining", das auf der Schwere- und Wärmeempfindung des autogenen Trainings basiert. Die von *Dostálová* (1974) entwickelte Modifikation soll zu einer Entspannung der Sprechmuskulatur führen. Eine von *Weitzman* gestaltete und bei *Brooks* (1974) beschriebene Entspannungsmethode ist die sogenannte „innerliche Wahrnehmung", durch die ebenfalls unter Ängsten leidende Patienten in die Lage versetzt werden, sich wirksam zu entspannen. Hypnose kann ebenfalls zur Entspannung eingesetzt werden.

Für die Praxis bieten sich zwei erprobte Methoden an, um den Patienten zu entspannen: autogenes Training nach *J. H. Schultz* (1953, 1973) und progressive Muskelentspannung nach *Jacobson* (1938).

2.1.1 Autogenes Training

Bei unserem Vorgehen orientieren wir uns streng an dem von *J. H. Schultz* (1973) vorgeschlagenen Weg. Eine leicht modifizierte Form stammt von *Haring* (1979).

Zweck dieser konzentrativen Selbstentspannung ist, daß es dem Patienten möglich wird, sich innerhalb kürzester Zeit zu entspannen, ruhig zu werden und sich zu erholen. Daneben kommt es zu einer Verbesserung der Leistung, des Gedächtnisses und der Konzentration; ferner können Selbsterfahrung vertieft, Selbstbeherrschung gesteigert und Schmerzen verringert werden.

Dem Patienten wird erklärt, daß autogenes Training sowohl im Liegen als auch im Sitzen geübt werden kann.

Nach dem Üben muß der Körper aus dem Ruhezustand „zurückgeholt" werden. Dazu sind die Arme einige Male kräftig im Ellenbogengelenk zu beugen und zu strecken; einige Male wird kräftig ein- und ausgeatmet, dann werden die Augen geöffnet.

Das Zurücknehmen erfolgt durch die Formeln: „Arme fest (beugen und strecken) – tief atmen – Augen auf."

2.1.1.1 Schwereübung

Nachdem der Patient eine Ruhehaltung eingenommen und die Augen geschlossen hat, beginnt der Therapeut mit der sogenannten Ruhetönung:

> „Ich bin ganz ruhig. . ."
> Dieser Satz wird mehrfach wiederholt.
> Dann folgt die erste Übungsformel:
> „Der rechte Arm ist ganz schwer. . ."
> Dieser Satz sollte etwa fünf- bis sechsmal repetiert werden. Anschließend folgt das Zurücknehmen.

Schon nach kurzer Zeit des Übens wird auch der linke Arm schwer; es folgt das Schweregefühl in den Beinen.

2.1.1.2 Wärmeübung

Wurde das Schwereerlebnis gut erarbeitet, wird die Übung durch das Wärmeerlebnis ergänzt. Es handelt sich jetzt um drei Sätze:

> „Ich bin ganz ruhig . . ."
> „Arme und Beine sind ganz schwer . . ."
> „Der rechte Arm ist ganz warm . . ."

Diese Trias sollte auch fünf- bis sechsmal wiederholt werden.

Bei den meisten Patienten tritt Wärme zuerst an Händen und Unterarmen auf, später folgen Oberarme, danach die Beine.

2.1.1.3 Herzregulierung

Als Vertiefung der Schwere- und Wärmeübung folgt die Herzregulierung.

Folgende Formel hat sich, in leichter Variation zu *J. H. Schultz* (1952), in der Praxis bewährt:

> „Das Herz schlägt ruhig und regelmäßig."

2.1.1.4 Atemübung

Die Atmung ist ein automatischer Vorgang, der passiv erlebt wird. Dazu der erste Übungssatz:

> „Atmung ganz ruhig."

Die passive Hingabe an den Atemrhythmus wird durch den zweiten Satz verstärkt:

„Es atmet mich."

Gesamte Atemübung:

„Atmung ganz ruhig. Es atmet mich."

2.1.1.5 Regulierung der Bauchorgane (Plexus solaris)

Nachdem der Patient gelernt hat, Gliedmaßen und Brust (Herz, Atmung) zu entspannen, ist das Ziel der fünften Übung Regulation der Bauchorgane. Der Übende soll sich auf den Bereich zwischen Nabel und Rippenbogen konzentrieren. Die Formel lautet:

„Sonnengeflecht strömend warm."

Dabei soll er sich vorstellen, daß konzentrische Kreise ein intensives Wärmegefühl im Oberbauch vermitteln.

2.1.1.6 Kühle der Stirn

Als letzte vegetative Gesamtumschaltung folgt die Empfindung der kühlen Stirn:

„Die Stirn ist angenehm kühl."

2.1.1.7 Zusammenfassung der Grundübungen

Mit der Übung der Stirnkühle ist die Grundstufe des autogenen Trainings erreicht, die sechs Übungen umfaßt:

„Ich bin ganz ruhig." – „Arme und Beine sind ganz schwer." – „Arme und Beine sind ganz warm." – „Herz schlägt ruhig und regelmäßig." – „Atmung ganz ruhig; es atmet mich." – „Sonnengeflecht strömend warm." – „Stirn angenehm kühl." – Danach folgt das Zurücknehmen:

„Arme fest!" – „Atmen!" – „Augen auf!"

Werden die sechs Übungen vom Patienten so durchgeführt, daß es zu totaler körperlicher Entspannung mit einhergehender Einengung des Bewußtseins kommt, läßt sich die Grundübung auf einige wenige Worte reduzieren:

„Ruhe – Schwere – Wärme – Atmung – Herz ruhig – Sonnengeflecht warm – Stirn kühl."

An das tägliche autogene Training kann für sprechgestörte Patienten der Satz: „Ich spreche ruhig und langsam" angehängt werden.

2.1.2 Progressive Muskelentspannung

In angelsächsischen Ländern wird die Methode der progressiven Muskelentspannung (nach *Jacobson,* 1938) oftmals autogenem Training vorgezogen. Bei diesem Verfahren lernt der Patient, Arme, Beine, Atmung, Stirn, Augen und Sprechorgane zu entspannen. Eine Beschreibung dieser Vorgehensweise findet sich in der Darstellung des Falls „Weibliche Sexualstörungen".

Gezielte Anleitungen finden sich bei *Florin* (1975) sowie bei *Bernstein* und *Borkovec* (1978).

2.2 Abbau sozialer Schwierigkeiten

Beim Stotterer sind nicht nur flüssiges Sprechen, sondern auch die soziale Kontaktfähigkeit gestört. Wegen des Stotterns unterscheidet er sich in unerwünschter Weise von seinen Mitmenschen. Die Gesellschaft ist Stotterern gegenüber eindeutig negativ eingestellt. Dies zeigt sehr eindrucksvoll die Untersuchung von *Bensinger* (1967) über Stotterer-Witze.

Wegen der Folgen seiner Sprechstörung (Ausgelachtwerden; nicht-für-voll-genommen-Werden; Gefühl der Hilflosigkeit) zieht sich der Stotterer aus sozialen Bindungen zurück und beschränkt den Umgang im wesentlichen auf Familie und gute Freunde. Weitere soziale Kontakte werden nach Möglichkeit gemieden.

Durch die Therapie soll es zum Abbau sozialer Ängste und zum Aufbau positiver sozialer Verhaltensweisen kommen. Durch die Anwendung systematischer Desensibilisierung wird die Erwartungsangst vor dem Sprechenmüssen auf ein erträgliches Maß reduziert. Langsames Hinführen zu sozialen Aktivitäten bewirkt allmählich einen Abbau der Furcht, sich vor mehreren Menschen oder vor Fremden verbal zu äußern. Die Anwendung von Rollenspielen vermag auch zum Erwerb sozialer Fertigkeiten beizutragen.

2.2.1 Systematisches Desensibilisieren

Durch systematisches Desensibilisieren wird eine Reduktion der Angstreaktionen in der Vorstellung des Patienten bewirkt. Eine paradigmatische Darstellung dieser verhaltenstherapeutischen Technik findet sich in der Falldarstellung „Weibliche Sexualstörungen".

2.2.2 Hinführung zu sozialen Aktivitäten

Nachdem der Patient gelernt hat, seine Erwartungsangst vor dem sprechen-Müssen (in Gedanken) zu reduzieren, wird ihm aufgetragen, mit einem Familienmitglied oder mit einem guten Freund zu Veranstaltungen zu gehen. Anfänglich soll der Patient nur passiv daran teilnehmen; er soll durch die soziale Nähe des Begleiters erleben, daß es gar nicht schlimm ist, an sozialen Aktivitäten teilzunehmen.

2.2.3 Rollenspiel

Im Rollenspiel werden alltägliche soziale Probleme und Konflikte simuliert. Der Stotternde soll (wieder) lernen, Wünsche und Bedürfnisse anderen gegenüber zu äußern und auch durchzusetzen.

In engem Zusammenhang mit Rollenspiel steht Selbstbehauptungstraining (auch Selbstsicherheits- oder Assertive Training genannt). Beide Methoden ergänzen sich in idealer Weise.

2.2.4 Selbstbehauptungstraining

Fast alle Stotterer leiden daran, daß sie selbstunsicher und ängstlich sind und daß sie eigene Bedürfnisse, Interessen und Wünsche nicht durchsetzen können.

Um unangemessene Angst- und Unsicherheitsreaktionen abzulegen, bietet sich Selbstsicherheitstraining an, durch das der Patient lernt, Hemmungen im Sozialkontakt zu überwinden. Gestörte soziale Interaktionen werden im Rahmen dieses Trainings gezielt und systematisch abgebaut; gleichzeitig werden neue Verhaltensweisen aufgebaut.

2.2.5 Selbstmodifikation

Wurden in der therapeutischen Sitzung mit dem Patienten einzelne Selbstkontrollformen eingeübt, sollen sie vom Patienten in konkreten Situationen eingesetzt werden. Dabei ist darauf hinzuweisen, daß es Fehlschläge geben kann, und daß der Stotterer sich nicht solchen Situationen entziehen sollte, in denen Mißerfolge nicht auszuschließen sind.

2.3 Sprechhilfen

Es gibt verschiedene Maßnahmen, die auf unmittelbare Behebung der Sprechstörung abzielen. Durch spezielle Verfahren soll Stottern reduziert, fehlerhaftes Sprechen ab- und fehlerfreies Sprechen aufgebaut werden.

Durch verschiedene metrische Sprechübungen lassen sich gute Erfolge erzielen; die für die Praxis brauchbaren Verfahren sollen kurz beschrieben werden.

2.3.1 Metrisches Sprechen

Wie sich experimentell nachweisen läßt, lernen Stotterer relativ rasch symptomfrei zu sprechen, wenn sie einem Rhythmus folgen. Werden akustische oder taktile Reize in metrischer Abfolge vorgegeben, vermögen sie den Sprechrhythmus zu steuern, den Fortgang des Sprechens zu begünstigen und das Sprechtempo zu kontrollieren.

Zum Einüben metrischen Sprechens hat sich die Anwendung eines Metronoms bewährt, wobei wir einem einfachen Tischmetronom den Vorzug geben, da es leicht zu beschaffen und finanziell erschwinglich ist.

Bevor mit dem Metronom gearbeitet wird, erhält der Patient eine Einführung in das vorgesehene Behandlungsprogramm:

(1) Es wird erklärt, daß Lesen nach Metronom-Takt nur Übergang zu symptomfreiem Lesen und Sprechen ist.

(2) Es wird erläutert, daß auch „freies" Sprechen anfänglich nach Metronomschlägen erfolgt.

(3) Gelingen Lesen und Sprechen nach Metronomtakt relativ fehlerfrei, wird der Taktgeber „ausgeblendet" und durch einen persönlichkeitseigenen Klopftakt ersetzt.

(4) Nicht Sprechen nach einem bestimmten Takt ist Ziel des Übens, vielmehr wird symptomfreies Sprechen ohne Hilfsmittel angestrebt.

Zu Beginn liest der Therapeut einen leichten Text so vor, daß zu jedem Taktschlag eine Silbe gesprochen wird.

Dann wird der Patient ermuntert, gemeinsam mit dem Therapeuten denselben Text noch einmal gemäß der Taktschläge laut vorzulesen. Durch dieses gemeinsame Üben verliert der Patient die Furcht, sich zu blamieren, weil er vielleicht nicht im Takt bleibt.

Sobald die dem Patienten angemessene Metronomzahl gefunden ist, wird er angehalten, täglich zu Hause mittels Taktgeber laut zu lesen. Anfangs empfiehlt sich eine tägliche Übungszeit von 30 Minuten.

Die Metronomzahl kann immer dann erhöht werden, wenn der Patient in der Lage ist, in der vorgegebenen Geschwindigkeit fehlerfrei zu lesen. Hinter Satzzeichen soll er einen oder zwei Takte innehalten, um in dieser Pause Luft zu holen.

Erreicht der Patient bei etwa 120 Metronomschlägen relativ fehlerfreies Lesen, wird er angehalten, nicht mehr nach dem Takt des Geräts, sondern nach dem Takt zu lesen, den er mit dem Zeigefinger auf die Tischplatte klopft. Beherrscht er auch dieses Lesen ohne nennenswerte Fehler, kann ganz auf Taktgeben beim Lesen verzichtet werden.

Für freies Sprechen kann in gleicher Weise verfahren werden. So wird dem Patienten z. B. eine Fabel vorgelesen, die er im Metronomtakt frei reproduzieren soll. Analog zum Lesen wird die Metronomzahl erhöht; erfolgt das „freie" Sprechen ab etwa 120 Metronomschlägen symptomfrei, kann auf das Gerät verzichtet werden.

2.4 Negative Übung

Unter negativer Übung (*Dunlap*, 1942) versteht man das fortschreitend geringere Auftreten einer Verhaltensweise durch wiederholte Nicht-Verstärkung der Reaktionen, aus denen dieses Verhalten besteht; hier ist eine Parallele zu *Frankls* (1956) paradoxer Intention gegeben.

Der Stotternde soll seine Fehler mehrmals willkürlich wiederholen. Bei dieser Form der Therapie tritt etwas ein, das zum Bisherigen im Widerspruch steht: Nicht fehlerfreies, sondern gerade fehlerhaftes Sprechen wird geübt.

2.5 Weitere Methoden

In der Therapie von Stotterern haben sich weitere Methoden bewährt. Der interessierte Leser findet sie u. a. bei *Böhme* (1974, 1977), *Fernau-Horn* (1977), *Fiedler* und *Standop* (1978).

3 Problematik

Unser männlicher Patient ist 38 Jahre alt, Starkstromelektriker, verheiratet, hat eine Tochter. Nach erfolgreichem Volksschulbesuch absolvierte er eine Lehre, die er mit dem Facharbeiterbrief abschloß.

Im örtlichen Sportverein ist er passives Mitglied; die regelmäßig stattfindenden Versammlungen besucht er nicht, da er fürchtet, evtl. etwas sagen zu müssen.

Der Patient wurde uns aus der ambulanten Sprechstunde der Psychiatrischen Klinik überwiesen, da keine organische Ursache für die Sprechstörung nachweisbar war. Zuvor hatte er wegen seiner Stotter-Symptomatik verschiedene Fachärzte (HNO-Arzt, Internist, Hausarzt) konsultiert, ohne daß sie sich gebessert hätte.

3.1 Verhaltensanalyse

Für Beschreibung und Analyse der Störung stützen wir uns auf die Explorationen des Patienten und seiner Ehefrau. Die medizinischen Untersuchungen ergaben keine Hinweise für eine organisch bedingte Kausalität der Sprechstörung.

3.1.1 Datenerhebung

Bei dem Patienten liegt eine Sprechstörung vor, die sich als Verzögerung bei der Aussprache einzelner Buchstaben oder in der Wiederholung von Wort- und Satzeinheiten zeigt. Es kommt zu sekundenlang andauerndem Öffnen des Mundes, Zusammenpressen der Lippen, störenden Bewegungen der Zunge und inadäquaten Zwischenlauten.

Dabei schlägt sein Herz sehr stark, er wird rot im Gesicht und verspürt eine sich über den gesamten Körper verbreitende Hitzewelle. Außerdem bekommt er Schweißausbrüche, besonders an Stirn und Oberlippe, aber auch feuchte Hände.

3.1.1.1 Erstellung eines Balbutiogramms

Durch ein Balbutiogramm wird eine arbeits- und zeitökonomische Registrierung des Stotterns ermöglicht.

Im folgenden werden die Ergebnisse des Balbutiogramms anhand unseres Falls dargestellt; die fehlerhaft ausgesprochenen Silben wurden durch einen Strich markiert.

3.1.1.1.1 Reihensprechen

(1) Zahlen

zwölf, drei-zehn, vier-zehn, fünf-zehn, sech-zehn, sieb-zehn, acht-zehn, neun-zehn, zwan-zig, ein-und-zwan-zig, zwei-und-zwan-zig, drei-und-zwan-zig, vier-und-zwanzig, fünf-und-zwan-zig, sechs-und-zwan-zig, sie-ben-und-zwan-zig, acht-und-zwan-zig.

Ergebnis: 19 Fehler (= 38%)

(2) Monatsnamen

Ja-nu-ar, Fe-bru-ar, März, April, Mai, Ju-ni, Ju-li, Au-gust, Sep-tem-ber, Ok-to-ber, No-vem-ber, De-zem-ber.

Ergebnis: 10 Fehler (= 37%)

Wie sich aus den prozentualen Fehlerzahlen (38% und 37%) ablesen läßt, sind bei den beiden unterschiedlichen Proben gleichviel Fehler vorhanden. Mehr als jede dritte Silbe kann als fehlerhaft ausgesprochen angesehen werden.

3.1.1.1.2 Nachsprechen

Dem Patienten wurde die Fabel „Fuchs und Rabe" in einem Stück ohne Unterbrechung vorgelesen. Danach wurde sie wiederholt vorgetragen, diesmal jedoch Satz für Satz. Der Patient hatte die Aufgabe, jeden vorgelesenen Satz zu wiederholen.

(Fabel Fuchs und Rabe)
Ein Rabe saß auf einem Baum.
Er hatte einen gestohlenen Käse im Schnabel.
Da kam ein Fuchs und sagte zu dem Raben:
„Ei, du bist ein schöner Vogel!
Kannst du auch so schön singen?"
Da fühlte sich der Rabe geschmeichelt.
Er wollte seine Stimme hören lassen.
Er öffnete den Schnabel.
Da entfiel ihm der Käse.
Der Fuchs schnappte ihn auf.

Ergebnis: 21 Fehler (= 35%)

3.1.1.1.3 Lesen eines Standardtextes

Zur wiederholten Überprüfung des Lesens eignet sich ein Standardtext, der in immer gleicher Weise vorgegeben wird. Da es sich um einen durchschnittlich intelligenten Patienten handelte (IQ nach dem sprachfreien Intelligenztest FRT = 104), konnte ein Text zur Anwendung gelangen, der sich mit seiner Symptomatik befaßt. Wir wählten den Einleitungstext von *Tunner* (1973, S. 128) über Verhaltensmodifikation bei Sprechstörungen (121 Wörter):

„Das folgende Referat berichtet über Beobachtungen bei der Behandlung jener Sprechstörungen, die als Verzögerungen bei der Aussprache einzelner Buchstaben oder in der Wiederholung von Wort- und Satzeinheiten auftreten. Diese Erscheinungen sind gelegentlich begleitet von inadäquaten Zwischenlauten, störenden Bewegungen der Zunge, sekundenlang andauerndem Öffnen des Mundes, Zusammenpressen der Lippen und wiederholtem Aufeinanderschlagen der Zähne. Alle diese Merkmale, die meist unter dem Begriff „Stottern" zusammengefaßt werden, treten in mehr oder weniger starken Verkrampfungen der Atem-, Stimm- und Artikulationsmuskulatur auf. Störungen dieser Art lassen sich gut systematisch beobachten und in ihrer Abhängigkeit von Reizbedingungen untersuchen.

Es gibt viele Arbeiten, in denen die experimentelle Variierbarkeit der Störung nachgewiesen werden konnte; Untersuchungen jedoch, die über eine dauerhafte therapeutische Wirkung der im Experiment erreichten Veränderungen berichten, fehlen."

Ergebnis: 36 Fehler (= 30%); Zeit 1'22"

Es handelt sich hier um leichtes Stottern, setzt man diese Leistung in Beziehung zu den von *Tunner* (1973, S. 130) referierten Ausgangswerten, deren Fehlerprozent zwischen 55 und 64 schwankt.

3.1.1.1.4 Lesen mit Metronom

Nachdem dem Patienten mittels Tischmetronom demonstriert wurde, wie ein Text rhythmisch zu lesen ist (es wurde pro Metronomschlag eine Silbe gelesen), wurde er aufgefordert, denselben Text noch einmal zu lesen, und zwar diesmal nach dem Takt eines Metronoms, das auf 84 Schläge pro Minute eingestellt wurde.

Für den gleichen Text benötigte er diesmal wesentlich mehr Zeit, nämlich 3 Minuten, 43 Sekunden; er beging nur 4 Fehler (Fehlerprozent liegt bei 3,3).

3.1.1.1.5 Freies Sprechen

Im nächsten Untersuchungsgang wurde ihm das Märchen von Rotkäppchen zum freien Erzählen vorgeschlagen.

Wie die Auswertung des Tonbands ergab, benötigte er hierfür 2 Minuten, 28 Sekunden; die Fehlerzahl betrug 96; die Anzahl der Wörter war 248. Der prozentuale Fehleranteil lag bei 39%. Auch dieser Prozentsatz ist niedrig, verglichen mit den von *Tunner* (1973) mitgeteilten Daten; hier lag der Durchschnitt bei ca. 70%.

3.1.1.2 Motorische und physiologische Auffälligkeiten

3.1.1.2.1 Grundsymptomatik

Nun gilt es abzuklären, ob es sich um

> klonisches Stottern (kurz aufeinanderfolgende Wiederholungen einer Silbe, eines Wortes oder eines Lautes; z. B. „gu-gu-gu-ten Mor-Mor-Mor-Morgen"), tonisches Stottern (Blockierungen beim Sprechen, z. B. „gu–––ten––– Morgen") oder um kombiniertes Stottern (Kloni und Toni wechseln sich ab) handelt.

Wie sich aus der Exploration ergab, liegt bei unserem Patienten kombiniertes Stottern vor. Besonders viele Fehler traten bei den Buchstaben-Kombinationen st und zw auf. Aus dem Rechtschreib-Duden wurden 141 Worte mit st und 138 Worte mit zw am Anfang herausgesucht und in einer Leseliste zusammengestellt.

3.1.1.2.2 Begleitsymptomatik

Während des Sprechens zeigten sich deutliche Steigerungen in der Aktivation. So traten häufig Schweißausbrüche auf, wenn er sich z. B. beim Sprechen beobachtet fühlte.

Es kam auch zu Parakinesen, so fielen vor allen Dingen die Verkrampfungen der Halsmuskeln auf; der Patient berichtete auch von Verkrampfungen in den Beinmuskeln. Er vermied Blickkontakt, er schaute in eine andere Richtung.

3.1.2 Veränderlichkeit des Stotterns

Die Sprechstörung steht in enger Beziehung zu spezifischen sozialen Situationen, die sich nach dem Grad ihrer angstauslösenden Funktion und der verschiedenen Themen zusammenfassen lassen: Angst vor Vorgesetzten – Angst vor Gesprächen mit fremden Menschen – Angst vor plötzlichem Aufgerufenwerden, z. B. in einer Versammlung.

Kennzeichnend für alle Situationen ist die Anwesenheit vieler Menschen; soll der Patient unter solchen Bedingungen öffentlich sprechen, vermag er es nie in adäquater Weise. Angstreaktionen geringerer Intensität treten bereits auf, wenn der Patient o. g. Situationen geistig antizipiert.

3.1.3 Genese

Der Patient berichtet von einem Erlebnis, das zur Hypothesenbildung über die Entwicklung der Symptomatik dient. In der dritten Klassen (Volksschule) sollte er ein kurzes Gedicht, dessen Text er nur mangelhaft beherrschte, vor den Mitschülern vortragen. Dies war vom Lehrer als Bestrafung gedacht, da er den Patienten beim „Schwätzen" erwischt hatte. Dieser war so erschrocken, daß er bei etwas Verbotenem ertappt worden war; er schämte sich sehr darüber. Als er dann noch vor der Klasse den nicht gut gelernten Text vortragen sollte, verschlug es ihm im wahrsten Sinne des Wortes die Sprache. Er stand verlegen mit knallrotem Kopf vor der Klasse – und brachte kein vernünftiges Wort heraus. Die Mitschüler fingen bald an zu kichern, dann zu lachen, und der Lehrer schimpfte ihn aus. Der Patient wäre vor Scham am liebsten in den Boden versunken. Er stotterte unzusammenhängende Wortfetzen, was die Klasse zu weiteren Lachsalven animierte.

Seit diesem Erlebnis konnte er kein Gedicht mehr symptomfrei vor der Klasse aufsagen – stets fing er an zu stottern.

In der Schreibweise einer Verhaltensanalyse läßt sich die Genese des Stotterns in folgender Art darstellen:

UCS .... UCR
vor der Klasse sprechen Stottern

Verbalisiert bedeutet dies: Der unkonditionierte Reiz (UCS) „vor der Klasse sprechen" führt zur unkonditionierten Reaktion (UCR) „Stottern".

Da es sich hier um ein traumatisierendes Ereignis handelt, wurde aus dem unkonditionierten Reiz (UCS) ein konditionierter (CS) und aus der unkonditionierten Reaktion (UCR) eine konditionierte (CR). Immer wenn sich der Patient vor anderen Menschen äußern mußte, führte das bei ihm zur Sprechstörung. Schematisiert ergibt sich:

CS .... CR
vor anderen Menschen etwas sagen Stottern

Das Stottern wurde vom Lehrer bestraft und somit aversiv, so daß auch die das Stottern auslösenden Situationen zusätzlich aversiv wurden und damit Furcht vor aversivem Stottern und Bestrafung auslösten.

Im Verlauf der Symptomgenese kam es zu einer Reiz- und Reaktionsgeneralisierung, denn er mied Gespräche mit Vorgesetzten, dann mit Fremden allgemein und mit allen Autoritätspersonen. Wenn mehr als fünf Kollegen zusammensaßen, konnte er nicht mehr aktiv an einem Gespräch teilnehmen.

3.1.4 Bedingungsmodell

Folgendes spricht dafür, daß das Stottern respondent ist (d. h. daß das Verhalten von vorausgehenden Reizen abhängig ist):

(a) Das Stottern wird von heftigen physiologischen Reaktionen begleitet.

(b) Das Stottern tritt immer in den o. g. kritischen Situationen auf.

(c) Nachfolgende, verstärkende Reize sind nicht nachzuweisen.

Es läßt sich folgendes Bedingungsmodell aufstellen:

CS	CR
Aufenthalt in einer Versammlung, in der sich der Patient evtl. äußern soll.	Angst vor Stottern

Der konditionierte Reiz (CS) „Aufenthalt in einer Versammlung, in der ich vielleicht sprechen soll“, führt zu einer konditionierten Reaktion (CR), die „Angst“ heißt.

Um diese für den Patienten äußerst unangenehme Situation zu vermeiden, sucht er sich einen Eckplatz aus oder geht hinter einer Säule „in Deckung“.

CS_2	$CR_2 = S^D$	R_1	$\not{C}$-
Betreten eines Versammlungsraums	abgeschwächte Angstreaktion	Aufsuchen eines Eckplatzes o. ä.	relative Reduzierung der Angst vor Stottern

Durch das Aufsuchen eines Eckplatzes reduziert der Patient erste Ansätze von Angst, die schon beim Anblick von Versammlungen auftreten.

3.1.4.1 Selbstkontrolle

Der Patient versucht, nicht in das Blickfeld des Vorsitzenden einer Versammlung zu kommen, um nicht aufgerufen zu werden. Dadurch wird zwar die Angst vor dem Stottern reduziert, gleichzeitig aber auch der Verhaltensspielraum des Patienten eingeengt, da er sich fürchtet, öffentlich zu sprechen.

Schlußfolgerungen aus der Genese: Die Hinweise aus der Genese und deren funktionale Erklärung zeigen, daß die Angst als respondentes Verhalten anzusehen ist.

3.1.5 Veränderung der Symptomatik

Im Laufe des Lebens trat eher eine Verschlechterung denn eine Besserung der Symptomatik ein. Mit Verwandten und guten Freunden kann er sich ohne Stottern verständigen, mit Fremden nicht.

4 Durchführung der Therapie

Um die Therapie erfolgreich zu gestalten, kommen mehrere Verfahren in Kombination zur Anwendung, um Polyätiologie und Multisymptomatik dieser Sprechstörung gerecht zu werden.

Als *Therapieziel* sehen wir die Unterbrechung der CS-CR-Verbindung an (es soll die Beziehung zwischen konditioniertem Reiz und konditionierter Reaktion aufgehoben werden). Dabei wurden angestrebt: (1) Abbau der Erwartungsängste vor Sprechstörungen in sozial bedeutsamen Situationen. (2) Verbesserung der kommunikativen sozialen Fertigkeit des Patienten, um die Sicherheit im Umgang mit angstbesetzten Situationen zu erhöhen. (3) Unterstützung im Aufbau neuer sozialer Beziehungen, die über den familiären und engen Freundeskreis hinausreichen.

Begründung: ad (1) Schon Erwartungsängste begünstigen das Auftreten des Stotterns. ad (2) Durch soziale Isolierung wird das Symptom verstärkt. ad (3) Durch soziale Isolierung (Vermeidungsverhalten) wird Stottern verstärkt.

4.1 Reihenfolge

Zuerst wurde der Patient in die Wirksamkeit eines Entspannungsverfahrens eingeführt (autogenes Training), damit er lernen konnte, sich ruhig zu stellen, was für ihn für alle soziale Situationen wichtig war, da er starke Erwartungsängste entwickelte.

Mittels systematischer Desensibilisierung wurde eine Reduzierung der Erwartungsangst anhand einer paradigmatischen Situation durchgeführt.

Zusätzlich wurde er ermuntert, an Versammlungen und anderen Veranstaltungen seines Heimat-Sportvereins teilzunehmen.

4.2 Kontrolle des Therapieverlaufs

Zur Kontrolle des Therapieverlaufs hielten wir uns an den Ablauf „Messen – Behandlung – Messen", entsprechend der Zwei-Punkte-Erfolgsmessung.

4.2.1 Psychodiagnostische Testverfahren

Veränderungen im Sozialbereich sollten mit den Persönlichkeitsfragebogen MPI und FPI erfaßt werden, durch die zudem eine evtl. Zunahme an Selbstsicherheit festgestellt werden kann. Durch einen sprachfreien Intelligenztest (FRT) wurde die geistige Leistungsfähigkeit ermittelt.

4.2.1.1 Intelligenztest

Im FRT erzielte der Patient eine Leistung, die einem Intelligenzquotienten von 104 Punkten entspricht. Es darf also von einer durchschnittlich zu nennenden intellektuellen Leistungsfähigkeit ausgegangen werden.

4.2.1.2 Persönlichkeitsfragebogen MPI

Bei dem Patienten liegt eine deutlich erhöhte neurotische Tendenz vor; er neigt viel leichter als andere Menschen dazu, unter psychischen Belastungen neurotisch zu reagieren.

Der Extraversionswert ist niedrig.

4.2.1.3 Freiburger Persönlichkeitsinventar (FPI)

Der Patient schätzte sich als psychosomatisch erheblich gestört, als ungesellig und zurückhaltend, als gehemmt und gespannt ein. Er stellt sich ferner als verschlossen und unkritisch dar, und er empfindet sich als deutlich introvertiert und wenig durchsetzungsfähig.

4.3 Verlauf der Therapie

Es wurde mit dem Patienten vereinbart, eine Sitzung pro Woche durchzuführen.

Es wurde ihm erklärt, daß man sich Sprechverhalten als Kette von Reaktionen vorstellen kann, deren einzelne Glieder Auslösefunktion für stotterndes Sprechverhalten haben können. Die Beobachtung legt nahe, daß diese Auslösefunktion zunächst bei einem bestimmten Grad der Angst einsetzt, die ihrerseits von auslösenden Reizen in sozialen Situationen hervorgerufen wird.

4.3.1 Autogenes Training

In den ersten sechs Sitzungen wurde mit dem Patienten autogenes Training eingeübt. Zwischen den Sitzungen sollte er die Übungen täglich mindestens einmal durchführen.

4.3.2 Abbau sozialer Schwierigkeiten

Da er erhebliche Schwierigkeiten hatte, sich in sozialen Situationen adäquat zu verhalten, wurden verschiedene Maßnahmen angewandt, um diesen Problemkreis zu verändern.

4.3.3 Systematisches Desensibilisieren

Da er Angst vor Sprechen bzw. vor Sprechsituationen hatte, wurde mittels systematischer Desensibilisierung eine Reduktion der Angsterregungen angestrebt.

(1) Er hatte Angst vor Vorgesetzten, (2) vor Gesprächen mit fremden Personen, (3) vor plötzlichem Aufgerufenwerden.

Die angstauslösenden Reize (Vorgesetzte, fremde Menschen usf.) sind unabhängig von der Angst vor dem Sprechen zu Auslösern für Angstreaktionen geworden. Sie sind gesondert durch systematische Desensibilisierung anzugehen.

Der Patient wurde gebeten, eine Situation zu schildern, in der er Angst erlebte, und zwar eine Situation, die sich vor kurzem ereignete.

Der Patient wählte dazu die Situation, in der er sich befand, als er um einen Sprechstundentermin in der Klinik nachsuchte:

„Schon einige Tage vor dem Gespräch mit dem Oberarzt Ihrer Klinik hatte ich ein inneres Unruhegefühl. Ich bemühte mich dennoch, ruhig zu bleiben. Trotzdem merkte ich, daß ich sehr nervös war. Diese Unruhe steigerte sich noch am Morgen des Besuchstags. Als ich mich im Vorzimmer meldete, war die innerliche Unruhe so groß, daß ich Sprachschwierigkeiten in großem Maße hatte. Während ich dann mit dem Oberarzt sprach, gingen Sprachschwierigkeiten und innerliche Unruhe merklich zurück.

Wie in diesem Fall geschildert, setzen die Unruhegefühle und Sprachschwierigkeiten meist dann ein, wenn eine Unterredung oder Zusammenkunft mit nicht bekannten Personen bevorsteht oder zustande kommt."

Gemeinsam wurde mit dem Patienten eine Auflistung der beschriebenen Situation vorgenommen; der Aufsatz wurde in einzelne kleine Sätze, sogenannte Items, zerlegt, wobei von der ersten Person in die zweite gewechselt wurde:

(1) Schon einige Tage vor dem Gespräch mit dem Oberarzt hatten Sie ein inneres Unruhegefühl.
(2) Dennoch bemühten Sie sich, ruhig zu bleiben.
(3) Trotzdem waren Sie innerlich sehr nervös.
(4) Diese Unruhe steigerte sich noch am Morgen dieses bewußten Tages.
(5) Auch während der Fahrt zur Klinik waren Sie nervös.
(6) Als Sie sich im Vorzimmer meldeten, war Ihre innere Unruhe sehr groß.
(7) Sie hatten erhebliche Sprechschwierigkeiten, als Sie sich bei der Sekretärin meldeten.
(8) Während des Gesprächs ging die Unruhe zurück.
(9) Auch Ihre Sprechschwierigkeiten wurden geringer.

Die systematische Desensibilisierung sei anhand der ersten Items paradigmatisch dargestellt.

Nachdem der Patient Zeichen tiefer Entspannung gezeigt hatte, konnte mit systematischem Desensibilisieren begonnen werden:

„Sie sind jetzt tief und fest entspannt; Sie sind ganz ruhig, ganz ruhig ... (Pause) ... In diesem Zustand tiefer Ruhe können Sie sich ganz ruhig und ohne ein Zeichen von Unruhe vorstellen, daß Sie schon einige Tage vor dem Gespräch mit dem Oberarzt ein inneres Unruhegefühl hatten... Sie können sich ganz ruhig vorstellen, daß Sie schon einige Tage vor dem Gespräch mit dem Oberarzt ein inneres Unruhegefühl hatten... Es bereitet Ihnen keinerlei Schwierigkeiten, sich ganz ruhig und entspannt vorzustellen, daß Sie schon einige Tage vor dem Gespräch mit dem Oberarzt ein inneres Unruhegefühl hatten... (nach ca. 5 Sekunden): Nun schieben Sie das Bild beiseite, schalten Sie davon ab, konzentrieren Sie sich wieder ganz intensiv auf die Entspannung... Sie konzentrieren sich wieder ganz intensiv auf die Entspannung... Sie fühlen, wie Sie sich entspannen, daß Sie ganz ruhig sind, ganz ruhig ..." Dieser Vorgang wurde dreimal wiederholt, bis zum nächsten Item übergegangen wurde. „Sie sind wieder tief und fest entspannt, und Sie können sich noch einmal ganz ruhig und ohne ein Zeichen von Angst oder Unruhe vorstellen, daß Sie schon einige Tage vor dem Gespräch mit dem Oberarzt ein inneres Unruhegefühl hatten. Das konnten Sie sich soeben schon angstfrei vorstellen, genauso gelingt es Ihnen auch jetzt... Sie können sich jetzt völlig ohne Angst oder Unruhe vorstellen, wie die Situation weitergeht, daß Sie dennoch bemüht waren, ruhig zu bleiben. Sie können sich ganz ruhig vorstellen, daß Sie dennoch bemüht waren, ruhig zu bleiben... Ganz ruhig können Sie sich vorstellen, daß Sie sich bemühten, ruhig zu bleiben... Es beunruhigt Sie in keiner Weise, wenn Sie sich vorstellen, daß Sie sich bemühten, ruhig zu bleiben... Sie können sich das ganz normal und ohne ein Zeichen von Angst oder Unruhe vorstellen... Nun schalten Sie bitte ab von diesem Bild, schieben Sie das Bild beiseite, schalten Sie um auf die Entspannungsübung... Sie entspannen sich wieder... Sie spüren die tiefe Entspannung, die tiefe Ruhe..." Auch dieses Item wurde in gleicher Weise dreimal wiederholt. Als nächstes folgte Item Nr. 3 („Trotzdem waren Sie innerlich sehr nervös.")

Nachdem sich der Patient wieder tief entspannt hatte, wurde die Stunde beendet.

In der nächsten Sitzung wurde der Patient anfangs wieder entspannt; die erste Stunde wurde komprimiert wiederholt:

„Sie sind wieder tief entspannt und ganz ruhig. Sie sind frei von Verkrampfungen und Verspannungen; alles an Ihnen ist ruhig, gelöst, gelockert... Sie sind tief entspannt... In diesem Zustand tiefer Entspannung können Sie sich wiederum, wie auch schon beim vorigen Mal, ohne irgendwelche Zeichen von Angst oder Unruhe vorstellen, daß Sie schon einige Tage vor dem Gespräch mit dem Oberarzt ein inneres Unruhegefühl hatten, und daß Sie dennoch bemüht waren, ruhig zu bleiben... Das können Sie sich auch heute wieder völlig ruhig, ganz normal und ohne irgendein Zeichen von Unruhe vorstellen... Sie können sich auch ganz ruhig vorstellen, wie die Situation weiterging. Sie stellen sich vor, daß Sie damals trotzdem innerlich sehr nervös waren... Sie stellen sich ganz ruhig und entspannt vor, daß Sie trotzdem innerlich sehr nervös waren... Es bereitet Ihnen keinerlei Unruhe oder Angst, wenn Sie sich vorstellen, daß Sie trotzdem innerlich sehr nervös waren. ... Nun schieben Sie dieses Bild beiseite, schieben Sie diese Vorstellung beiseite und konzentrieren Sie sich wieder auf die Entspannung..." Dieser Vorgang wurde in gleicher Weise noch zweimal wiederholt. Dann wurde die Sitzung beendet. Beim nächsten Mal wurden die bisher desensibilisierten Situationen, also die Items Nr. 1 bis 4, gerafft wiederholt. Sodann kamen die nächsten beiden Items an die Reihe.

In jeder Sitzung wurde durchschnittlich mit zwei Items gearbeitet. Nach fünf Sitzungen war die systematische Desensibilisierung dieser Situation abgeschlossen, da der Patient sagte, er könne sich die Situation angstfrei und ohne innere Unruhe vergegenwärtigen. Die Vorstellung rufe in ihm keinerlei Angstgefühle hervor.

4.3.4 Metrisches Sprechen

In einem nächsten Schritt erschien es angebracht, mit dem Patienten verändertes Sprechverhalten einzuüben.

Das Sprechtempo, das beim Stottern in aller Regel zu hoch ist, wurde reduziert.
Als Sprechhilfe wurde das Taktgeben eines Tischmetronoms gewählt; damit wurde symptomfreies Sprechverhalten geübt.

Bevor das Metronom-Lesen begann, wurde dem Patienten ein Text von 121 Worten (aus *Tunner,* 1973, S. 128, 1. Absatz) zum Lesen vorgelegt. Er benötigte hierfür 1 Minute, 22 Sekunden; die Anzahl der Fehler betrug 36 (= 30%), (s. o.).

Es wurde demonstriert, wie mittels Metronom (84 Schläge/Minute) ein Text rhythmisch zu lesen ist. Pro Schlag war eine Silbe laut zu sprechen.

Nachdem der Patient in der Lage war, gemäß den Metronomschlägen rhythmisch zu lesen, wurde ihm derselbe Text noch einmal vorgegeben. Jetzt benötigte er 3 Minuten, 43 Sekunden und beging nur 4 Fehler. Über dieses beinahe fehlerfreie Lesen war er so überrascht, daß er fast an ein Wunder glaubte.

Dem Patienten wurde aufgetragen, zu Hause täglich laut mit dem Metronom (vorläufig mit einer Frequenz von 84 Schlägen) 30 Minuten lang zu üben, und zwar Texte aus der Tageszeitung. Schon bald konnte die Metronomzahl erhöht werden, da er ab dritter Sitzung fehlerfrei rhythmisch lesen konnte. Nach zehn Sitzungen wurde das Metronom auf 116 Schläge eingestellt; diese Geschwindigkeit empfand er als angenehm.

Nach weiteren drei Wochen wurde er angehalten, ohne Metronom, aber nach eigenem Takt, den er mit dem Zeigefinger auf den Tisch schlagen sollte, zu lesen. Dies beherrschte er nach zwei Sitzungen fehlerfrei. Dann wurde auch dieser Taktgeber „ausgeblendet". Der Patient las nun ganz normal, ohne jegliches Hilfsmittel.

Daneben wurde freies Sprechen geübt. Während anfänglich der prozentuale Fehleranteil bei 39 lag, ging er rasch zurück und näherte sich Null.

Die einzelnen Erfolge wurden durch den Therapeuten verbal verstärkt („Das haben Sie aber schon schön gelesen", „Sie machen ja kaum noch Fehler", „Ihre Aussprache wird immer besser" u. ä.). Zudem wurde die Zeit des täglichen häuslichen Übens als weitere Verstärkung systematisch von 30 auf 15 Minuten reduziert.

Als neue Hausaufgabe kam lautes Lesen der Liste mit den Anfangsbuchstaben st und zw hinzu.

4.3.5 Soziale Aktivitäten

Neben reinem Sprechtraining wurde der Patient dazu angehalten, bewußt und gezielt an außerhäuslichen sozialen Aktivitäten teilzunehmen.

Als erstes Übungsziel bot sich der örtliche Sportverein an, dem er als Mitglied angehörte.

4.3.5.1 Selbstbehauptungstraining und Rollenspiel

Der Patient litt in starkem Maße darunter, daß er in Diskussionen nicht wagte, eine eigene Meinung zu äußern, da er sich vor dem Stottern fürchtete.

Um diese Minderwertigkeitsgefühle und Befürchtungen abzubauen, wurden Übungen zu selbstsicherem Verhalten und Rollenspiel durchgeführt. Wir orientierten uns hierbei an den Vorschlägen von *Ullrich* und *Ullrich* (1976).

Der erste Teil der Übung bezog sich darauf, mit Unbekannten flüchtige Kontakte herzustellen. Er sollte sich in die Stadt begeben und nach einer Straße erkundigen, von der er wußte, daß sie in unmittelbarer Nähe war.

Diese Übung wurde zuerst im Rollenspiel zwischen Therapeut und Patient durchgeführt.

Dem Patienten wurde gesagt: „Stellen Sie sich bitte vor, Sie stehen auf dem Bahnhofsvorplatz, und Sie sprechen einen Passanten an, um ihn nach der Kaiserstraße (eine in der Nähe befindliche große Durchgangsstraße) zu fragen. Sie können beispielsweise sagen: ‚Guten Tag, ich suche die Kaiserstraße.‘ Oder: ‚Bitte, könnten Sie mir sagen, wo die Kaiserstraße ist?‘

Er wurde darauf hingewiesen, daß er laut und deutlich sprechen und überflüssige Entschuldigungen (wie z. B. „Entschuldigen Sie bitte vielmals . . .“, oder „Ich bin hier fremd. . .“) zu vermeiden habe. Der Tonfall sollte freundlich sein.

Zuerst wurde vom Therapeuten die Rolle des Fragenden übernommen, um dem Patienten nicht nur verbales, sondern auch mimisches und gestisches „Vor“-bild zu sein. Der Patient sollte die entsprechende Antwort geben. Nach drei- bis viermaligem Üben beider Satzvarianten wurden die Rollen getauscht, d. h. der Patient stellte jetzt die Frage: „Guten Tag, ich suche die Kaiserstraße.“

Die zweite Übung bestand darin, daß der Patient sich (vom Bahnhofsvorplatz aus) danach erkundigen sollte, wie er zum Dom gelangen könne.

Er zog die Formulierung „Guten Tag, wie komme ich am besten zum Dom?“ vor. Nachdem er die Antwort erhalten hatte, sollte er sich durch Rückfragen vergewissern, daß er auch die Beschreibung des Passanten verstanden hatte. Falls er keine ausreichende Antwort erhielt, sollte er einen anderen Fußgänger ansprechen.

Auch dies wurde zuerst im wechselnden Rollenspiel geübt.

Es wurde wieder das „Prinzip der kleinen Schritte“ angewandt, d. h. es wurden nur zwei Aufgaben vorgegeben, die der Patient lösen sollte. Jede Frage war dreimal an verschiedene Passanten zu richten, damit er anhand einfacher Übungen neues Sozialverhalten trainieren konnte.

Das in der therapeutischen Sitzung Erlernte sollte in Form von „Hausaufgaben“ bis zur nächsten Sitzung geübt werden. Dazu wurde dem Patienten die Übung auf ein DIN A 4-Blatt geschrieben; das Ganze war in Form einer Kontrollseite angelegt, ähnlich wie von *Ullrich* und *Ullrich* (1976) empfohlen.

Wie er in der folgenden Sitzung berichtete, löste er beide Aufgaben in erwünschter Weise.

Er sagte, daß es ihn anfänglich große Überwindung gekostet habe, fremde Menschen anzusprechen. Nachdem er erlebt hatte, daß er die gewünschte Auskunft erhielt, fühlte er sich bestärkt und übte weiter.

Sodann wurden zwei neue Situationen geprobt.

Der Patient sollte sich jetzt vorstellen, daß mehrere Passanten, die ein Gespräch miteinander führen, auf ihn zukommen. Er sollte auf die Entgegenkommenden zugehen und sich bemühen, nicht auszuweichen. Kurz vor dem Zusammentreffen sollte er den Gegenüberstehenden ansehen.

Diese Übung habe er besser als die vorausgehenden erfüllen können, da er sich schon sicherer fühlte, als er Passanten ansprach.

Die nächste Aufgabe stand mit vorausgehender in innerer Verbindung. Der Patient sollte diesmal ohne Eile spazieren und sich wiederum bemühen, entgegenkommenden Passanten nicht auszuweichen. Er sollte sein Gegenüber ansehen und freundlich lächeln, und ihm mit gerader Haltung offen ins Gesicht sehen.

Ihm wurde erklärt, daß beide Partner gleiche Veranlassung hätten, auszuweichen. Warum sollte er derjenige sein, der aus dem Wege geht?

Diese Übungen wurden unter Bezug auf weitere Themenkreise ausgeweitet (z. B. Verhalten in Verkehrsmitteln, in Geschäften, in Gaststätten und Cafes, bei öffentlichen Veranstaltungen usw.); sie wurden zu dem Zeitpunkt begonnen, als der Patient in der Lage war, einigermaßen symptomfrei zu sprechen.

Das Selbstbehauptungstraining wurde während 22 Sitzungen durchgeführt.

4.3.5.2 Außerhäusliche soziale Aktivitäten

Da der Patient kaum aus dem Hause gegangen war, wurde ihm nahegelegt, außerhäusliche soziale Aktivitäten anzukurbeln. Dabei sollte er sich jedesmal den Satz vergegenwärtigen: „Ich werde langsam sprechen . . .!"

Er wurde aufgefordert, an den Versammlungen seines Sportvereins regelmäßig teilzunehmen, wobei er nach und nach dazu übergehen sollte, sich zu Wort zu melden.

Die Mitwirkung der Ehefrau, gerade in Bezug auf soziales Verhalten des Patienten, stellte eine große Hilfe dar, durch die es möglich wurde, die soziale Isolation rasch zu durchbrechen.

4.4 Veränderung der Symptomatik im Verlauf der Therapie

Nach sechs Entspannungsübungen sagte der Patient, er könne sich innerhalb weniger Minuten in einen entspannten Zustand bringen, der ihn in die Lage versetze, unangenehmen Begegnungen ruhiger entgegenzusehen als früher.

Am Ende jeder Desensibilisierungs-Übung berichtete er davon, daß er sich die einzelnen Items ohne Schwierigkeiten und ohne Angst vorstellen könne. Nach fünf Sitzungen war er so weit, daß die gesamte Situation ruhig vor seinem geistigen Auge ablaufen konnte. Er wurde daraufhin in die reale Situation gebracht: Er mußte sich allein beim Oberarzt vorstellen. Er bewältigte die Situation ganz normal. Das Sprechen verlief fast symptomfrei.

Er wurde während des regelmäßig in der Psychiatrischen Klinik Mainz stattfindenden Kasuistik-Seminars vorgestellt. Er konnte hier trotz der etwa 20 anwesenden Kollegen frei und ungezwungen reden, und er beantwortete alle an ihn gerichteten Fragen. Diese Vorstellung war nicht im Rollenspiel geübt worden, und dennoch verlief sie für ihn ohne Unruhe und Aufregung.

4.5 Veränderungen des Verhaltens sozialer Partner im Verlauf der Therapie

Die Ehefrau war erfreut und dankbar, daß ihr Mann bereit war, sich aus der sozialen Isolation herauszubegeben und soziale Kontakte aufzubauen bzw. bestehende zu vertiefen. Seine Arbeitskollegen luden ihn zu Festen und sonstigen Feiern ein. Im Sportverein wurde er zum Kassierer gewählt; er mußte von Haus zu Haus gehen und die monatlichen Beiträge einziehen. Dies war ganz im Sinne der Therapie, da er dadurch gezwungen war, auch mit Menschen zu sprechen, zu denen er bisher kaum Kontakt unterhielt.

4.6 Erfolgskontrollen

Abschluß der Therapie:

Es fanden insgesamt 32 Sitzungen statt.

Die Therapie wurde in Übereinstimmung mit dem Patienten beendet, da er sich in der Lage fühlte, an Versammlungen teilzunehmen, vor fremden Menschen zu sprechen und keine Angst mehr vor Begegnungen mit Vorgesetzten, Autoritätspersonen und Fremden zu haben.

Er empfand auch als positiv, daß er ohne Hemmungen und Stockungen telefonieren konnte.

In den wiederholt durchgeführten Testverfahren MPI und FPI zeigten sich deutliche Veränderungen in Richtung auf unauffällige Testwerte. Der Neurotizismuswert ging von 39 auf 18 Punkte zurück, der Extraversionswert stieg von 12 auf 26 Punkte.

Die Veränderungen im Freiburger Persönlichkeits-Inventar (FPI) zeigen, daß der Patient ruhiger, geselliger, kontaktfähiger wurde. Sein geringes Durchsetzungsvermögen wurde durch ein in dieser Beziehung normales Verhalten ersetzt. Besonders auffällig war, daß er seine Gehemmtheit in so starkem Maße ablegen konnte, und sich in der Lage sah, soziale Kontakte herzustellen.

4.7 Betreuung nach Therapieende

Nach Abschluß der Therapie wurde der Patient aufgefordert, sich in vierteljährlichen Abständen beim Therapeuten einzufinden, um eine Kontrolle des weiteren Verlaufs zu bekommen und um evtl. Schwierigkeiten zu besprechen.

Er stellte sich regelmäßig vor, wobei jedesmal weitere Fortschritte hinsichtlich Selbstsicherheit und flüssigen Sprechens festgestellt werden konnten.

Literatur

Bensinger, S.: Stotterer-Witze zum Lachen oder zum Weinen. Sprachheilarbeit 12 (1967) 19–20

Bernstein, D. A. und *Borkovec, T. D.:* Entspannungs-Training. Handbuch der progressiven Muskelentspannung. Reihe Leben lernen, Bd. 16, 2. Auflage. Pfeiffer, München 1978

Böhme, G.: Stimm-, Sprech- und Sprachstörungen. Gustav Fischer, Stuttgart 1974

Böhme, G.: Das Stotter-Syndrom. Ätiologie, Diagnostik und Therapie. Huber, Bern 1977

Brankel, O.: Versuch einer pathophysiologischen Gesamtschau des Stotterns. Folia phoniatrica 7 (1955) 153–171

Brankel, O.: Sinn und Grenzen des Autogenen Trainings im Rahmen der Stottererbehandlung. Folia phoniatrica 10 (1958) 112–119

Brooks, C. V. W.: Sensory awareness: The rediscovery of experiencing. Viking Press, New York 1974

Dostálová, N.: Elemente des Autogenen Trainings in der Komplextherapie des Stotterns. Folia phoniatrica 26 (1974) 181–182

Dunlap, K.: The technique of negative practice. American journal of psychology 55 (1942) 270–273

Fernau-Horn, H.: Die Sprechneurosen. 3. Auflage. Hippokrates, Stuttgart 1977

Fiedler, P. A. und *Standop, R.:* Stottern. Wege zu einer integrativen Theorie und Behandlung. Fortschritte der Klinischen Psychologie, Band 15. Urban & Schwarzenberg, München 1978

Florin, I.: Die Praxis der Systematischen Desensibilisierung. In: *Florin, I.* und *Tunner, W.* (Hrsg.): Therapie der Angst, S. 241–267. Urban & Schwarzenberg, München 1975
Frankl, V.: Theorie und Therapie der Neurosen. Urban & Schwarzenberg, Wien 1956
Goldfried, M. R. und *Trier, Ch. S.*: Die Entspannung als aktive Maßnahme zur Angstbewältigung. In: *Florin, I.* und *Tunner, W.* (Hrsg.): Therapie der Angst, S. 206–220. Urban & Schwarzenberg 1975
Haring, C.: Lehrbuch des Autogenen Trainings. Enke, Stuttgart 1979
Jacobson, E.: Progressive Relaxation. University of Chicago Press. Chicago 1938
Krech, H.: Das Entspannungstraining (ET). In: *Jakobi, H.* (Hrsg.): Phoniatrie, S. 148–153. Bart, Leipzig 1963
Kussmaul, A.: Die Störungen der Sprache (1. Auflage 1877) 4. Auflage. Vogel, Leipzig 1919
Lüking, P.: Die Symptome des Stotterns und ihre Registrierung. Sprachheilarbeit 2 (1957) 1–12.
Schilling, A.: Neue Erfahrungen zur Stottertherapie unter besonderer Berücksichtigung des „Autogenen Trainings". Kongreßbericht Gemeinsch. Tagung für allgemeine und angewandte Phonetik. Hamburg 1960, zit. nach *Fernau-Horn* (1977)
Schultz, J. H.: Übungsheft für das Autogene Training. 6. Auflage. Thieme, Stuttgart 1952
Schultz, J. H.: Das Autogene Training. 14. Auflage. Thieme, Stuttgart 1973
Schultz, J. H. und *Luthe, W.*: Autogenic training. Grune and Stratton, New York 1959
Tunner, W.: Verhaltensmodifikation bei Sprechstörungen. In: *Brengelmann, J. C.* und *Tunner, W.* (Hrsg.): Behaviour Therapy – Verhaltenstherapie. Praktische und theoretische Aspekte, S. 128–134. Urban & Schwarzenberg, München 1973
Ullrich, R. und *Ullrich, R.*: Das Assertiveness-Training-Programm ATP: Einübung von Selbstvertrauen und sozialer Kompetenz. Teil I bis III. Reihe Leben lernen, Bd. 22. Pfeiffer, München 1976
Wendlandt, W.: Resozialisierung erwachsener Stotternder. Ein lernpsychologischer und verhaltenstherapeutischer Beitrag zur Behandlung des Stotterns. 2. Auflage. Marhold, Berlin 1975

III Weibliche Sexualstörungen (Orgasmusstörungen, Vaginismus, Dyspareunie) (3. Fall)

Geklagte Hauptbeschwerden: Schwierigkeiten in den sexuellen Beziehungen mit dem Ehemann.

Weitere Störungen: Störungen in den zwischenmenschlichen Beziehungen der Eheleute (Partnerproblematik).

Dauer der Störungen: Ca. 3 Jahre.

Diagnose: Orgasmusstörung (ICD 302.9); Vaginismus (ICD 302.9); Dyspareunie (ICD 302.7); Soziale Interaktionsstörung (ICD 300.9); Selbstunsicherheit (ICD 301.6).

Therapieziel: Sexuelle Genußfähigkeit der Eheleute; Selbstsicherheit der Ehefrau; Verbesserung der Partnerbeziehungen.

Therapieformen: Progressive Muskelentspannung (nach *Jacobson*), systematisches Desensibilisieren, In-vivo-Desensibilisieren.

Therapiedauer: 26 Wochen (eine Sitzung pro Woche).

Inzwischen wagen immer mehr Menschen den Weg zum Therapeuten, wenn Störungen im Sexualbereich auftreten. Wie sich der Bedarfsanalyse bezüglich ärztlich-psychotherapeutischer Versorgung von Patienten mit sexuellen Störungen (*Schorsch* et al., 1977) entnehmen läßt, bestand bei über 90% eine sexuelle Funktionsstörung.

Anhand einer ausführlichen Falldarstellung sollen die am häufigsten geklagten funktionellen Sexualstörungen weiblicher Patienten besprochen werden. Es handelt sich um (1) Orgasmusstörungen – (2) Vaginismus – (3) Dyspareunie.

Es werden verschiedene diagnostische Wege aufgezeigt und mehrere therapeutische Möglichkeiten demonstriert.

1 Einleitung

Unter funktionellen Sexualstörungen verstehen wir mit *Kockott* (1977) die Unfähigkeit, zu einem für beide Partner befriedigenden Sexualleben zu gelangen, und zwar aufgrund ungenügender physiologischer und psychischer Reaktion auf sexuell übliche Reize.

Das Hamburger Institut für Sexualforschung (Poliklinik) wurde im Jahre 1973 von 152 Frauen aufgesucht, bei denen die sexuellen Funktionsstörungen 68,3% ausmachten (*Schoof,* 1975). Von den in den Jahren 1975 bis 1977 unter sexuellen Funktionsstörungen leidenden Frauen (N = 353) „klagten 12% über Vaginismus, fast neun Zehntel hatten Orgasmus- und/oder Erregungsstörungen" (*Arentewicz* und *Schmidt,* 1980, S. 23).

Schnabl (1975) berichtet, daß in der DDR 45% der koitusaktiven Frauen als anorgastisch zu bezeichnen sind.

Orgasmusstörungen lassen sich nach *Masters* und *Johnson* (1973) in eine primäre und in eine situative Form unterteilen. Bei primärer Orgasmusstörung konnte die Frau bei keiner Art physischer Stimulation jemals zum Orgasmus gelangen. Situative Anorgasmie ist dann anzunehmen, wenn die Frau mindestens einmal orgastisch reagierte.

Bei Vaginismus handelt es sich um eine psychisch bedingte schmerzhafte Verkrampfung der Muskeln im unteren Teil der Vagina und im Dammbereich; häufig in Zusammenhang mit Geschlechtsverkehr. Hinzu kommt meist noch ein Zusammenpressen der Oberschenkel, so daß ein Koitus unmöglich wird.

Unter Dyspareunie versteht man schwierig durchzuführenden oder schmerzhaften Koitus. Berichtet ein weiblicher Patient von derartigen Beschwerden, gilt es abzuklären, ob die am Introitus vaginae oder im hinteren Scheidengewölbe empfundenen Schmerzen somatischen oder psychischen Ursprungs sind. Eine eingehende gynäkologische Untersuchung ist deshalb immer angezeigt.

1.1 Wichtige Voraussetzungen für eine Sexualtherapie

Trotz sexueller Aufklärung scheuen sich viele Patienten, über sexuelle Probleme zu sprechen.

Für eine erfolgreiche Therapie sind gute Exploration und Anamneseerhebung sehr wichtig. Dabei muß der Patient dazu gebracht werden, sich frei und ungezwungen zu äußern. Es empfiehlt sich, folgende sechs Grundbedingungen (nach *Kockott,* 1977) einzuhalten:

(1) Der Patient muß mit dem Therapeuten allein sprechen können.

(2) Der Therapeut muß zu erkennen geben, daß er frei von Vorurteilen ist, damit der Patient unbelastet über seine sexuellen Werte, Vorstellungen und Praktiken sprechen kann.

(3) Der Patient muß spüren, daß der Therapeut sich selbst frei äußern kann und nicht „drumherum redet".

(4) Der Patient muß sich vom Therapeuten angenommen fühlen.

(5) Der Patient muß sich in seiner ihm eigenen Sprache äußern können; der Therapeut andererseits sollte Fachausdrücke nach Möglichkeit vermeiden und allgemein gebräuchliche Termini verwenden.

(6) Für das erste Gespräch sollte sich der Therapeut genügend Zeit reservieren.

Sexuelle Störungen betreffen in aller Regel nicht nur einen Menschen, sondern auch einen zweiten, nämlich den Partner. Aus diesem Grunde ist es wichtig, auch den „nicht auffälligen" Teil in die Therapie mit einzubeziehen. Therapie sexueller Funktionsstörungen muß immer Partnertherapie sein, da beide von der Störung betroffen sind und Sexualität eine Form sozialer Interaktion darstellt.

1.2 Allgemeines therapeutisches Vorgehen

Voraussetzung jeder Verhaltenstherapie ist eine ausführliche Analyse des gestörten Verhaltens, um Hypothesen für das therapeutische Vorgehen bilden zu können.

In der sexuellen Anamnese müssen Details über bisheriges Sexualverhalten erhoben werden, ferner Einstellung der Familie zur Sexualität, Ausmaß der Zuneigung der einzelnen Familienmitglieder untereinander, persönliche Einstellung zur Sexualität und ihre Bedeutung im Leben des Patienten, das persönliche Verhältnis zum Sexualpartner.

Es muß ausgeschlossen sein, daß eine somatische Erkrankung Ursache der Funktionsstörung ist.

Bevor ein Paar in eine Therapie sexueller Funktionsstörungen aufgenommen wird, sollten folgende Kriterien berücksichtigt werden (in Anlehnung an einen Vorschlag des Hamburger Institus für Sexualforschung):

(1) Antikonzeption muß zufriedenstellend geregelt sein.

(2) Das Paar muß bereit sein, einmal pro Woche zu einer etwa einstündigen Therapiesitzung zu kommen.

(3) Das Paar muß Zeit und Gelegenheit haben, um sich zweimal zwischen den Therapiesitzungen zu Hause in Ruhe miteinander beschäftigen zu können.

(4) Eine intakte und befriedigende emotionale Beziehung (im nichtsexuellen Bereich) ist unabdingbar.

Weiter bietet sich die Möglichkeit, durch psychologische Testverfahren zusätzliche Informationen zu erhalten.

Erscheint das Paar für eine Sexualtherapie geeignet, erfolgt die sich in drei Abschnitte gliedernde Therapie: A. Sensate focus – B. Manuelle Teasing-Technik – C. Koitale Teasing-Technik.

2 Problematik

Das Ehepaar wurde von der Poliklinik der Psychiatrischen Klinik angemeldet, da der dortige Arzt davon ausging, daß eine Beseitigung der Störungen am besten durch Verhaltenstherapie zu erreichen sei.

2.1 Verhaltensanalyse und Entwicklung des Therapieplans Klärung der Symptomatologie

Es handelt sich um ein junges Ehepaar, sie 24, er 25 Jahre, seit 4 Jahren verheiratet, keine Kinder. Sie ist berufstätig (Bankkaufmann), er Student. Sie kommen wegen einer Sexualstörung der Ehefrau in die Sprechstunde.

2.1.1 Angaben der Ehefrau (Einzelgespräch)

Sie klagt über starke Schmerzen beim Versuch, Geschlechtsverkehr durchzuführen. Sie berichtet von völligem Libidoverlust; ferner, daß sie bisher noch keinen Orgasmus erlebte. Eine gynäkologische Untersuchung brachte keinen Anhalt für eine somatische Störung. Seit 2 1/2 Jahren wurde kein Versuch mehr unternommen, Geschlechtsverkehr durchzuführen. Anfänglich hatte sie Angst vor einem Koitus, da sie fürchtete, schwanger zu werden; aus religiösen Gründen lehnte sie damals Antikonzeptiva ab. Heute steht sie dieser Frage offen gegenüber. Sie hatte weder vorehelichen noch außerehelichen Geschlechtsverkehr. Zu Beginn der Ehe sprach das Paar nicht über diese Störung. Erst nach zwei Jahren suchte sie den Hausarzt auf, der sie seinerseits an eine Nervenärztin überwies. Dort erlernte sie autogenes Training; eine weitergehende Therapie fand nicht statt.

Sie befürchtete, den Ehemann wegen ihrer Problematik zu verlieren, da sie schon des öfteren beobachtet habe, daß er ihrer mit im Hause wohnenden Schwester „schöne Augen mache".

2.1.2 Angaben des Ehemanns (Einzelgespräch):

Er sei Student und habe im Studium keine Schwierigkeiten. Er bestätigte die Angaben über die Sexualstörung seiner Ehefrau; er selbst habe keine sexuellen Probleme. Das ablehnende sexuelle Verhalten seiner Ehefrau stelle für ihn eine große Schwierigkeit dar.

Die Partnerschaft leide unter der Sexualstörung.

2.1.3 Gemeinsames Gespräch mit dem Ehepaar:

Information über Sexualität
Die Ehefrau kann nur gehemmt und befangen über sexuelle Dinge sprechen. Über Anatomie und Physiologie weiß sie kaum Bescheid, da dieser Themenbereich im Elternhaus tabuiert war. Der Ehemann dagegen zeigt sich informiert. Ein Aufklärungsbuch wird empfohlen, das die Eheleute gemeinsam durchlesen und besprechen sollen.

Das Ehepaar wohnt im Hause der Eltern der Frau, hat aber eine eigene Zwei-Zimmerwohnung. Außerdem lebt die unverheiratete, zwei Jahre jüngere Schwester der Patientin im gleichen Haus.

Sexuelle Wünsche
Sie weiß nur zu berichten, daß ihr Mann „immer an Sexuelles denke"; sie stehe allem Sexuellen ablehnend gegenüber.

Motivation
Sie befürchtet, wegen ihrer Störung den Mann zu verlieren, wenn sie sich weiterhin so ablehnend verhalte.

Gegenseitiges Verhalten
Die gegenseitigen Beziehungen beginnen sich offenbar abzukühlen, dennoch sind wirklich ernsthafte Schwierigkeiten nicht feststellbar.

Diagnose:
Primäre Orgasmusstörung, Vaginismus und Dyspareunie der Ehefrau.

2.1.4 Symptombezogene Verhaltensanalyse

Etwa alle sechs bis acht Wochen fanden sexuelle Kontakte statt, die immer vom Ehemann ausgingen. Sie habe noch nie masturbiert, er onaniere zwei- bis dreimal pro Woche. Dabei habe er sexuelle Phantasien, die sich meist auf die Schwägerin oder auf fremde Frauen beziehen.

Sie gehe allen Versuchen aus dem Wege, sexuellen Kontakt aufzunehmen. Nekking und Petting läßt sie über sich ergehen; eigene Aktivitäten gibt es nicht. Dagegen empfindet sie es als angenehm, wenn er sie in bekleidetem Zustand in den Arm nimmt und an sich drückt oder ihr liebevoll über das Haar fährt. Liebkosungen dieser Art kann sie auch erwidern, solange sie Gewißheit hat, daß er nicht „weitergeht“. Bemerkt sie, daß er ihre nackte Haut streicheln will, beginnt sie, sich zu verkrampfen und zu verspannen. „Ich bin dann steif wie ein Brett...“, dennoch komme es hin und wieder zu manuell-genitalen Kontakten, wobei er der Aktive sei. Sie könne „dann auch schon einmal angenehme Gefühle verspüren“, ohne daß es bisher zum Orgasmus gekommen sei. Ihrem Mann genüge meist diese Art sexuellen Kontakts, da er hierbei zum Orgasmus gelange.

Oral-genitale Kontakte habe sie nie zugelassen und selbst nie praktiziert. Wenn sie manuell stark stimuliert sei, dann sei sie hin und wieder auch schon bereit gewesen, eine Imissio Penis zu erlauben. Sobald sie jedoch den Phallus an ihrem Geschlecht verspüre, sei alle sexuelle Bereitschaft wie verflogen und ausgelöscht. Sie verkrampfe sich, presse die Oberschenkel aneinander und stöhne so sehr, daß ihr Mann von dem Vorhaben ablasse und sich enttäuscht abwende. Wenn er dennoch ein Stückchen eindringe, müsse sie vor Schmerzen schreien, so daß er diesen Versuch abbreche, bevor es zu echter Vereinigung oder gar Orgasmus komme.

Er empfindet ihre Zärtlichkeiten als sehr angenehm, auch wenn sich diese ausschließlich auf Bereiche außerhalb der Genitalregion erstrecken.

2.1.4.1 Aufrechterhaltung der sexuellen Störung:

Das Vermeiden eines Geschlechtsverkehrs wird vorwiegend als Angst vor Dyspareunie der Frau aufrechterhalten. Gelegentlich kommt es zu manuell-genitalen Kontakten, die von ihr zeitweilig als angenehm empfunden werden; er erreicht dabei Orgasmus, so daß er Koitusversuche unterläßt. Sie erhält hier eine Belohnung für ihr Verhalten: Er erzielt sexuelle Entspannung, durch die er von weiteren Aktivitäten abgehalten wird; sie braucht keinen mit Schmerzen einhergehenden Koitusversuch zu befürchten, da sein sexuelles Verlangen gestillt ist.

2.1.5 Genese:

Mit zwölf Jahren trat die Menarche ein, auf die sie nicht vorbereitet war und die schmerzhaft verlief. Die erste gynäkologische Untersuchung war wegen ihrer Verkrampfung ebenfalls schmerzhaft.

Pettingversuche während der Verlobungszeit lehnte sie ab.

2.1.6 Lebensbedingungen und sozialer Bereich:

Das Ehepaar wohnt in einer Zwei-Zimmerwohnung im Hause ihrer Eltern. Der Lebensunterhalt wird von der Ehefrau bestritten, da er noch Student ist.

Die Frau wuchs in kleinbürgerlicher Familie auf; sie hat eine zwei Jahre jüngere Schwester. In der Erziehung war alles Sexuelle tabuiert und verboten.

Nach erfolgreichem Volksschul- und Handelsschulbesuch begann sie eine Banklehre, die sie mit guter Prüfung abschloß.

Vor der Eheschließung hatten beide nur oberflächliche sexuelle Beziehungen, bei denen es höchstens zu flüchtigen Küssen kam.

3 Therapie

3.1 Therapieziel:

Die Therapie soll auf zwei große Bereiche abzielen:
(1) Sexualproblematik – (2) Partnerproblematik.

3.1.1 Zwischenziele für Sexualproblematik

(a) Das bisherige Zärtlichkeitsverhalten soll völlig angstfrei werden. Dieses Zwischenziel wurde gewählt, weil es für die Stärkung des Zusammengehörigkeitsgefühls wichtig und zudem nur wenig angstbesetzt ist.

(b) Bisher praktiziertes Sexualverhalten soll angstfrei gemacht werden, um zu erreichen, daß das noch vorhandene sexuelle Verhalten, das ja positiv verstärkt wird, zur Grundlage weitergehender Sexualkontakte gemacht werden kann.

(c) Sexualaufklärung, speziell für die Ehefrau. Dadurch besteht die Möglichkeit, die Palette sexueller Aktivitäten auszuweiten; Sexuelles soll generell attraktiver gemacht werden.

(d) Therapie der Sexualängste der Frau durch Erlernen einer Möglichkeit, sich entspannen zu können.

3.1.2 Zwischenspiel für Partnerproblematik

(e) Dem Ehepaar soll die Bedeutung der Sexualproblematik für ihre Partnerschaft dargelegt werden.

(f) Die Selbstsicherheit der Ehefrau soll vor allem gegenüber den Eltern gestärkt werden.

3.2 Therapieplan

3.2.1 Sexualproblematik

3.2.1.1 Therapieziel: Zärtlichkeit angstfrei erleben

Die Partner müssen sich verpflichten, vorläufig keinen Koitusversuch zu unternehmen. Zärtlichkeiten sollen ausgetauscht werden; der Ehemann soll keine sexuellen Vereinigung anstreben.

3.2.1.2. Therapieziel: Angstfreies Erleben des bisherigen Sexualverhaltens

Erotische Kontakte sollen nur dann stattfinden, wenn das Verbot eines Immissio-Penis-Versuchs aufrechterhalten wird. Petting-Häufigkeit soll von der Ehefrau festgelegt werden, wobei manuelle Genitalkontakte erlaubt sind.

3.2.1.3 Therapieziel: Sexualaufklärung

Zum einen soll sexuelle Aufklärung im Gespräch mit dem Therapeuten, zum anderen durch ein Aufklärungsbuch erfolgen.

3.2.1.4 Therapieziel: Beseitigung der Sexualängste der Ehefrau

An erster Stelle steht hier das Erlernen progressiver Muskelentspannung sensu *Jacobson* (1938). Dann folgt systematisches Desensibilisieren spezifischer Sexualängste.

3.2.2 Partnerproblematik

Therapieziel: Veränderungen im partnerschaftlichen Verhältnis

Beide sollen lernen, auf die Wünsche des anderen zu hören, und sie sollen sie diskutieren. Das Ehepaar soll auch lernen, sich von dem Familienkreis der Ehefrau zu lösen, um eigene soziale Kontakte aufzubauen (assertive Training).

3.2.2.1 Therapieziel: Selbstsicherheit

Hierfür eignet sich das assertive Training am besten.

3.3 Therapiebegleitende Diagnostik

Es wurden mehrere psychologische Testverfahren eingesetzt. Im Fragebogen MPI zeigte sich bei ihr ein deutlich erhöhter Neurotizismuswert; dies bedeutet, daß sie schon unter leichten psychischen Belastungen dazu neigt, neurotisch zu reagieren. Hinsichtlich Extraversion/Introversion liegt sie im Durchschnittsbereich. Die Auswertung des Fragebogens MMPI erbrachte, daß die Psychasthenie-Skala den höchsten Wert (T = 65) hatte. Dies weist darauf hin, daß die Patientin zu den Menschen zu zählen ist, die rasch besorgt, gespannt und zögernd sind. Sie ist selbstunsicher und hat viele Minderwertigkeitsgefühle, sie ist durch Kleinigkeiten irritierbar und macht sich selbst schlecht. Auch hier ein Hinweis auf geringe seelische Belastbarkeit.

Im FPI zeigen sich in 4 Skalen auffallende Stanine-Werte (s. FPI-Profilblatt).

Der niedrige Wert in Skala 2 („Aggressivität“) zeigt geringe spontane Aggressionsneigung, aber auch schwaches Durchsetzungsvermögen. Der hohe Wert bei Skala 8 („Gehemmtheit“) gibt einen Hinweis dafür ab, daß die junge Frau im Umgang mit

Auswertungsbogen **FPI** Gesamtform Halbform A–B Datum

Skala	Rohwert	Prozent / Standardwert	4 / 9	7 / 8	12 / 7	17 / 6	20 / 5	17 / 4	12 / 3	7 / 2	4 / 1	Stanine
FPI 1	4	**Nervosität** psychosomatisch gestört										psychosomat. nicht gestört
FPI 2	0	**Aggressivität** spontan aggressiv, emotional unreif										nicht aggressiv, beherrscht
FPI 3	6	**Depressivität** mißgestimmt, selbstunsicher										zufrieden, selbstsicher
FPI 4	3	**Erregbarkeit** reizbar, leicht frustriert										ruhig, stumpf
FPI 5	6	**Geselligkeit** gesellig, lebhaft										ungesellig, zurückhaltend
FPI 6	7	**Gelassenheit** selbstvertrauend, gutgelaunt										irritierbar, zögernd
FPI 7	2	**Dominanzstreben** reaktiv aggressiv, sich durchsetzend										nachgiebig, gemäßigt
FPI 8	8	**Gehemmtheit** gehemmt, gespannt										ungezwungen, kontaktfähig
FPI 9	8	**Offenheit** offen, selbstkritisch										verschlossen, unkritisch
FPI E	3	**Extraversion** extravertiert										introvertiert
FPI N	5	**Emot. Labilität** emotional labil										emotional stabil
FPI M	7	**Maskulinität** typisch männliche Selbstschilderung										typisch weibl. Selbstschildg.

54 %

anderen Menschen schüchtern, verlegen und gehemmt ist, auch daß sie entscheidungsunsicher, wenig durchsetzungsbereit und ängstlich ist. Der niedrige Wert bei Skala E („Extraversion“) deutet auf die introverse Haltung der Patientin hin.

In dem sprachfreien Intelligenztest FRT erzielt die Patientin eine durchschnittliche intellektuelle Leistung (IQ = 102 Punkte).

Anhand des Rorschach-Verfahrens zeigt sich, daß die Patientin im Umgang mit Autoritätspersonen Probleme hat. Starke Störungen im Sexualbereich werden deutlich, besondere Schwierigkeiten bestehen zwischen Sexualität und Affektivität. Die junge Frau ist äußerst selbstunsicher und leidet unter Minderwertigkeitsgefühlen. Auch hier Hinweise für Psychasthenie.

3.4 Allgemeine Therapie

Zu Beginn der eigentlichen Therapie sollte dem Paar nochmals klargemacht werden, daß eine Störung vorliegt, die nur durch Verhaltensänderung beider Partner zu beseitigen ist.

Ein striktes Koitusverbot ist auszusprechen, auch schon ein diesbezüglicher Versuch hat zu unterbleiben.

Es wurde der Einsatz folgender therapeutischer Verfahren geplant, um die Störungen zu beheben:

(1) Progressive Muskelentspannung nach *Jacobson* (1938)

(2) Systematisches Desensibilisieren

(3) In-vivo-Desensibilisierung, speziell die Methoden sensu *Masters* und *Johnson* (1973)

(4) Assertive Training.

3.4.1 Progressive Muskelentspannung

Als Grundlage systematischen Desensibilisierens dient eine Entspannungstechnik.

Wir wandten progressive Muskelentspannung (nach *Jacobson,* 1938) an. Dabei übt der Patient nach vorheriger Anspannung die Entspannung der Muskulatur, wobei die einzelnen Muskelgruppen des gesamten Körpers nach und nach einbezogen werden. Zuerst werden Arme und Beine entspannt, gefolgt von einer Atemübung, sodann werden Stirn, Augenpartie und Sprechorgane relaxiert.

Von *Florin* (1975) wurde eine detaillierte Beschreibung einer solchen Entspannung gegeben, aus der Teile wörtlich referiert werden (Seite 244):

„Setzen Sie sich nun möglichst bequem auf Ihrem Stuhl zurecht. Lassen Sie Ihre Muskeln so locker wie möglich.

Schließen Sie Ihre rechte Hand zur Faust – nicht zu fest –, und achten Sie auf die Spannung in Ihrem Unterarm und in der Hand.

Und nun lassen Sie Hand und Unterarm locker, ganz locker. Achten Sie darauf, wie sich die Muskeln Ihrer Hand und Ihres Unterarms allmählich immer mehr entspannen.

Versuchen Sie auch, die Finger ganz locker zu lassen.

Achten Sie darauf, daß der Daumen entspannt wird, der Zeigefinger, der Mittelfinger, der Ringfinger und der kleine Finger. Und nun schließen Sie Ihre rechte Hand noch einmal zur Faust. Halten Sie wieder die Spannung.

Geben Sie jetzt nach, und achten Sie auf den Übergang von der Spannung zur Entspannung.

Beachten Sie sehr genau die unterschiedlichen Empfindungen bei der Anspannung und bei der Entspannung.

Wiederholen Sie diese Übung mit der linken Hand".

Analog werden die anderen Muskelgruppen geübt.

Eine für den klinischen Alltag nützliche Anleitung zum Erlernen progressiver Muskelentspannung stammt von *Bernstein* und *Borkovec* (1978).

3.4.2 Systematisches Desensibilisieren

Beim systematischen Desensibilisieren kommt es dadurch zur Reduzierung von Angstreaktionen, daß die Entspannung zur Auflösung der Angst führt (= reziproke Hemmung).

Die praktische Vorgehensweise beginnt damit, daß sich der Patient entspannt. Dann wird er gebeten, sich die angsterzeugenden Reize in sehr milder und abgeschwächter Form vorzustellen. Sobald eine klare und lebendige Vorstellung entstanden ist, empfindet der Patient gewöhnlich nur noch leichte Angst. Der Patient entspannt sich erneut, um die durch die Vorstellung ausgelöste (geringe) Angstempfindung zu zerstreuen. Sobald er bei der Vorstellung des (früher) angstauslösenden Reizes keine oder eine nur äußerst geringe Angst empfindet, wird der gleiche Vorgang mit einem anderen Reiz wiederholt, der etwas stärker beunruhigend wirkt. Der Patient entspannt sich erneut, der nächste Reiz wird geboten und aufgelöst. Dabei ist es wichtig, daß der Therapeut dem Patienten suggeriert, daß er die einzelnen Situationen in der Vorstellung angstfrei erlebt.

In dieser Weise wird fortgefahren, bis der Patient in der Lage ist, sich die früher angstauslösende Situation jetzt angstfrei vorzustellen. So wird es dem Patienten langsam möglich, sich selbst den am stärksten angstauslösenden Reiz ruhig vorzustellen; diese Gelassenheit geht auf die reale Situation über.

Hat der Patient alle Personen bzw. Situationen benannt, in denen Angstgefühle entstehen, werden diese durch den Therapeuten in Gruppen geordnet; der Patient bringt sie entsprechend dem Grad der Beunruhigung in eine Rangreihe. Diese nach dem Ausprägungsgrad der Ängste geordnete Liste wird als Hierarchie bezeichnet.

Kann sich der Patient tief entspannen, wird er gebeten, sich das einfachste, das am wenigsten Angst erzeugende Item vorzustellen. Stellt sich während des Vorstellens starke Angst ein, soll dies der Patient durch Heben der Hand anzeigen. Bei den meisten Menschen läßt sich durch Beobachtung der Atmung, des Gesichtsausdrucks und körperlicher Entspannung eine Beunruhigung schon feststellen, bevor Zeichen gegeben wird. Tritt eine solche Störung auf, wird der Reiz entfernt und der Patient entspannt.

Der Patient soll sich jeden Reiz zwischen fünf und zehn Sekunden vorstellen; zwei bis vier Positionen werden in einer Sitzung geboten. Jede Situation sollte etwa zwei- bis viermal dargeboten werden. Nachdem der Patient aus dem entspannten Zustand „zurückgeholt" wurde, wird er gebeten, einen Bericht über seine Empfindungen während der Vorstellungssituation zu geben.

Wurden die Vorstellungen angstfrei erlebt, kann der Therapeut in der folgenden Sitzung zum nächsten Satz übergehen, bis er an den Reiz kommt, der die stärkste Angst auslöst. Die am wenigsten störenden Items werden zuerst geboten, und der Therapeut geht langsam, Schritt für Schritt die Liste weiter aufwärts; dabei soll er sich nach den Fortschritten und Reaktionen des Patienten richten.

3.4.3 In-vivo-Desensibilisieren

Bei der Methode des In-vivo-Desensibilisierens wird der Patient mit den phobischen Reizen nicht in der Vorstellung, sondern in der Realität konfrontiert. In-vivo-Desensibilisierung empfiehlt sich nicht so sehr als alleinige verhaltenstherapeutische Maßnahme; sie ist als Anschluß an systematisches Desensibilisieren äußerst effektiv.

3.4.3.1 Sensate Focus

Durch sensorische Fokussierung (sensate focus) sollen die Partner lernen, sensorische Erlebnisfähigkeit wieder zu erlangen und zu kultivieren, wobei der Zwang entfällt, sexuelle Erregung oder gar Orgasmus erleben zu müssen.

Die konkrete Anweisung sieht vor, daß sich die Partner zweimal pro Woche Zeit für einander nehmen – sie sollen sich diese extra reservieren. Während dieser Zeit müssen sie ungestört sein können; sie sollen sich entkleiden, gut ausgeruht und entspannt sein. Jeder sollte versuchen, dem anderen durch verschiedenartige Berührungen und durch Streicheln angenehme Empfindungen zu vermitteln. In dieses Berührungsfeld wird der gesamte Körper mit einbezogen, mit Ausnahme der Genitalregion und der Brüste der Frau (= extragenitale sensorische Fokussierung). Es ist wichtig, dem Paar zu sagen, daß hier keine spezifische „sexuelle" Stimulierung oder Betätigung stattfinde, und daß weder Ejakulation noch Orgasmus anzustreben seien; direkte sexuelle Handlungen sind untersagt. Die Partner können sich voll einer Stimulation hingeben, ohne selbst einen Höhepunkt erreichen zu müssen oder den anderen erreichen zu lassen. Mann und Frau sollten aktive und passive Rolle mehrfach wechseln. Für die Dauer dieser Übung gibt es keine Zeitgrenze; sie sollte dann beendet werden, wenn bei einem der Partner Unlustgefühle auftreten.

In den therapeutischen Sitzungen sollen die Erfahrungen der Partner gemeinsam besprochen werden, wobei Erfolg oder Mißerfolg, Empfindungen und Fehler zu diskutieren sind. Der Therapeut sollte darauf achten, daß verbale und nicht-verbale Kommunikation über sexuelle Empfindungen und Wünsche zwischen den Partnern gefördert wird. So kann z. B. empfohlen werden, daß einer der Partner seine Hand auf die des anderen legt, um diesem anzudeuten, welche Berührung intensiver oder an anderer Stelle erfolgen sollte oder ob mehr oder weniger Druck gewünscht wird. Jeder sollte die Vorlieben und Wünsche des anderen kennenlernen.

Sobald sich zeigt, daß extragenitale sensorische Fokussierung von beiden Partnern als entspannt und angenehm empfunden wird, können weibliche Brust und Genitalien in das Streicheln mit einbezogen werden. Seitens des Therapeuten muß darauf hingewiesen werden, daß diese Berührungen nicht so zielfixiert, fordernd oder stimulierend ausgeführt oder aufgenommen werden, daß sie einen Orgasmus oder eine Ejakulation herbeiführen.

Die bei unserer Patientin vorliegenden funktionellen Sexualstörungen (Anorgasmie, Vaginismus, Dyspareunie) stehen in engem Zusammenhang; deshalb werden sie nicht einzeln behandelt, sondern in die Orgasmustherapie mit einbezogen.

3.4.3.2 Manuelle Teasing-Technik

Bei manueller Teasing-Technik handelt es sich um Fortführung der im Rahmen des Sensate focus erzielten Sensibilisierung; die weiblichen Genitalien werden intensiv stimuliert, um Lustgefühle zu vermitteln. Die Frau sollte dies ohne irgendwelche Zwänge genießen können.

Vor der Stimulierung sollte sich der Mann mit gespreizten Beinen hinsetzen und den Rücken anlehnen. Die Frau sollte sich zwischen die Beine des Mannes setzen und sich gegen seine Brust lehnen; ihr Kopf sollte an seiner Schulter liegen. Die Frau spreizt ebenfalls die Beine und legt sie über die des Mannes. Diese Haltung bietet mehrere Vorteile: Der Frau wird ein Gefühl von Geborgenheit vermittelt, sie fühlt sich weniger beobachtet und kann sich leichter entspannen, der Mann kann im Sinne sensorischer Fokussierung den Körper seiner Partnerin ungehindert streicheln. Zudem kann die Frau die Hand des Mannes führen und ihm so auf nonverbale Art vermitteln, wie und wo sie stimuliert werden möchte. Der Mann sollte sich ganz nach den Wünschen der Frau richten.

3.4.3.3 Koitale Teasing-Technik

Wenn durch manuelle Teasing-Technik bei der Frau sexuelle Erregung und Lubrikation auftreten, kann zur koitalen Teasing-Technik übergegangen werden. Hierbei hockt sich die Frau über den Mann und führt den Penis ein, wobei sie sich nach Möglichkeit nicht bewegt, sondern sich vielmehr auf ihre vaginalen Empfindungen konzentriert; später führt sie langsame Beckenbewegungen aus.

Mitunter sind mehrere Übungen notwendig, bis bei der Frau vaginale Sensationen auftreten. Die Partner sollten die Stimulation so lange aufrechterhalten, wie sie lustvoll darauf reagieren. Eine Steigerung der sexuellen Erregung der Frau wird durch wiederholtes Einführen des Penis mit zeitweiliger Trennung der Partner erreicht.

Treten bei der Frau lustvolle Empfindungen auf, kann auch der Mann langsame Koitusbewegungen durchführen.

Vom Hamburger Institut für Sexualforschung wird eine solche Behandlung dann als erfolgreich betrachtet, wenn im Verlauf der Therapie bei der Frau mindestens zweimal Orgasmus auftrat und der Koitus viermal als befriedigend empfunden wurde (*Arentewicz* et al., 1975).

Als erfolgreiche Methode zur Behandlung primärer weiblicher Orgasmusstörungen empfehlen *LoPiccolo* und *Lobitz* (1977) das von ihnen entwickelte Masturbationsprogramm.

Ähnlich sind die Therapien von *Helen Singer Kaplan* (1979) und *Offit* (1979) aufgebaut.

3.4.4 Assertive Training

Mittels Selbstsicherheitstraining werden gezielt und systematisch gestörte soziale Interaktionen behandelt. Selbstunsicheres Verhalten wird ab- und selbstsicheres

Verhalten aufgebaut. Das Ziel ist in einer Stärkung des Selbstbewußtseins und in der Sicherheit im sozialen Umgang zu sehen; Selbstvertrauen und soziale Kompetenz sollen eingeübt werden.

3.5 Spezielle Therapie

Nachdem Verhaltensanalyse und Therapieplanung erfolgt waren, konnte zur eigentlichen Form der Therapie übergegangen werden.

Mit dem Ehepaar wurde ausführlich das therapeutische Vorgehen diskutiert. Es wurden die verhaltenstherapeutischen Methoden der systematischen und der In-vivo-Desensibilisierung durchgesprochen. Das Vorgehen sensu *Masters* und *Johnson* (1973) wurde erläutert, ebenso progressive Muskelentspannung nach *Jacobson* (1938).

Zu Beginn wurden die Partner in gemeinsamen Sitzungen in progressiver Muskelentspannung unterwiesen. Für das Erlernen wurden fünf Sitzungen von je 15 bis 20 Minuten Dauer benötigt.

Nach fünf Sitzungen war die Patientin fähig, sich innerhalb weniger Minuten in tiefe Entspannung zu versetzen.

Das Entspannungstraining sollte vor Beginn von Zärtlichkeitsaustausch von den Partnern durchgeführt werden, um vor allen Dingen den Angstpegel der Ehefrau zu senken.

Um die sexuellen Ängste der Ehefrau zu eliminieren, wurde für die Dauer der Therapie ein striktes Koitusverbot ausgesprochen.

3.5.1 Systematisches Desensibilisieren

Anhand dieser Methode wurde begonnen, die Ehefrau in der Vorstellung gegenüber den für sie angstauslösenden Reizen zu desensibilisieren. Wir gingen dabei schrittweise von Reizen mit gerade eben angstauslösender Eigenschaft bis hin zu den am stärksten angstbesetzten vor. In gemeinsamer Beratung von Patientin und Therapeut wurde die unten folgende Liste aufgestellt. Dabei setzten wir an den Anfang angenehme Situationen, die bei der jungen Frau keinerlei Angstgefühle auslösten. Es sollte ihr demonstriert werden, daß sie vorgestellte Situationen angstfrei erleben kann.

Auflistung der angstauslösenden Situation:

(1) Sie sollte ein besonders schönes, festliches Abendessen vorbereiten.
(2) Sie sollte den Tisch decken.
(3) Sie sollte eine Kerze auf den Tisch stellen.
(4) Sie sollte das bessere Besteck, das bessere Geschirr und die Stoffservietten nehmen.
(5) Sie sollte das Lieblingsessen ihres Mannes kochen.
(6) Sie sollte zum Essen leise Musik einschalten.
(7) Nach dem Essen sollten sie Wein, Sekt oder Likör trinken.
(8) Zu leiser Musik sollten sie tanzen.
(9) Sie sollte sich dann vorstellen, ihr Mann küsse sie.
(10) Dann sollten sie in bekleidetem Zustand Zärtlichkeiten austauschen.
(11) Dann sollte der Mann sie entkleiden.
(12) Dann sollte der Mann sich entkleiden, wobei sie ihm behilflich sein sollte.
(13) Dann sollte der Mann sie küssen und streicheln.

(14) Dann sollte der Mann ihren Busen streicheln und küssen.
(15) Dann sollte der Mann sie im Genitalbereich streicheln und küssen.
(16) Sie sollte sich dann sexuell erregt fühlen und den Wunsch haben, der Mann möge eine Immissio Penis durchführen.
(17) Sie sollte sich vorstellen, daß sie ihm helfe, den Weg zu finden.
(18) Dann sollte sie sich vorstellen, er könne bei ihr eindringen, ohne daß sie Schmerzen empfinde.
(19) Sie sollte sich vorstellen, daß sie genußvollen Geschlechtsverkehr mit Orgasmus habe.

Die Patientin wurde aufgefordert, sich tief zu entspannen.

Der Therapeut sprach mit ruhiger Stimme:

„Sie sind jetzt tief und fest entspannt; Sie sind ganz ruhig, ganz ruhig . . . (Pause) . . . In diesem Zustand tiefer Ruhe können Sie sich ganz ruhig und ohne ein Zeichen von Unruhe oder Angst vorstellen, daß Sie ein besonders schönes, festliches Abendessen vorbereiten. . . Sie können sich ganz ruhig vorstellen, daß Sie ein besonders schönes, festliches Abendessen vorbereiten. . . Es bereitet Ihnen keinerlei Schwierigkeiten, sich ganz ruhig und entspannt vorzustellen, daß Sie ein schönes, festliches Abendessen vorbereiten. . . (nach ca. 5 Sekunden): Nun schieben Sie dieses Bild beiseite, schalten Sie ab davon, konzentrieren Sie sich wieder ganz intensiv auf die Entspannung. . . Sie konzentrieren sich wieder ganz intensiv auf die Entspannung. . . Sie fühlen, wie Sie sich entspannen, daß Sie ganz ruhig sind, ganz ruhig. . .“

Dieser Vorgang wurde zweimal wiederholt. Dann wurde zum nächsten Item übergegangen. „Sie sind wieder tief und fest entspannt, und Sie können sich noch einmal ganz ruhig und ohne ein Zeichen von Angst oder Unruhe vorstellen, daß Sie ein besonders schönes, festliches Abendessen vorbereiten. . . Das konnten Sie sich soeben schon angstfrei vorstellen, genauso gelingt es Ihnen auch jetzt. . . Sie können sich auch jetzt völlig ohne Angst oder Unruhe vorstellen, wie die Situation weitergeht, daß Sie den Tisch decken. Sie können sich ganz ruhig vorstellen, daß Sie den Tisch decken. . . Ganz ruhig können Sie sich vorstellen, daß Sie den Tisch decken. . . . Es beunruhigt Sie in keiner Weise, wenn Sie sich vorstellen, daß Sie den Tisch decken. . . Sie können sich das ganz ruhig und normal, ohne ein Zeichen von Angst vorstellen. . . Nun schalten Sie ab von diesem Bild, schieben Sie das Bild beseite, schalten Sie um auf die Entspannungsübung. . . Sie entspannen sich wieder. . . Sie spüren die tiefe Entspannung, die tiefe Ruhe. . .“ Auch dieses Item wurde dreimal wiederholt. Als nächstes folgte Item Nr. 3.

Nachdem sich die junge Frau tief entspannt hatte, wurde die Übung beendet.

In der nächsten Sitzung wurde sie entspannt, und der Ablauf der ersten Stunde wurde komprimiert wiederholt:

„Sie sind wieder tief entspannt und ganz ruhig. Sie sind frei von Verkrampfungen und Verspannungen; alles an Ihnen ist ruhig, gelöst, gelockert. Sie sind tief entspannt. In diesem Zustand der tiefen Entspannung können Sie sich wiederum ohne irgendwelche Zeichen von Angst oder Unruhe vorstellen, daß Sie ein besonders schönes, festliches Abendessen vorbereiten, daß Sie den Tisch decken und eine Kerze auf den Tisch stellen. Das können Sie sich auch heute wieder völlig ruhig, ganz normal und ohne irgendein Zeichen von Unruhe vorstellen. Sie können sich auch ganz ruhig vorstellen, wie die Situation weitergeht. Sie stellen sich vor, daß Sie das bessere Besteck, das bessere Geschirr und die Stoffservietten nehmen. Sie stellen sich ganz ruhig und entspannt vor, daß Sie das bessere Besteck, das bessere

Geschirr und die Stoffservietten nehmen. Es bereitet Ihnen keinerlei Unruhe oder Angst, wenn Sie sich vorstellen, daß Sie das bessere Besteck, das bessere Geschirr und die Stoffservietten nehmen... Nun schieben Sie dieses Bild beiseite, schieben Sie die Vorstellung beiseite und konzentrieren Sie sich wieder auf die Entspannung...“

Dieser Vorgang wurde in gleicher Weise noch zweimal wiederholt. Dann wurde die Sitzung beendet. Beim nächsten Mal wurden die bisher desensibilisierten Situationen, also die Items Nr. 1–6 in komprimierter Form wiederholt. Sodann kamen die nächsten drei Items (Nr. 7–9) an die Reihe.

In jeder Sitzung wurde mit durchschnittlich drei Items gearbeitet. Für die letzten beiden Items waren zwei Stunden nötig, bis sich die Patientin alle Situationen angstfrei vorstellen konnte. So konnte sie sich vorstellen, daß sie einen genußvollen Geschlechtsverkehr habe, bei dem sich sogar ein Orgasmus einstellte. Insgesamt waren acht Sitzungen nötig, bis die junge Ehefrau die Gesamtsituation entspannt und angstfrei antizipieren konnte.

3.5.2 In-vivo-Desensibilisierung (nach Masters und Johnson)

Um die Therapie mit Sicherheit effektiv werden zu lassen, wandten wir zusätzlich In-Vivo-Desensibilisierung an.

3.5.2.1 Sensate focus

Wir empfahlen dem Ehepaar, zweimal wöchentlich Sensate focus durchzuführen. Die Partner mußten sich an zwei Tagen der Woche Zeit füreinander nehmen.

Sie sollten sich entkleiden, gut ausgeruht und entspannt sein (progressive Muskelentspannung kann dies erheblich fördern). Jeder sollte durch verschiedenartige Berührungen und durch Streicheln dem anderen angenehme Empfindungen vermitteln. In dieses Berührungsfeld ist der gesamte Körper mit einbezogen, mit Ausnahme der Genitalien und der Brüste der Frau. Es war uns wichtig, dem Ehepaar zu sagen, daß keine spezifische „sexuelle“ Stimulierung oder Betätigung stattfindet. Zudem wurde davon abgeraten, Ejakulation oder Orgasmus anzustreben.

Direkte sexuelle Handlungen sind ausgeschlossen.

Die Partner können sich voll einer Stimulation hingeben, ohne einen Höhepunkt erreichen zu müssen oder den Partner erreichen zu lassen. Es wurde nochmals darauf hingewiesen, daß kein Zwang bestehe, daß sexuell etwas passieren müsse. Der Ehemann hat im Grunde nur die eine Aufgabe, Lust zu spenden. Nach einer gewissen Zeit sollten die beiden die Rollen tauschen.

Dieses Programm führten die Eheleute zwei Wochen lang durch, dann wurde über ihre Erfahrungen gesprochen; gemeinsam wurden Schwierigkeiten aus dem Wege geräumt. So klagte z. B. die Frau über die rauhen Hände des Mannes, die das Aufkommen angenehmer Gefühle bei ihr blockierten. Der Ehemann benutzte daraufhin regelmäßig nach dem Händewaschen eine Handcreme; innerhalb von zwei Wochen war dieses Problem beseitigt.

Nach weiteren zwei Wochen wurde der extragenitale Sensate focus auch von ihr als entspannt und angenehm erlebt. Nach jeweils zwei häuslichen „Übungen“ wurden zwischenzeitlich auftauchende Fragen und Schwierigkeiten besprochen und behoben.

3.5.2.2 Manuelle Teasing-Technik

Dann wurden Genitalien und Brüste in das Streicheln mit einbezogen. Es wurde nochmals klar dargelegt, daß diese Berührungen nicht zielfixiert, fordernd oder stimulierend ausgeführt oder aufgenommen werden, und daß sie nicht zu Orgasmus oder Ejakulation führen sollten. Die sensorische Erlebnisfähigkeit der Eheleute sollte nun auf den ganzen Körper ausgedehnt werden, ohne daß auch hier das Vergnügen daran durch sexuellen Leistungsdruck beeinträchtigt wurde.

Die erlernte sensorische Wahrnehmungsfähigkeit, aber auch die bessere Kommunikation im sexuellen Bereich waren wesentliche Bestandteile der nachfolgenden Therapieschritte. Die Ehefrau konnte sich ohne Angst von ihrem Mann in unbekleidetem Zustand streicheln und liebkosen lassen. Sie war auch in der Lage, die männlichen Genitalien zärtlich mit der Hand zu berühren.

Bei manueller Teasing-Technik sollen die weiblichen Genitalien intensiv stimuliert werden, wobei die Ehefrau mit dem Rücken an die Brust des Mannes gelehnt zwischen seinen Beinen sitzt. Der Ehemann wurde angewiesen, sich bei seinen Berührungen ganz nach ihren Wünschen zu richten. Ihr wurde empfohlen, ihre Hand auf die des Mannes zu legen und ihm durch Druck und vorsichtiges Führen zu zeigen, wo und wie sie gestreichelt werden möchte.

Wir rieten dem Ehemann, zu Beginn der Stimulierung mit geringem Druck von den Brüsten über Rumpf und Schenkel bis zu den Labien und wieder zurück zur Brust zu fahren, ohne sich besonders auf die Labien zu konzentrieren, und den Bereich der Klitoris anfänglich auszusparen.

Nachdem die Frau nach vier Übungen deutlich Lustgefühle verspürt hatte, wurde empfohlen, durch manuelle Stimulation ihrer Genitalien Erregung hervorzurufen. Sobald das Einführen eines Fingers in die Vagina von der Frau lustvoll erlebt wurde, sollte der Mann deren Lubrikat auf die Umgebung der Klitoris verteilen, um diese dann zu stimulieren. Nach weiteren zwei Übungen berichtete die Ehefrau davon, daß der Mann den Mittelfinger tief einführen könne, ohne daß sie Schmerzen verspürte. Nach drei weiteren Übungen konnte er sogar zwei Finger einführen und damit koitusähnliche Bewegungen durchführen, ohne daß sie Schmerzen hatte; nach drei Übungen empfand sie dies sogar als lustvoll. Auch konnte er jetzt die Klitoris stimulieren, was bei ihr ebenfalls zu Lustgefühlen führte. Sie war sogar in der Lage, seinen Penis zu berühren und zu streicheln, selbst bis zur Orgasmusauslösung.

3.5.2.3 Koitale Teasing-Technik

Da nach zehn Wochen eine erfolgreiche sexuelle (manuelle) Stimulation bei ihr möglich war, wurde dem Ehepaar der Vorschlag gemacht, Koitus auszuführen, und zwar in Hockstellung, d. h. die Frau hockt sich über den auf dem Rücken liegenden Mann. Sobald volle Erektion des Penis und ausreichende vaginale Lubrikation erreicht waren, sollte der Penis durch die Frau eingeführt werden. Die Frau sollte sich vorerst nicht bewegen, sondern sich ganz auf ihre vaginalen Empfindungen konzentrieren; danach sollten langsame Beckenbewegungen folgen; nach zwei Übungen empfand sie dies als lustvoll. Für den Mann war es wichtig, die erforderliche Erektion aufrechtzuerhalten und von sich aus keine fordernden Bewegungen zu machen.

Es wurde empfohlen, den Penis einige Male aus der Vagina gleiten zu lassen und ihn erneut einzuführen. Nachdem dies ohne Schwierigkeiten möglich war, sollten beide noch einen Schritt weitergehen. Sie sollten sich trennen und einander in die Arme nehmen. Sie sollten sich wieder gegenseitig stimulieren und den Penis in Hockstellung der Frau einführen. Auch dies gelang überraschenderweise schon beim zweiten Versuch.

4 Abschluß

Abschluß der Therapie erfolgte nach 26 Wochen mit Zustimmung beider Partner. Es zeigte sich, daß sie ohne Schwierigkeiten und Schmerzen seitens der Frau Koitus ausführen konnten; sie empfanden beide Freude daran.

Der latent vorhandene Wunsch des Ehemanns nach sexuellen Beziehungen zu seiner Schwägerin trat seit dem sexuellen Erfülltsein in der Ehe nicht mehr auf.

Zum Abschluß der Therapie wurden bei der Patientin die vor Beginn der Behandlung durchgeführten Testverfahren wiederholt. Dabei zeigten sich erhebliche Veränderungen: Das psychisch labile Verhalten hatte sich deutlich stabilisiert. Sie hatte gelernt, sich durchzusetzen. Sie wurde geselliger und umgänglicher; soziale Interaktionen gelangen ihr leichter.

Aus den Ergebnissen des wiederholten MPI läßt sich ablesen, daß kein auffälliger Neurotizismuswert mehr vorliegt, daß sie in Belastungssituationen nicht mehr neurotischer reagiert als der Durchschnitt der Bevölkerung.

Die im ersten MMPI erhöhte Psychasthenie-Skala liegt nun im unauffälligen Bereich. Auch in diesem dritten Testverfahren zeigt sich eine deutliche Stabilisierung im psychischen Bereich.

5 Katamnese

Drei Monate nach Therapieende erschienen die Eheleute und erzählten voller Stolz und Freude, daß Sexuelles sie beglücke und erfreue. Dies berichteten sie übereinstimmend im Einzel- wie im Gruppengespräch.

Es wurden noch zwei weitere Gespräche im Abstand von jeweils einem Vierteljahr geführt. Auch hier zeigte sich das gleiche Ergebnis: Es gab keine Störungen mehr im sexuellen Bereich. Beide Partner harmonisierten ausgezeichnet.

Assertive Training wurde nicht mehr durchgeführt, da die Eheleute gut miteinander auskamen und Selbstvertrauen und Durchsetzungsvermögen der Patientin wesentlich gebessert waren.

Unsere erfolgreiche Sexualtherapie läßt sich darauf zurückführen, daß zwei Formen von Verhaltenstherapie eingesetzt wurden: systematisches und In-vivo-Desensibilisieren. Eine Methode allein hätte den guten therapeutischen Verlauf vielleicht nicht zuwege gebracht.

Literatur

Arentewicz, G., Bulla, R., Schoof-Tams, K. und *Schorsch, E.*: Verhaltenstherapie sexueller Funktionsstörungen: Erfahrungen mit 23 Paaren. In: *Schorsch, E.* und *Schmidt, G.* (Hrsg.): Ergebnisse zur Sexualforschung, S. 154–223. Kiepenheuer und Witsch, Köln 1975

Arentewicz, G. und *Schmidt, G.* (Hrsg.): Sexuell gestörte Beziehungen. Konzept und Technik der Paartherapie. Springer, Berlin 1980
Bernstein, D. A. und *Borkovec, T. D.*: Entspannungs-Training. Handbuch der progressiven Muskelentspannung. Reihe Leben lernen, Bd. 16, 2. Auflage. Pfeiffer, München 1978
Florin, I.: Die Praxis der systematischen Desensibilisierung. In: *Florin, I.* und *Tunner, W.* (Hrsg.): Therapie der Angst, S. 241–267. Urban & Schwarzenberg, München 1975
Jacobson, E.: Progressive Relaxation. Univ. of Chicago Press, Chicago 1938
Kockott, G. (Hrsg.): Sexuelle Störungen. Verhaltensanalyse und -modifikation. Fortschritte der Klinischen Psychologie, Band 10. Urban & Schwarzenberg, München 1977
LoPiccolo, J. und *Lobitz, W. Ch.*: Die Bedeutung der Masturbation bei der Behandlung von Orgasmusstörungen. In: *Kockott, G.* (Hrsg.): Sexuelle Störungen, S. 245–253. Urban & Schwarzenberg, München 1977
Masters, W. H. und *Johnson, V. E.*: Impotenz und Anorgasmie. Zur Therapie funktioneller Sexualstörungen. Goverts Krüger Stahlberg, Frankfurt/M. 1973
Offit, A. K.: Das sexuelle Ich. Klett-Cotta, Stuttgart 1979
Schnabl, S.: Korrelationen und Therapie funktioneller Sexualstörungen. In: *Sigusch, V.* (Hrsg.): Therapie sexueller Störungen, S. 54–85. Thieme, Stuttgart 1975
Schoof, W.: Ein Jahr sexologischer Poliklinik. In: *Schorsch, E.* und *Schmidt, G.* (Hrsg.): Ergebnisse zur Sexualforschung, S. 123–153. Kiepenheuer und Witsch, Köln 1975
Schorsch, E., Brand, T., Schmidt, G. und *Spengler, A.*: Zur Versorgung von Patienten mit sexuellen Störungen. Sexualmedizin 6 (1977) 585–590
Singer Kaplan, H.: Sexualtherapie. Ein neuer Weg für die Praxis. Enke, Stuttgart 1979
Wolpe, J.: Praxis der Verhaltenstherapie. Huber, Bern 1972

IV Übermäßiges Rauchen (4. Fall)

Geklagte Störung: Übermäßiges Rauchen (40–50 Zigaretten pro Tag).

Dauer der Störung: Etwa zwei Jahre.

Diagnose: Nikotinabusus.

Therapieziel: Reduzierung des Rauchens auf 10–15 Zigaretten pro Tag.

Therapieform: Selbstkontrolle.

Therapiedauer: 22 Sitzungen (eine Sitzung pro Woche).

Bericht über die Möglichkeit einer erheblichen Reduzierung starken Rauchens bei einem 27jährigen Patienten.

1 Einleitung

Anhand dieser Kasuistik wird gezeigt, wie Patienten aktiv in die Therapie mit einzubeziehen und als eigene Kotherapeuten anzuleiten und einzusetzen sind (s. auch *Hartig,* 1974, 1975).

Es handelt sich um Verfahren, die „Selbstkontrolle“, „Selbstregulation“, „Selbstmodifikation“ oder „Self-management“ genannt werden. Im deutschen Sprachraum wird der Begriff „Selbstkontrolle“ am häufigsten verwandt.

(1) Am Anfang steht *Selbstüberwachung* oder Selbstbeobachtung, bei der eigenes problematisches Tun sorgfältig überprüft wird. Der Patient soll lernen, Zusammenhänge zwischen den Bedingungen des Auftretens und Nichtauftretens seiner Störung zu erkennen. Dazu ist nötig, daß er sich genau beobachtet, und daß er protokolliert, wie häufig das zu verändernde Verhalten in einem bestimmten Zeitraum auftritt.

Die praktische Anwendung der Selbstbeobachtung wird effizient, wenn die von *Kanfer* (1977) vorgeschlagenen fünf Schritte eingehalten werden:

Schritt 1. Dem Patienten wird dargelegt, wie wichtig genaues Protokollieren des zu verändernden Verhaltens ist.

Schritt 2. Die zu beobachtende Kategorie von Verhaltensweisen sollte klar definiert und zu irrelevantem Verhalten abgegrenzt werden. Bei isolierten Verhaltensweisen sollte deren Häufigkeit notiert werden.

Schritt 3. Das Protokollieren sollte für den Patienten ohne große Umstände möglich sein. Ein Geistesarbeiter könnte z. B. die Häufigkeit des Zigarettenrauchens mittels Strichliste auf einer Karteikarte eintragen.

Schritt 4. Dem Patienten soll exemplarisch demonstriert werden, wie sich ein Beobachtungsprotokoll auswerten und graphisch darstellen läßt.

Raucher berichten immer wieder davon, daß sie das genaue Registrieren ihrer gerauchten Zigaretten vermeiden wollen, „weil es so beunruhigend ist zu wissen, wieviel Zigaretten man tatsächlich raucht. . .“ (*Watson* und *Tharp,* 1974, S. 122).

Schritt 5. Therapeut und Patient sollten das Protokollieren im Rollenspiel gemeinsam einüben.

Systematische Selbstbeobachtung sollte nicht nur an einem, sondern an mehreren Tagen, nach Möglichkeit während einer ganzen Woche durchgeführt werden. Einzelne

Verhaltensweisen werden mitunter allein durch deren genaue Beobachtung in ihrer Auftretenshäufigkeit modifiziert bzw. sie erfahren durch berufliche oder private Einflüsse Veränderungen.

(2) Bei der zweiten Phase spricht man von *Selbstbewertung.* Der Patient äußert einen Wunsch, er setzt sich ein Ziel, das z. B. lauten könnte: „Ich möchte pro Tag nur noch 10 Zigaretten rauchen anstatt 60 wie bisher!" Oder: „Ich wiege jetzt 85 kg, möchte aber ein Gewicht von 65 kg erreichen!" Der Patient vergleicht das, was er tut, mit dem, was er tun sollte.

(3) Die dritte Phase wird *Selbstverstärkung* oder *Selbstbekräftigung* genannt; gemeint sind Belohnungen, die sich der Patient selbst verabreicht, wenn er seinem Ziel einen Schritt nähergekommen ist. Für den Therapieerfolg ist wichtig, daß sich der Patient mit solchen Dingen belohnt, die für ihn Freude darstellen, und die er sich „eigentlich schon immer einmal leisten wollte".

Da die meisten der in der Belohnungsliste aufgeführten Verstärker nicht sofort verfügbar sind, hilft man sich mit Chips, Gutscheinen oder einer Strichliste. Therapeut und Patient müssen gemeinsam überlegen, für wieviel Chips, Gutscheine oder Striche diese oder jene Belohnung „fällig wird". Dazu sollte ein genauer Plan erstellt werden, in dem z. B. ein Wochenendausflug mit 25 Punkten, Spazierengehen im Park mit 1 Punkt bewertet werden.

Dem Patienten wird gesagt, er dürfe die aufgeführten Dinge sich nur dann erlauben, wenn die entsprechende Anzahl von Punkten erreicht ist. Durch ein solches System ist es leicht, erwünschtes Verhalten zu steigern bzw. unerwünschtes zu reduzieren, indem stufenweise mehr verlangt wird, um einen Punkt zu erzielen. Wenn ein übergewichtiger Patient z. B. für 100 g Gewichtsabnahme pro Tag einen Punkt erhält, kann nach zwei Wochen das Limit heraufgesetzt werden, d. h. er erhält erst dann einen Punkt, wenn er mindestens 150 g pro Tag abgenommen hat.

Selbstkontrollierendes Verhalten besteht also aus drei Schritten:

(1) Selbstüberwachung oder Selbstbeobachtung, (2) Selbstbewertung, (3) Selbstbekräftigung.

Diese Methode eignet sich besonders bei Adipositas, übermäßigem Alkoholgenuß und starkem Rauchen, schulischen Verhaltens- und Arbeitsstörungen.

Selbstkontrollverfahren sind nur bei über hinreichende Motivation und Bereitschaft verfügenden Probanden anwendbar.

Die Aufgabe des Therapeuten besteht im Anfang darin, den Patienten in Therapie und Praxis der Selbstkontrolle einzuführen. Später wird die Rolle des Therapeuten langsam „ausgeblendet", und der Patient wird immer besser in die Lage versetzt, sein Verhalten ohne Hilfestellung weiter zu verändern.

Dem Patienten muß auch klargemacht werden, daß nicht sofort mit Verhaltensänderung begonnen werden kann, daß es vielmehr nötig ist, Daten zu erheben, um eine Ausgangsbasis (Grundrate) für die Therapie zu bekommen.

Die Grundrate sollte innerhalb eines Zeitraums erhoben werden, der zum normalen Lebensrhythmus zählt und nicht durch besondere Situationen gekennzeichnet ist.

2 Problematik

Es handelt sich um einen 27jährigen Universitäts-Assistenten, der von der Poliklinik der Psychiatrischen Klinik der Universität überwiesen wurde.

Der Patient klagte über zu hohen Zigarettenkonsum (40–50 Zigaretten pro Tag); er wollte das Rauchen deutlich reduzieren.

2.1 Verhaltensanalyse

Um einen Überblick über Leben und Rauchgewohnheiten des Patienten zu bekommen, wurde er gebeten, seine Gedanken und Vorstellungen bezüglich des Rauchverhaltens zu äußern.

Das starke Rauchen bringt der Patient mit der Arbeit an seiner Dissertation in Verbindung; früher habe er wesentlich weniger geraucht, etwa 10 bis 15 Zigaretten pro Tag. Beim Lesen und Schreiben habe er sich angewöhnt, zur Zigarette zu greifen. Das erfolge schon beinahe reflexhaft.

Wenn er mit Kollegen oder Freunden zusammensitze, rauche er noch mehr, ohne daß er eigentlich Bedürfnis danach habe oder Genuß verspüre. Schon der Anblick einer Zigarettenschachtel führe dazu, daß er zugreife.

Bei geselligen Zusammenkünften rauche er noch mehr als ansonsten; im Institut rauche er wiederum mehr als zu Hause. Er rauche weniger, wenn er morgens lange schlafe, Sport treibe, reise oder tagsüber vielfältige Aktivitäten entwickele, die ihn auf Trab hielten. Um nicht häufig zum Zigarettenautomaten gehen zu müssen, kaufe er sich Zigaretten stangenweise. Er rauche filterlose, starke Zigaretten.

Obwohl er sich schon hin und wieder vorgenommen habe, mit dem übermäßigen Rauchen aufzuhören, habe er bis dato noch keine ernsthaften diesbezüglichen Versuche unternommen. Der Patient hofft, daß er seinen Konsum auf sein früheres Maß von 10 bis 15 Zigaretten pro Tag reduzieren könne.

2.2 Beobachtungen des Patienten

Aus der Exploration ergibt sich, daß sich der Patient gut selbst beobachtete und brauchbare Angaben über seine Rauchgewohnheiten machen konnte. Anhand der Exploration läßt sich sagen, daß er in folgenden Situationen besonders viel bzw. weniger raucht:

Besonders viel rauchen:
Lesen, schreiben, soziale Aktivitäten, Zigarettenschachtel in Sichtweite, Arbeiten im Institut.

Weniger rauchen:
Langes Schlafen, zu Hause bleiben, variabler Tagesablauf, Sport, Reisen.

Dann war zu fragen: Wann, wo, wie oft und unter welchen Bedingungen tritt das unerwünschte Verhalten auf, welche Konsequenzen hat es, welche Stimulusgegebenheiten gehen ihm voraus? Um diese Fragen zu beantworten, kommen die Methoden der Selbstbeobachtung, der Selbstprotokollierung, der Selbstbewertung, der Selbstbekräftigung und das Einüben des Patienten in Verhaltensanalyse zum Einsatz.

2.3. Systematische Selbstbeobachtung

2.3.1 Erster Schritt

Dem Patienten wurde dargelegt, daß er durch exaktes Protokollieren seine Rauchgewohnheiten besser kennenlernt und auch die eigentlichen Gründe für seinen starken Zigarettenkonsum erkennen kann.

Für das Protokollieren sollte der Patient einen Zeitraum von 14 Tagen vorsehen, in dem es für ihn ganz normal zuging; d. h. besondere Vorkommnisse sollten nach Möglichkeit nicht in diese Zeit fallen. Er sollte währenddessen nicht weniger rauchen als früher, da ansonsten von falschen Grundraten ausgegangen würde.

2.3.2 Zweiter Schritt

Der Patient sollte nicht einfach registrieren, wieviel Zigaretten er pro Tag rauche; er sollte seinen Konsum detailliert erfassen. Dazu war es nötig, daß er notierte, wieviel Zigaretten er

a) vor dem Frühstück, b) bis zum Mittagessen, c) direkt nach dem Mittagessen, d) bis Dienstschluß, e) nach dem Abendessen, f) beim Fernsehen oder in einer Gaststätte raucht.

Er sollte ferner registrieren, ob und wie oft er bewußt bzw. automatisch zur Zigarettenschachtel greife, ob er die Zigarettenschachtel in Sichtweite liegen lasse, ob sich Feuer in Sichtweite befinde, ob der Aschenbecher in Griffnähe stehe.

2.3.3 Dritter Schritt

Mit dem Patienten wurde abgesprochen, welche Möglichkeiten sich für ihn bieten, das Rauchverhalten zu registrieren. Da er sowieso Karteikarten für wissenschaftliches Arbeiten benötigte, wurde ihm nahegelegt, seine täglichen Aufzeichnungen darauf zu fertigen. Er sollte die Karteikarte so zuschneiden, daß er sie bequem zwischen Karton und Zellophanhülle der Zigarettenschachtel schieben konnte. An jedem Morgen sollte er eine neue Karte beginnen. Da er mehr als eine Schachtel pro Tag verbrauchte, sollte er die Karte der leeren Packung entnehmen und in die neue stecken. Zudem war es nötig, daß er einen Schreibstift (Kugelschreiber) bei sich trug. Falls er ausnahmsweise keinen Stift bei sich haben sollte, wurde ihm empfohlen, stattdessen die Karteikarte jedesmal am Rand leicht einzureißen. Zu Hause sollte er die Anzahl der Kerben mittels Schreibstift auf die Karteikarte übertragen.

2.3.4 Vierter Schritt

Anhand des bei *Watson* und *Tharp* (1975) berichteten Beispiels wurde dem Patienten gezeigt, wie sich das Rauchverhalten registrieren läßt.

Er sollte die Anzahl gerauchter Zigaretten in bestimmten Situationen aufschreiben. Als therapeutische Hilfe dienten die Angaben des Patienten, wann er besonders viel rauchte.

Es wurden vier Kategorien (mit Abkürzungen) vorgeschlagen:
(1) Lesen, Schreiben (LS), (2) Arbeiten im Institut (Inst), (3) soziale Aktivitäten (Soz), (4) Zigarettenschachtel in Sichtweite (Sicht).

Durch Gebrauch der Abkürzungen sollte das Registrieren erleichtert werden. Für die Protokollierung wurde zwecks besserer Übersicht der Tag in vier Abschnitte eingeteilt:

(1) Morgen (8 Uhr – 11 Uhr), (2) später Morgen (11 Uhr – 14 Uhr), (3) Nachmittag (14 Uhr – 18 Uhr), (4) Abend (18 Uhr bis zum Schlafengehen).

Am zweiten Tag hatte der Patient 48 Zigaretten geraucht; die ausgefüllte Karte:

	Rauchen			Dienstag, den ...	
	$8^h - 11^h$	$11^h - 14^h$	$14^h - 18^h$	ab 18^h	
LS	2				2
Inst	7	6	11		24
Sicht			1		1
Soz		3	3	15	21
Σ	9	9	15	15	48

Da der Patient am dritten Tag zur Besprechung der bisherigen Ergebnisse erschien, wurde eine Überarbeitung der Einteilung vorgenommen. So wurde die Kategorie „LS" (Lesen und Schreiben) herausgenommen, da sie nur schwach besetzt war (4 Zigaretten) und der Kategorie „Inst" (Arbeiten im Institut) zugeschlagen. Diese Neuordnung erschien auch inhaltlich gerechtfertigt, da der Patient hauptsächlich im Universitäts-Institut seine wissenschaftlichen Arbeiten verrichtete. Eine weitere Modifizierung wurde dadurch erreicht, daß die Kategorie „Sicht" (Zigarettenschachtel in Sichtweite) entfiel, da hier nur eine einzige Notierung erfolgte.

Die zwei Tage später vorgelegte Karte hatte folgendes Aussehen (45 Zigaretten):

	Rauchen			Donnerstag, den ...	
	$8^h - 11^h$	$11^h - 14^h$	$14^h - 18^h$	ab 18^h	
Inst.	8	8	10		26
Soz.		2	1	16	19
Σ	8	10	11	16	45

Wie sich aus einem ersten Überblick ablesen läßt, arbeitet der Patient nach 18^h nicht mehr im Institut, und morgens zwischen 8^h und 11^h sind die sozialen Aktivitäten recht schwach, am Abend dagegen um so stärker ausgeprägt. Dem Patienten wurde aus dieser kleinen Übersicht deutlich, daß er besonders am Abend in Gesellschaft sehr viele Zigaretten raucht; ein Umstand, der ihm vorher gar nicht bewußt war.

Die täglichen Aufzeichnungen wurden auf eine DIN A 5-Karteikarte übertragen, auf der für jeden Wochentag eine Spalte und für jede Kategorie eine Zeile vorgesehen waren.

Innerhalb dieser 14 Tage hatte der Patient insgesamt 660 Zigaretten geraucht, wobei er auf einen Durchschnitt von 47 Zigaretten (exakter Wert: 47,14) pro Tag kam.

In den beiden Kategorien „Institut" und „Soziale Aktivitäten" finden sich fast gleiche Häufigkeiten (323 : 337).

Vergleicht man die einzelnen Wochentage miteinander, zeigen sich nicht allzu große Unterschiede bezüglich der verbrauchten Zigarettenmenge (43–52 Zigaretten/Tag).

Zur besseren Veranschaulichung des Zigarettenkonsums wurde der Patient aufgefordert, ein Diagramm nach dem Muster einer Fieberkurve zu erstellen. Wichtig ist, daß eine solche Grafik übersichtlich und groß angelegt wird, damit selbst geringe Unterschiede auffallen. Da der Patient von 40 bis 50 gerauchten Zigaretten pro Tag berichtete, sollte die Ordinate bei 35 beginnen und bei 55 enden. Dadurch war es möglich, die Spannbreite des Zigarettenverbrauchs zu erfassen. Auf der Abszisse wurden die Wochentage abgetragen.

Nach Abschluß der Therapie wurde der Durchschnittswert (47,14 Zigaretten pro Tag) durch eine gestrichelte Linie angezeigt.

Die einzelnen Raten gruppieren sich um den errechneten Durchschnittswert von 47 Zigaretten pro Tag. Es handelt sich um eine stabile Grundrate (Mittelwert $\bar{X} = 47{,}1429$; Streuung $s = 2{,}7695$), da die Streuung klein ausfällt. Der Normbereich liegt also zwischen 44 und 50 Zigaretten pro Tag (statistisch exakt zwischen 44,3734 und 49,9124).

2.3.5 Fünfter Schritt

Für das Übertragen der täglichen Ergebnisse sollte der Patient eine Karteikarte im Format DIN A 5 benutzen.

Darauf sollte er für die 14 vorgesehenen Tage 15 Spalten von je 1 cm Breite vorsehen, und zwar rechts beginnend. In die letzte Spalte sollte die Summe, in die 14 vorausgehenden Spalten sollten die Abkürzungen für die Wochentage (mit jeweils zwei Buchstaben; für Montag also Mo) eingetragen werden. In die verbleibende große Spalte sollten die Bezeichnungen „LS", „Inst", „Sicht" und „Soz" für die vier Kategorien eingesetzt werden. Nach vier Tagen wurden die vier Kategorien zu zwei zusammengefaßt, so daß der Patient eine neue Karteikarte anlegen mußte, in der nur noch „Inst" und „Soz" erschienen.

Für die Anfertigung einer grafischen Darstellung im Sinne eines Diagramms sollte Millimeterpapier im Format DIN A 3 benutzt werden. Auch hier wurde das praktische Vorgehen demonstriert. Das Blatt wurde im Querformat verwandt. Auf der Abszisse wurden die 14 Wochentage in einem Abstand von 2,0 cm abgetragen; vor dem ersten Wochentag wurden ebenfalls 2,0 cm freigelassen. Auf der Ordinate wurden die Häufigkeiten registriert, und zwar von 35 bis 55; der Abstand zwischen den einzelnen Werten, die durch Querstrich markiert wurden, betrug 1,0 cm. Links neben die Ordinate wurden nach jeweils fünf Strichen die Zahlen aufgetragen, also die Ziffern 35, 40, 45, 50, 55. Die Zahl 35 wurde mit einem Abstand von 1,0 cm von der Abszisse geschrieben; dieser wurde gestrichelt dargestellt.

2.4 Selbstbewertung

Der Patient hatte eine klare Vorstellung seines angestrebten Ziels. Er wollte zukünftig pro Tag 10 – 15 Zigaretten rauchen.

Therapeutisch ist dies leichter durchzusetzen als z.B. der Wunsch nach völliger Abstinenz. Die meisten starken Raucher sind leichter dazu zu motivieren, weniger zu rauchen; völliger Verzicht auf den Glimmstengel wird als drakonisch erachtet.

Die Spanne zwischen Ist-Zustand (= 47 Zigaretten pro Tag) und Soll-Zustand (= 15 Zigaretten pro Tag) war recht groß und betrug 32 Zigaretten.

Das übermäßige Rauchen des Patienten wurde im wesentlichen dadurch aufrechterhalten, daß er mit Nachdruck an seiner Dissertation im Institut arbeitete und deshalb viel lesen und schreiben mußte.

2.5 Selbstverstärkung

Dem Patienten wurde erklärt, daß er Verstärker auswählen sollte, die sein erwünschtes Verhalten bis jetzt noch nicht verstärkt hatten, dies aber künftig tun sollten.

Um herauszufinden, welche Dinge, Personen oder Situationen für den Patienten eine Belohnung darstellten, wurde er gebeten, zehn Dinge aufzulisten, die für ihn erschwinglich waren. Er sollte sich dabei vergegenwärtigen, daß nicht alle Dinge sofort verstärkend für ihn wirkten, wenn er weniger rauchte. Der Patient sollte sich bei der Aufstellung der Liste überlegen, welche Punktzahl er den einzelnen Dingen zuordnen wollte.

Er erstellte folgende Liste mit dazugehöriger Punktzahl:

	Punkte
(1) Wochenendausflug nach München	40
(2) Opernbesuch im Staatstheater Mannheim	30
(3) Kauf einer Kassette mit klassischer Musik	25
(4) Ausgiebiges Abendessen im Hilton-Hotel	20
(5) An Weinprobe teilnehmen	15
(6) Kinobesuch	8
(7) Eiscafe besuchen	5
(8) Ausgiebig „Spiegel“ lesen	5
(9) Schwimmen gehen	3
(10) Im Park spazieren gehen	1

Dem Patienten wurde nahegelegt, diese aufgelisteten Dinge nur dann zu genießen, wenn er die entsprechende Anzahl von Punkten erzielte. Ein solches Punktsystem verlangt Selbstdisziplin und korrektes Verhalten, da die Einhaltung der „Spielregel“ durch Außenstehende nicht überprüfbar ist.

3 Genese

Während des Studiums hatte sich der Patient das Rauchen angewöhnt, wobei er auf 10 – 15 Zigaretten pro Tag kam. Seit der Assistentenzeit an der Universität mußte er oft allein arbeiten (im Institut), und zudem stand er mit der Dissertation unter Abgabedruck. Seit dieser Zeit rauchte er 40 – 50 Zigaretten pro Tag, mitunter auch mehr, speziell wenn er sich abends mit Freunden in der Weinstube traf. Da seine Freunde rauchten, lagen Zigarettenpackungen auf dem Tisch, und jeder bediente sich, meist gedankenlos.

3.1 Lebensbedingungen und sozialer Bereich

Der Patient war 27 Jahre alt, ledig, wissenschaftlicher Assistent an einem Universitäts-Institut und lebte allein in einer Zwei-Zimmerwohnung. Er fuhr nur selten zu seinen Eltern.

Der Patient schildert sich als geselliger Mensch, der viele soziale Kontakte pflegte.

4 Therapie

Es hatte eine genaue Analyse der Rauchgewohnheiten des Patienten stattgefunden. Der junge Mann hatte über einen Zeitraum von zwei Wochen genaue Aufzeichnungen geführt, aus denen hervorging, daß er durchschnittlich pro Tag 47 Zigaretten rauchte, wobei die Maximalwerte jeweils am Wochenende lagen. Es hatte sich gezeigt, daß hoher Zigarettenkonsum nicht so sehr mit wissenschaftlichem Arbeiten, sondern vielmehr mit sozialen Aktivitäten zusammenhing. Diese Feststellung war für den Patienten überraschend und von ihm bisher nicht beachtet worden.

Nachdem das Therapieziel klar festgelegt war (er wollte nur noch 10 – 15 Zigaretten pro Tag rauchen), wurden mit ihm ein Therapieplan ausgearbeitet und die Techniken der Verhaltensmodifikation nochmals besprochen.

4.1 Therapieziel

Als Ziel der Therapie ist die Reduktion des hohen Konsums von 40 – 50 Zigaretten auf 10 – 15 Zigaretten pro Tag vorgesehen.

4.2 Therapieplan

Gemeinsam mit dem Patienten wurde das therapeutische Vorgehen geplant.

Ihm wurde dargelegt, wie wichtig es ist, bereits kleinste Schritte und Teilerfolge in Richtung auf das Endziel positiv zu verstärken.

Er wurde gebeten anzugeben, wieviel Zigaretten er pro Tag rauchen wolle, um allmählich an sein Ziel (10 – 15 Zigaretten pro Tag) zu gelangen. Er meinte, er könne mit 18 Zigaretten pro Tag auskommen. Es wurde vorgeschlagen, daß er mit einem gewöhnlichen Wochentag beginnen solle, um diese 18 Zigaretten über den Tag zu verteilen. Er sollte morgens nur 18 Zigaretten für den Tag bereithalten.

Wurde die vereinbarte „zigarettenlose Zeit“ eingehalten, durfte er einen Strich machen.

Es wurden sieben bzw. acht „zigarettenlose Zeiten“ gemeinsam erarbeitet, in denen der Patient nicht rauchen durfte. Für jede erfolgreiche Beachtung dieser „Sperrzeiten“ konnte er sich einen Punkt gutschreiben.

Für jede zuviel gerauchte Zigarette hatte er 1 DM „Buße“ zu zahlen.

Sobald der Patient in der Lage war, während einer Woche pro Tag nicht mehr als 18 Zigaretten zu rauchen, wollte er von sich aus das Ziel von 11 Zigaretten anstreben.

4.3 Therapieverlauf

Auf der Basis der Grundratenerhebung wurde mit dem Patienten ein Plan erarbeitet, nach dem 18 Zigaretten folgendermaßen über den Tag verteilt wurden:

(1) Nach dem Frühstück eine,
(2) im Institut jede halbe Stunde je eine (von $9^h - 12^h = 6$ Stück),
(3) nach dem Mittagessen eine,
(4) im Institut zwischen 14^h und 18^h jede halbe Stunde eine (= 8 Stück),
(5) nach dem Abendessen eine,
(6) vor dem Schlafengehen eine Zigarette.

Wenn er abends ins Gasthaus ging, durfte er jede halbe Stunde eine Zigarette rauchen.

Durch Selbstbestrafung ist eine Verminderung der Auftretenswahrscheinlichkeit einer Reaktion möglich. Wir entschieden uns für das Selbstverabreichen aversiver Konsequenzen, also für positive Bestrafung.

Der Patient sollte zu Hause und im Institut ein Sparschwein aufstellen, in das er jedesmal ein Markstück zu werfen hatte, wenn er „zwischendurch“ zur Zigarette griff. Das „Bußgeld“ sollte er nach Abschluß der Therapie dem Roten Kreuz zur Verfügung stellen.

Das verhaltensmodifizierende Vorgehen wurde in vier Sitzungen eingehend durchgesprochen und von ihm gebilligt. Als weitere Hilfe wurde vereinbart: Morgens sollte er einer neuen Zigarettenpackung so viele Zigaretten entnehmen, daß nur noch 18 Zigaretten darin sein sollten. Er sollte die Packung immer einstecken und nicht herumliegen lassen. Die anderen Zigaretten sollte er in einen Schrank einschließen, so daß sie außer Sichtweite waren. Streichhölzer sollte er in die Hosentaschen stecken, der Aschenbecher war spätestens nach zwei gerauchten Zigaretten zu leeren.

Die Zigaretten sollte er sich nicht mehr stangenweise kaufen, sondern nur noch täglich eine Packung.

Mit dem Patienten wurde abgesprochen, zu welchen Zeiten er *keine* Zigarette rauchen durfte. Diese Zeiten waren im einzelnen: (1) Vor dem Frühstück, (2) zwischen den halbstündigen Intervallen im Institut am Morgen, (3) vor dem Mittagessen, (4) nach dem Mittagessen und vor 15 Uhr, (5) zwischen den halbstündigen Intervallen im Institut am Nachmittag, (6) zwischen 18 Uhr und vor dem Abendessen, (7) zwischen Abendessen und Schlafengehen, (8) im Gasthaus zwischen halbstündigen Intervallen.

Nach zwei Tagen erschien der Patient und berichtete, daß er das Sparschwein schon „ordentlich gefüttert habe“, da es ihm sehr schwerfiel, den Vertrag einzuhalten und nur zu den „freigegebenen Zeiten“ zu rauchen.

Am fünften Tag berichtete er, daß sich schon Erfolge abzeichneten. Konkret meinte er damit, daß er nur noch 20 Zigaretten am Vortag geraucht habe.

Der Besuch beim Therapeuten wurde auf eine Sitzung pro Woche festgelegt. Dieser Rhythmus erwies sich als geeignet.

Jede Woche wurden Erfolg und Versagen durchgesprochen, und es wurde gemeinsam nach Lösungen gesucht. So konnte er seinem Ziel entscheidend näher gebracht werden, als er morgens nicht mehr als die vereinbarten 18 Zigaretten in sein Etui legte und keine weiteren in das Institut mitnahm. Wenn er „gesündigt“ und mehr als vereinbart geraucht hatte, konnte es geschehen, daß er um 17 Uhr keine Zigaretten mehr hatte und nicht rauchen konnte. Er mußte das Arbeitszimmer verlassen und zehn Minuten Fußweg auf sich nehmen, um neue Zigaretten aus dem Automaten zu ziehen. Dadurch wurde er aus seinen Gedankengängen gerissen, und er hatte anschließend Mühe, den verlorenen Faden wieder aufzunehmen. Dies wirkte als weitere Bestrafung.

Schwierigkeiten bereitete die Erstellung eines „Rauchplans“ für das Wochenende. Gemeinsam wurde eine solche Liste erstellt. Danach war es dem Patienten erlaubt, zu folgenden Zeiten eine Zigarette zu rauchen (Basis: 18 Zigaretten pro Tag):

Samstag
(1) Nach dem Frühstück eine, (2) während des wissenschaftlichen Arbeitens am Morgen jede halbe Stunde je eine Zigarette (9 bis 12 Uhr = 6 Zigaretten), (3) nach dem Mittagessen eine Zigarette, (4) die restlichen 10 Zigaretten sollte er so verteilen, daß er jede Stunde eine rauchte, außer wenn er in ein Gasthaus ging; er durfte dort jede halbe Stunde eine Zigarette rauchen.

Sonntag:
Für den Sonntag war die Erstellung komplizierter, da er an diesem Tage grundsätzlich nicht wissenschaftlich arbeitete.

Es wurde festgelegt, daß der Patient die erste Zigarette nach dem Frühstück rauchen sollte, dann jede halbe Stunde bis nach dem Mittagessen wieder eine. Der Differenzbetrag bis zu den erlaubten 18 Zigaretten sollte vom Patienten in eigener Regie aufgeteilt werden.

An den Wochenenden gab es anfänglich Schwierigkeiten seitens des Patienten, die Zahl 18 nicht zu überschreiten. Nach drei Wochen trat hier eine Stabilisierung ein.

Die Zahl der gerauchten Zigaretten betrug an den ersten vier Wochenenden 53, 49, 42 und 39.

Ab fünftem Wochenende wurde die Zahl von je 18 Zigaretten pro Tag nicht mehr überschritten.

Um die Besuche beim Therapeuten nicht aversiv zu besetzen, durfte er hier eine Zigarette rauchen, wobei er diese eine abends aus dem Schrank „nachfüllen“ konnte.

Nach sechs Wochen war er soweit, daß er nicht mehr als 18 Zigaretten tagsüber brauchte.

Danach wurde das Ziel von elf Zigaretten in Angriff genommen.

Diese elf Zigaretten wurden über den ganzen Tag in folgender Weise verteilt:

(a) Wochentag: (1) Nach dem Frühstück eine, (2) im Institut zu jeder vollen Stunde am Morgen (9 – 12 Uhr) je eine, (3) nach dem Mittagessen eine, (4) im Institut zu jeder vollen Stunde am Nachmittag (14 – 18 Uhr) je eine, (5) nach dem Abendessen eine, (6) vor dem Schlafengehen eine Zigarette.

(b) Wochenende:
(Samstag): (1) Nach dem Frühstück eine, (2) während des wissenschaftlichen Arbeitens am Morgen (9 – 12 Uhr) zu jeder vollen Stunde je eine, (3) nach dem Mittagessen eine, (4) die verbliebenen sechs Zigaretten sollte er nach freiem Ermessen über den Rest des Tages verteilen, wobei ein Rhythmus von einer Stunde einzuhalten war.

(Sonntag): (1) Nach dem Frühstück eine, (2) die anderen zehn Zigaretten blieben dem Patienten zur freien Entscheidung überlassen.

Nach weiteren sechs Wochen hatte er dies Ziel zum erstenmal erreicht. Als er in den folgenden sechs Wochen nur zwei „Rückfälle" von je zwei Zigaretten hatte, wurde er aus der Betreuung entlassen.

5 Erfolgskontrollen

Nach insgesamt 22 Sitzungen (eine Sitzung pro Woche) wurde die Therapie beendet, da er sein Ziel erreicht hatte, nicht mehr als 10 – 15 Zigaretten pro Tag zu rauchen.

Er versicherte, er könne nun von sich aus weiter diesen Plan einhalten, der ihm fast schon zur Gewohnheit geworden sei.

Der Patient sagte nach Abschluß der Therapie, er fühle sich in seiner Selbstsicherheit gestärkt, da er es geschafft hatte, an einem ihm nicht erreichbar erschienenen Ziel doch angelangt zu sein.

Literatur

Hartig, M.: Die Anwendung von Techniken der Selbstkontrolle in der Verhaltenstherapie. In: *Kraiker, Ch.* (Hrsg.): Handbuch der Verhaltenstherapie, S. 325–350. Kindler, München 1974

Hartig, M.: Selbstkontrolle. Lerntheoretische und verhaltenstherapeutische Ansätze. 2. Auflage. Urban & Schwarzenberg, München 1975

Kanfer, F. H.: Selbstmanagement-Methoden. In: *Kanfer, F. H.* und *Goldstein, A. P.* (Hrsg.): Möglichkeiten der Verhaltensänderung, S. 350–406. Urban & Schwarzenberg, München 1977

Watson, D. und *Tharp, R.:* Einübung in Selbstkontrolle. Grundlagen und Methoden der Verhaltensänderung. Reihe Leben lernen, Bd. 13. Pfeiffer, München 1975

V Herzphobie (syn. Herzneurose, Herzangstsyndrom) (5. Fall)

Geklagte Hauptstörungen: Auftretende Todesangst; Angst, das Herz könnte versagen; Angst vor Herzinfarkt.

Dauer der Störung: Mehrere Jahre.

Diagnose: Angstneurose (ICD 300.0), Phobien (ICD 300.2), Herzphobie (ICD 305.3).

Therapieziel: Beseitigung der Angstzustände und der Phobien.

Therapieformen: Autogenes Training, Suggestion, Systematisches Desensibilisieren.

Therapiedauer: 30 Sitzungen (eine Sitzung pro Woche) innerhalb von 10 Monaten.

Anhand dieser Falldarstellung wird aufgezeigt, wie verschiedene Ängste und eine seit mehreren Jahren bestehende Herzphobie bei einem 44jährigen Patienten therapiert werden können.

1 Einleitung

In der Praxis tauchen häufiger Patienten mit herzphobischen Beschwerden auf. Sie wurden in aller Regel schon des öfteren internistisch gründlichst untersucht, es wurde eine Vielzahl von EKG abgeleitet, ohne daß jemals ein pathologischer Befund erhoben wurde.

Die im Vordergrund dieser Darstellung stehende Störung wird als Herzphobie (*Kuhlenkampff* und *Bauer,* 1960; *Bräutigam* und *Christian,* 1973) bezeichnet. Geläufige Synonima: Angstneurose (*Freud,* 1895), Herzangstsyndrom (*Michaelis,* 1970), Herzhypochondrie (*Bräutigam,* 1956), Herzneurose (*Richter* und *Beckmann,* 1969).

Während es über Symptomatik und klinisches Erscheinungsbild dieser neurotisch-psychosomatischen Störung im Grunde keine wesentlichen Differenzen gibt, erfährt die Terminologie verschiedentlich kritische Beurteilungen.

Die Verwendung des Begriffs Herzphobie wird von *Fürstenau* und Mitarbeitern (1964) abgelehnt, da sich der Herzneurotiker nicht davor fürchte, herzkrank zu werden – er sei vielmehr davon überzeugt, hoffnungslos herzkrank zu sein. Auch fehlten bestimmte Merkmale echter Phobien, so z. B. Vermeidbarkeit angstauslösender Reize. *Fürstenau* und Mitarbeiter (1964) setzen sich statt dessen für den Begriff Herzneurose ein, dem sich auch *Richter* und *Beckmann* (1969) anschließen.

Mit *Siebeck* (1953) und mit *Bräutigam* und *Christian* (1973) läßt sich einwenden, daß es eine eigentliche Herzneurose nicht gibt, da nicht das Herz, sondern der Patient neurotisch ist.

Für *Bräutigam* (1964) umschließt die Bezeichnung Herzneurose mehr als die der Herzphobie und beinhaltet auch atypische Fälle. Der Terminus Herzphobie habe den Vorteil, daß der Erkrankungstypus und die charakteristische seelische Verarbeitung deutlich gemacht würden. Bei herzphobischer Angst handelt es sich weniger um eine Angst vor dem Herzen als vielmehr um die Angst, daß das Herz stillstehen könne. Daneben wurde von *Bräutigam* (1956) auch noch der Begriff Herzhypochondrie verwandt, der die Symptomatik stärker einengend versteht und eher die allgemein hypochondrisch-ängstliche Unruhe und Selbstbeobachtung meint.

Eine Kompromißlösung könnte der Terminus „Herzfurchtsyndrom" abgeben, der bisher in der Literatur nicht verwandt wurde. Dieser Begriff hätte den Vorteil, daß er zum einen klar auf die Trennung von Angst und Furcht hinweist und zum anderen der von *Fürstenau* und Mitarbeitern (1964) geklagten Vermeidbarkeit des angstauslösenden Reizes nicht bedürfte. Außerdem wird deutlich, daß der Patient Furcht hat, und zwar Furcht vor einem Versagen, vor einem Stillstand des Herzens, als dessen unausweichliche Folge der Tod anzusehen ist. Da der Begriff „Herzfurchtsyndrom" nicht geläufig ist, halten wir uns an den von *Kuhlenkampff* und *Bauer* (1960) und von *Bräutigam* und *Christian* (1973) befürworteten Begriff der Herzphobie.

Die meisten Autoren ordnen herzphobische Symptomatik den Neurosen zu; für *Schmidt* und *Becker* (1977) ist sie eine psychosomatische Störung, „da sie sich an einem überwiegend vom autonomen Nervensystem innervierten Organ manifestiert." (S. 397).

1.1 Symptomatologie

Herzphobie beginnt mit anfallsartigem, starkem Herzklopfen und der Furcht, das Herz könne stillstehen, der Tod sei unausweichlich. An solchen Beschwerden und innerer Unruhe leiden 93 % der von *Richter* und *Beckmann* (1969) untersuchten Patienten. Weiter werden niedergedrückte Stimmung, Mattigkeit, Atembeschwerden und Herzklopfen geklagt.

Bei einem solchen initialen herzphobischen (sympathico-vasalen) Anfall zeigen sich Blutdruckwerte bis 160/100 und Pulsbeschleunigungen auf 140–150/min. Die Patienten erleben Herzrasen und Herzstillstandsangst bei vollem Bewußtsein; sie werden nie ohnmächtig. Hinzu treten Schweißausbrüche, Gesichtsröte, Gliederzittern.

Überraschenderweise finden sich in den abgeleiteten EKG keine Auffälligkeiten; bisher konnte kein spezifisches Herzphobiker-EKG nachgewiesen werden.

Die Patienten leben seit dem ersten „Herzanfall" ständig in der Angst, daß ein neuer Anfall auftreten und das Leben beenden könne.

Besonders fürchten sie sich vor einem Herzinfarkt, obwohl internistische Untersuchungen keinerlei Hinweise dafür abgeben: organisch ist das Herz in Ordnung. Wenn es auch einige formale Ähnlichkeiten zwischen herzphobischem Anfall und Herzinfarkt gibt, so sind die Unterschiede doch so gravierend, daß sie dem Patienten mitgeteilt werden sollten, damit er seine Furcht vor einem Infarkt abbauen kann.

1.2 Unterschied: Herzphobie – Herzinfarkt

Wesentliche Übereinstimmungen zwischen beiden Erkrankungen sind darin zu sehen, daß sie plötzlich ohne Prodromalsymptome auftreten können, und daß beide mit dem Herzen zu tun haben.

Als wichtigstes Ergebnis einer repräsentativen Kasuistik bezüglich der Unterschiede zwischen Herzphobie und Herzinfarkt stellten *Kuhlenkampff* und *Bauer*

(1962) fest, daß das Infarktsyndrom ganz vorwiegend durch Schmerzerleben gekennzeichnet sei. „Der Infarktkranke ist ein Schmerzkranker.“ (*Kuhlenkampff* und *Bauer*, 1962, S. 297). Beim Infarktbetroffenen stellt sich weder Todesangst noch ein Gefühl eines lebensgefährdenden Zustands ein – mitunter wird sogar der Tod ersehnt, um von den ungeheuren Schmerzen erlöst zu werden. Keiner der Kranken dachte während des Infarkts an sein Herz; es war nicht das Herz, das schmerzte; der Schmerz saß irgendwo im Körper. Der von einem herzphobischen Anfall betroffene Mensch dagegen erlebt stärkstes Herzklopfen, ja Herzrasen und elementare Todesangst, obwohl keine vitale Gefährdung vorliegt. Für einen sympathico-vasalen Anfall sprechen die Erhöhungen von Pulsfrequenz und Blutdruck.

Durch den Hinweis auf diese deutlichen Unterschiede im Erleiden von Herzinfarkt und herzphobischem Anfall kann dem Patienten Erleichterung durch die Gewißheit verschafft werden, daß sein Anfall weder Vorbote noch Symptom eines Herzinfarkts sei. Das vom Herzphobiker am meisten gefürchtete Ereignis, der Herzinfarkt, „tritt bei ihm seltener auf als bei der Durchschnittsbevölkerung“ (*Bräutigam* und *Christian*, 1973, S. 113). Obwohl der herzphobische Patient schon oft verstandesmäßig erkannte, daß keine organische Herzschädigung vorliegt, wie ja u. a. die vielen EKG beweisen, wird er seine Angst nicht los. Logisches Argumentieren und rationale Einsicht vermochten die neurotische Angst nicht zu überwinden. Einen Erklärungsansatz für dieses Verhalten bietet die Verhaltenstherapie. Sie geht davon aus, daß Neurosen dauerhafte, unangepaßte und gelernte Reaktionsgewohnheiten sind. Angst ist fast immer wesentlicher Bestandteil neurotischer Reaktionen; „und da Angst auf einer primitiven (subkortikalen) Ebene neuraler Organisationen entsteht, kann ihr Verlernen nur durch Prozesse bewirkt werden, die sich auf dieser primitiven Ebene abspielen“ (*Wolpe*, 1972, S. 29). Von dieser Hypothese ausgehend, bietet die Verhaltenstherapie mehrere Möglichkeiten, um solche gelernten Verhaltensweisen abzubauen. In der Behandlung phobischer Reaktionen und Ängste bewährten sich verhaltenstherapeutisch vor allen Dingen systematisches und In-vivo-Desensibilisieren, Selbstsicherheitstraining und Implosionstherapie. Anwendungsbeispiele für jede dieser drei Methoden finden sich bei *Morris* (1977).

1.3 Persönlichkeit

Alexander (1971) hält es für ein aussichtsloses Unterfangen, für funktionell Herzleidende ein „bestimmtes psychologisches Profil als Charakteristikum . . . zu suchen“ (S. 106).

Dennoch gelang es mehreren Autoren, Persönlichkeitsprofile herzphobischer Patienten zu erstellen. Bei *Fürstenau* et al. (1964) fand sich, daß herzphobische Patienten in zehn der zwölf MMPI-Skalen überzufällige Abweichungen gegenüber der Standardisierungsgruppe aufwiesen. Psychasthenie-Skala und die Skalen der neurotischen Trias (Hypochondrie, Depression, Hysterie) waren besonders stark erhöht. Der Profilverlauf entspricht demjenigen amerikanischer Angstneurotiker. Von *Richter* und *Beckmann* (1969) werden gleiche Ergebnisse berichtet. Durch Anwendung einer Q-Faktorenanalyse konnten zudem zwei Typen von Angstabwehr bei Herzphobikern festgestellt werden. Beim A-Typus (er repräsentiert 48 % der Herzphobiker) handelt es sich um die Patienten, die ihre seelischen Schwierigkeiten außergewöhnlich offen darstellen und Mängel eingestehen. Die zum B-Typus (36 % der Herzphobiker) zählenden Patienten neigen dazu, ihre seelischen Probleme und Konflikte vermehrt zu verleugnen.

Biometrische Untersuchungen an herzphobischen Patienten von *Hahn* et al. (1973) erbrachten u. a. mittels FPI-Auswertung zwei typische Profile: Es wurden eine Anfallsangst (A.A.)-Gruppe und eine Nicht-Anfallsangst (N.A.)-Gruppe ermittelt.

Immer wieder wird in der Literatur *Schonverhalten* erwähnt, das für herzphobische Patienten charakteristisch ist. Fast alle Patienten sind davon überzeugt, sich und damit das Herz schonen zu müssen. Sportliche Aktivitäten und sexuelle Kontakte werden vermieden, körperlichen Anstrengungen wird aus dem Wege gegangen, selbst zum Rückzug aus dem beruflichen Leben kann es kommen.

Gerade solche Menschen, die das Leben früher in hemdsärmeliger Manier angingen und bewältigten, die sich vor keiner Aufgabe und keinem Problem fürchteten, fanden wir besonders häufig unter unseren Patienten.

Eine weitere Persönlichkeitseigenschaft ist *Anklammerungs*verhalten an Menschen der vertrauten Umgebung, aber auch an den Arzt.

Herzphobiker überwachen in überstarkem Maße die Herztätigkeit. Sie kontrollieren Herzschlagfolge, zählen häufig den Pulsschlag und versuchen, die geringste Schmerzempfindung in Zusammenhang zu ihrem Leiden zu bringen. Auch die Atmung wird oftmals in das Kontrollverhalten mit einbezogen.

1.4 Krankheitsauslösende Bedingungen

Mit *Richter* und *Beckmann* (1969) lassen sich die für die Krankheit auslösenden Faktoren in vier Gruppen einteilen:

(1) Krankheit oder Unglücksfälle in der Umgebung des Patienten (bei etwa der Hälfte der Patienten).
(2) Beunruhigende Beobachtungen am eigenen Körper (bei etwa jedem vierten Patienten).
(3) Iatrogene Effekte (s. auch *Reimer* et al., 1979).
(4) Psychische Konflikte.

1.5 Ursachen

Wenn sich auch noch keine eindeutigen Kriterien nachweisen lassen, die als Ursache herzphobischer Zustände angesehen werden können (s. *Michaelis,* 1970), gehen tiefenpsychologisch orientierte Autoren von einem unbewußten, ambivalenten Trennungskonflikt aus. Funktionelle Herzbeschwerden werden als Folge verdrängter seelischer Konfliktsituationen angesehen.

Lerntheoretisch könnte operantem Konditionieren ätiologische Bedeutung zukommen. *Astrup* (1965) wies Konditionierbarkeit des Herzens nach der Methode klassischen Konditionierens nach.

1.6 Therapie und Prognose

Richter und *Beckmann* (1969) empfehlen, daß der Untersucher dem Patienten Mitteilung über das Ergebnis der organischen Untersuchung machen sollte, wobei die Worte sorgfältig zu wählen sind, um Mißverständnisse bei den hypochondrisch eingestellten Kranken zu vermeiden.

Nachdem die funktionelle Störung erklärt wurde, sollte dem Patienten gesagt werden, daß eine organische Herzerkrankung *nicht* vorliege und daß ein Herzinfarkt nicht zu erwarten sei, daß zwischen beiden Krankheiten nicht der geringste Zusammenhang bestünde, und daß es keine lebensverkürzenden Folgekrankheiten der Herzphobie gebe. Dann sollte dem Patienten dargelegt werden, daß es sich bei seiner Erkrankung um eine seelische Störung handelt, die mit psychotherapeutischen Methoden zu beheben ist.

Bräutigam (1964) hebt hervor, daß bei aufdeckender psychotherapeutischer Behandlung eine günstige Prognose besteht. Die Erfolge seien um so größer, je weniger chronifiziert die Symptomatik sei. Zur Therapie eines akuten Angstanfalls werden Diazepin-Präparate empfohlen (*Bräutigam* und *Christian*, 1973). Auch *Zauner* (1967) spricht sich für psychoanalytische Therapie aus. *Michaelis* (1970) geht bei herzneurotischen Patienten von orthodoxer psychoanalytischer Therapie ab und schlägt statt dessen Kurztherapie vor.

Eine große Psychoanalyse kommt nach *Richter* und *Beckmann* (1969) für die meisten Herzphobiker nicht in Frage. Sie empfehlen analytische Fokaltherapie, analytische Psychotherapie über einen längeren Zeitraum, analytische Gruppentherapie, aber auch suggestive und autosuggestive Verfahren (z. B. autogenes Training).

Neben tiefenpsychologisch-psychoanalytisch orientierten Verfahren bieten sich verhaltenstherapeutische Maßnahmen an.

Von *Meyer-Osterkamp* et al. (1972) wurde nachgewiesen, daß durch Rückmeldung der Herzfrequenz deren Verlangsamung bzw. Beschleunigung zu erreichen ist.

An 49 Studenten mit herzneurotischen Beschwerden demonstrierte *Liebhart* (1974), daß durch Einführung einer nichtemotionalen externen Erklärungsmöglichkeit für herzneurotische Beschwerden eine Besserung der Symptomatik beobachtet werden kann. Es handelt sich um die sogenannte Attributionstherapie, durch die kognitive Umstrukturierung erzielt wird.

1.6.1 Hinweise für die Praxis

In der praktischen Tätigkeit hat sich eine Kombination aus entspannenden, autohypnotischen, suggestiven und verhaltenstherapeutischen Maßnahmen bewährt.

Durch Einsatz des autogenen Trainings kommt es zu allgemeiner Ruhigstellung und Reduzierung des Angstpegels. So bejaht auch *Wittich* (1965) Anwendung autogenen Trainings bei herzphobischen Patienten. Die besondere Ansprechbarkeit zahlreicher Herzneurotiker auf suggestive Einflüsse steht nach *Richter* und *Beckmann* (1969) außer Zweifel. So bedeutet für viele Patienten die überzeugende Aussage des Therapeuten, er werde gemeinsam mit Hilfe des Patienten diese Krankheit bewältigen, eine große Hilfe.

Aus dem verhaltenstherapeutischen Repertoire hat sich vor allen Dingen systematisches Desensibilisieren als Mittel der Wahl erwiesen.

2 Problematik

Die herzphobische Störung unseres Patienten wird überblicksartig dargestellt.

Der Patient hielt sich im Rahmen einer Begutachtung mehrere Tage stationär in der Psychiatrischen Klinik auf. Die von ihm berichteten Beschwerden und Angstzustände finden sich bei fast allen Herzphobikern in gleicher Art und Weise.

2.1 Verhaltensanalyse und Entwicklung eines Therapieplans

Es handelt sich um einen 44jährigen männlichen Patienten, wohnhaft in einer kleinen Stadt, etwa 50 km von der Klinik entfernt; seit 20 Jahren verheiratet; drei Kinder. Er wurde mit sechs Jahren eingeschult, verließ mit 14 Jahren die Höhere Schule wegen Leistungsabfalls. Eine Techniker-Lehre schloß er nach dreieinhalb Jahren mit der Gesellenprüfung ab. Anschließend besuchte er die Ingenieurschule; die Abschlußprüfung bestand er ohne Schwierigkeiten. Danach ging er zu einer Bundesbehörde; nach erfolgreich bestandener Verwaltungsprüfung leitete er eine Werkstatt für Büromaschinen. Seit einigen Jahren ist er Sachbearbeiter im Zentralamt dieser Behörde.

2.1.1 Anamnese

Der Patient wurde erstmalig in der Psychiatrischen Universitätsklinik vorgestellt, als ein nervenfachärztliches Gutachten über ihn erstellt werden sollte.

Es sollte zu der Frage Stellung genommen werden, ob die von dem Patienten geklagten psychischen Beschwerden, die sich nach seinen Angaben nach einem Unfall herausgebildet hätten, im Zusammenhang mit diesem Unfall stünden.

Den Akten ist zu entnehmen, daß der Patient im Herbst 1967 einen Autounfall hatte, bei dem er Prellungen und Stauchungen des linken Oberschenkels, des linken Schulterblatts, der rechten Schulter und des Genicks erlitt.

Aus den Unterlagen geht ferner hervor, daß der Patient zwei Monate nach dem Unfall arbeitsunfähig war. Nach Wiederaufnahme der Arbeit litt er zeitweise an starken Kopfschmerzen und Depressionen. Das Unfallereignis vom Oktober 1967 führte zu einem Schleudertrauma der durch Blockwirbelbildung C2/C3 als vorgeschädigt anzusehenden Halswirbelsäule.

Wegen der vom Patienten angegebenen nächtlichen Unruhe- und Angstzustände, die erstmals nach dem Unfall aufgetreten seien, wird die Erstellung eines neurologischen Zusatzgutachtens empfohlen. Darin heißt es u. a., daß bei dem Patienten nach einem halben Jahr erstmalig nächtliche Angstzustände aufgetreten seien, die ihn hätten glauben lassen, sterben zu müssen. Er hatte das Gefühl, als werde ihm ein Reif um die Brust gelegt und der Hals langsam zugeschnürt. Neben deutlich fühlbarem Herzklopfen sei es häufig zu Kribbeln in den Händen oder zu einem krampfartigen Gefühl gekommen, das in den linken Arm gezogen sei. Wegen dieser Zustände hätte er schon häufig nachts einen Arzt bemühen müssen, da er Herzinfarkt befürchtete. Internistischerseits habe man keinen Hinweis für eine Herzerkrankung gefunden; alle abgeleiteten EKG waren frei von pathologischen Zeichen.

Auf Reisen quäle ihn besonders der Gedanke, daß er nicht wüßte, wo der nächste Arzt zu finden sei – dies erzeuge in ihm zunehmende Unsicherheit.

An der Arbeitsstelle sei sein Verhalten häufig verändert. Es gebe Tage, an denen ihm die Arbeit nicht mehr von der Hand gehe. Er laufe ziellos durch die Räume und könne sich auf nichts konzentrieren.

Auch leide er weiterhin ca. alle zwei bis drei Monate unter heftigen Kopschmerzattacken, die ein bis zwei Tage anhielten und durch einen dumpfen und klopfenden Schmerz charakterisiert seien.

Aufgrund dieser vielfältigen Beschwerden und Beeinträchtigungen ziehe er sich von Vergnügungen aller Art zurück. Während er früher häufig an geselligen Veranstaltungen teilnahm und einen großen Bekanntenkreis hatte, stellte er die sozialen Kontakte völlig ein.

Die beruflich bedingten Reisen konnte er in den letzten Wochen vor Therapiebeginn nicht mehr unternehmen, da seine Frau wegen der Kinder nicht mitfahren konnte, und er ohne sie das Schlimmste befürchtete. Er wollte sich nicht in die Gefahr begeben, einen Verkehrsunfall zu erleiden, der tödliche Folgen haben könnte. Es zeigte sich Vermeidungsverhalten auf vielen Gebieten.

Aus der sich anschließenden neurologischen Untersuchung wird u. a. berichtet:

Kopf frei beweglich, kein Meningismus, rechter Subokzipitalpunkt leicht druckdolent. Prüfung der Hirnnerven erbrachte keine Auffälligkeiten; Sprache unauffällig. Wirbelsäule nirgends klopfdolent; Sensibilität intakt. Romberg: kein abnormes Schwanken. Gang unauffällig, gute Mitbewegungen, Fersengang und Fußspitzengang bds. gut möglich; Strichgang sicher. Vegetativum: feinschlägiger Lid- und Fingertremor.

Im EEG zeigte sich eine flache Normvariante ohne Seitendifferenzen und ohne Herdhinweis; keine Anhaltspunkte für eine postkontusionelle Schädigung.

Aufgrund eigener Untersuchung nahm der psychiatrische Gutachter an, es handele sich um das Vorliegen einer Herzphobie. Bei den weiterhin genannten Beschwerden (so z. B. Aerophagie und Antriebshemmung) handelt es sich um typisch neurotische Symptome.

Bezüglich der psychischen Auffälligkeit seien psychotherapeutische Maßnahmen dringend angezeigt. Sehr erfolgversprechend erschienen verhaltenstherapeutische Maßnahmen (Systematisches Desensibilisieren), evtl. auch autogenes Training.

2.1.2 Eigene Diagnostik

Anhand der Informationen aus dem nervenfachärztlichen Gutachten erklärten wir uns bereit, den Patienten psychologisch zu untersuchen, um ihn evtl. psychotherapeutisch, vor allen Dingen verhaltenstherapeutisch zu betreuen.

Es stellte sich die Frage: liegt hier eine Phobie vor, die sich durch verhaltenstherapeutische und evtl. weitere psychotherapeutische Maßnahmen beseitigen läßt?

2.1.2.1 Psychologische Untersuchung

Um diese Frage zu beantworten, wurden vier psychologische Verfahren und Exploration durchgeführt:

(1) Im sprachfreien Intelligenz-Test nach *Raven* erzielte der Patient eine Leistung, die einem Prozentrang von etwa 90 entspricht. Er verfügt über eine als gut durchschnittlich zu bezeichnende Intelligenzkapazität.

(2) Aus dem Persönlichkeitsfragebogen MMQ wurde deutlich, daß der Patient weder zu Simulation noch zu Dissimulation neigt. Die Stärke der neurotischen Tendenz ist dem Bereich „Normalität zweifelhaft" zuzuordnen.

(3) Im Freiburger Persönlichkeits-Inventar (FPI-A) zeigen ausgesprochene Extremwerte (= Staninewerte von 9) die Skalen FPI 1 (Nervosität), FPI 4 (Erregbarkeit), FPI 5 (Geselligkeit) und FPI N (emotionale Labilität).

Der Patient nennt körperliche Beschwerden aus verschiedenen Funktionsbereichen, ferner vegetative Beschwerden, motorische Störungen, aber auch psychosomatische Allgemeinstörungen. Ferner schildert er Reizbarkeit, geringe Frustrationstoleranz, aufbrausende Affekte, aber auch Mißstimmung – insgesamt ein Bild emotionaler Labilität.

Die von *Hahn* et al. (1973) vorgenommene Unterteilung herzneurotischer Patienten mittels FPI erbrachte, daß unser Patient der sogenannten „Anfallsangst"-Gruppe zuzuordnen ist, d. h. daß er Angst vor Herzversagen und auch Todesangst hat.

(4) Das Rorschach-Protokoll weist viele Details auf, die für das Vorliegen einer Phobie sprechen. Der Erlebnistypus ist extratensiv. Es zeigen sich hysterisch-phobische Züge mit alternierender Symptomatologie.

Bei zusammenfassender Betrachtung der psychologischen Testverfahren ist mit hoher Wahrscheinlichkeit von dem Vorliegen einer Phobie (mit hysterisch-phobischem Einschlag) auszugehen.

(5) Es schloß sich eine ausführliche *Exploration* des Patienten und der Ehefrau an. Den Hergang des Autounfalls schildert der Patient in gleicher Weise, wie aus dem Gutachten ersichtlich. Er sagt, er habe seit etwa zwei Jahren Angst, und zwar Todesangst; er meine, er müsse sterben, weil das Herz aussetzen werde. Er befürchtete schon oft, einen tödlich verlaufenden Herzinfarkt zu erleiden. Er wisse zwar, daß sein Herz organisch gesund sei, da schon viele EKG-Ableitungen erfolgt seien, die alle o. B. waren.

Im Sommer 1973 erlitt er erneut einen Verkehrsunfall, bei dem sich sein Wagen unter einen Lkw schob und zusammengedrückt wurde. Der Patient, der den Pkw steuerte, erlitt nur geringfügige Verletzungen und konnte, nachdem sein Wagen unter dem Lkw hervorgezogen und aufgeschweißt worden war, aussteigen und sich den Schaden ansehen. Er erledigte dies ohne innere Beteiligung, wie er sagte. Erst als ein Polizist meinte: „Mensch, haben Sie aber Glück gehabt, daß Sie da überhaupt lebend herausgekommen sind!" sei er sich seiner lebensbedrohenden Situation bewußt geworden und habe angefangen zu zittern. Es sei ihm „ganz schlecht geworden", sein Herz habe wie wild zu schlagen begonnen. Seit diesem Zeitpunkt seien Angstzustände häufiger aufgetreten.

Da er beruflich viel reisen müsse, sei er oft gezwungen, in Hotels zu übernachten. Kaum daß er eine Unterkunft gefunden habe, müsse er auf die Straße gehen, um sich zu orientieren, wo der nächst erreichbare Arzt sei, falls er einen Herzanfall bekomme.

Früher sei er leidenschaftlicher Krimi-Fan gewesen, seit den beiden Unfällen könne er keinen Kriminalfilm mehr sehen, da er Angst habe, das Geschehen könne ihn so aufregen, daß er einen tödlichen Anfall erleide.

Herzanfälle seien erstmals bei ihm aufgetreten, als es in seinem Beisein einem Bekannten „schlecht geworden“ sei, er einen Herzinfarkt erlitt und kurz darauf verstorben sei.

Nachts wache er schweißgebadet auf und ringe nach Luft. Sein Herz schlage wie wild, er transpiriere stark. Er habe Angst, „das Herz könnte aussetzen“. Er bekomme ein Druck- und Beklemmungsgefühl in der Herzgegend; er habe das Gefühl, als bekomme er keine Luft, er könne nicht durchatmen; es setze Schwindel ein, begleitet von einem Gefühl nahender Ohnmacht, die aber noch nie eintrat.

Er zittere am ganzen Körper. Es setze Todesangst ein, seine Frau müsse sofort einen Arzt rufen, der ihm eine Beruhigungsspritze verabreiche.

Danach lebe er in ständiger Furcht vor einem neuen Anfall. Wenn er eine kleine körperliche Unregelmäßigkeit entdecke, reagiere er in hypochondrischer Weise und neige zu ängstlicher Selbstbeobachtung, ob es sich nicht um Anzeichen eines möglichen Herzinfarkts handle. Er gehe früh schlafen, um seinen Organismus, vor allen Dingen aber, um das Herz zu schonen, zudem kontrolliere er regelmäßig den Puls. Er sei froh, wenn seine Frau des Nachts bei ihm liege, damit sie sofort einen Arzt rufen könne. Manchmal schieße Magensäure in den Hals, dies verursache bei ihm ebenfalls Angst vor einem Herzinfarkt. Hin und wieder erwache er mit dem Gefühl,jemand drücke ihm den Hals zu.

Weitere Ängste:

Darüber befragt, wovor er am meisten Angst habe, sagt er:

(1) vor dem Autofahren und zwar
a) vor zu schnellem Fahren;
b) davor, daß das Auto von der Straße abkommen könne;
c) davor, daß ein anderer Autofahrer Fehler machen könne, die für den Patienten unangenehme Konsequenzen haben könnten;
d) davor, daß ihm Kinder ins Auto laufen könnten.

(2) Vitale Angst, vor allem nachts; tagsüber versuche er, sich seine hypochondrischen Gedanken durch Rationalisierung „auszureden“ („EKG ist in Ordnung“, „Das Herz ist gesund“).

(3) Er habe Angst, daß ihn das Geschehen im Fernsehen so strapaziere, daß das Herz aussetze.

(4) Er habe Angst, Arbeit liegen lassen zu müssen, weil er sich nicht aufraffen könne.

2.1.3 Diagnose

Bei Synopse von Gutachtenauszügen, Exploration und testpsychologischen Ergebnissen ergibt sich das Bild eines herzphobischen Syndroms.

2.1.4 Verhaltensanalyse

In verkürzter Form läßt sich die Symptomatik im wesentlichen wie folgt beschreiben: Die Erinnerung an einen Herzinfarkt bei einem Bekannten bzw. an die Worte des Polizisten nach dem zweiten Verkehrsunfall („Mensch, da haben Sie aber Glück gehabt, daß Sie da überhaupt lebend herausgekommen sind!") führen zu heftigem Herzjagen, Tachykardie, Schweißausbruch, Todesangst. Diese Furcht tritt immer dann auf, wenn er an obige Situationen erinnert wird.

2.1.4.1 Vorausgehende Bedingungen:

Das Beschäftigen mit dem miterlebten Herzinfarkt des Bekannten und mit den Worten des Polizisten.

2.1.4.2 Nachfolgende Bedingungen:

Arbeitgeber und Ehefrau zeigen viel Verständnis für die Angstzustände des Patienten.

2.1.4.3 Vorläufige Bedingungsmodelle:

Es lassen sich folgende vorläufige Bedingungsmodelle aufstellen (miterlebter Herzinfarkt):

UCS	UCR
Bei Bekanntem miterlebter Herzinfarkt	Erschrecken, Furcht

Jedesmal, wenn der Patient hört, daß jemand einen Herzinfarkt erlitt, stellte sich bei ihm Furcht ein, daß auch er einen Infarkt erleiden könne. Aus dem vorher unkonditionierten Reiz „Gespräche über Herzinfarkt" wurde ein konditionierter, und aus der vorher unkonditionierten Reaktion „Erschrecken", „Furcht" wurde eine konditionierte:

CS	CR
Hören von Herzinfarkt eines Menschen	Furcht, selbst einen Herzinfarkt erleiden zu müssen

Die Furcht vor dem Erleiden eines Herzinfarkts kann als klassisch konditioniert angesehen werden.

Für die Worte des Polizisten läßt sich folgendes vorläufiges Bedingungsmodell aufstellen:

UCS	UCR
Verkehrsunfall ohne Verletzungen	„Sie hätten tot sein können!"

Durch das Nachdenken über den Verkehrsunfall und die Worte des Polizisten („Mensch, da haben Sie aber Glück gehabt, Sie hätten tot sein können!") wurde aus dem Verkehrsunfall ein konditionierter Reiz, der zu einer konditionierten Reaktion führte:

CS	CR
Nachdenken über Verkehrsunfall	Hinweis auf tödliche Gefahr

Auch hier handelt es sich um klassisch konditioniertes Verhalten; es erscheint wichtig, die S-R-Verbindung (die Verbindung zwischen Reiz = S und Reaktion = R) zu unterbrechen und durch eine neu zu erlernende Reaktion zu ersetzen.

3 Therapie

Wie sich aus den diagnostischen Untersuchungen ergibt, liegt bei unserem Patienten eine Herzphobie vor.

Lerntheoretisch handelt es sich um klassisch konditionierte Verhaltensweisen, deren pathologische S-R-Verbindungen aufzulösen und durch neue Verhaltensweisen zu ersetzen sind.

3.1 Therapieziel

Ziel unserer psychotherapeutischen Bemühungen war, die herzphobischen Störungen des Patienten zu beseitigen. Er sollte in die Lage versetzt werden, Gespräche über Herzinfarkt zu führen, ohne daß es dabei zu herzphobischen Angstzuständen kam. Er sollte wie früher Auto fahren können, ohne Furcht vor einem tödlichen Unfall zu haben.

3.2 Allgemeiner Therapieplan

Durch psychotherapeutisches Vorgehen sollen Verbindungen zwischen angstauslösenden Reizen und psychosomatischen Störungen unterbrochen werden. Dazu wählten wir als hauptsächliche Methode systematisches Desensibilisieren, das die wirksamste Behandlungsmethode phobischer Störungen zu sein scheint (*Rachman*, 1970).

Unsere Vorgehensweise gliedert sich in fünf Stufen:

(1) Vorbereitung (Aufnahme der Vorgeschichte usw.).

(2) Erlernen eines Entspannungsverfahrens (autogenes Training) und Setzen von Suggestionen.

(3) Aufstellen von Hierarchien phobischer Reize und/oder angstauslösender Situationen.

(4) Anwendung systematischer (In-sensu-)Desensibilisierung.

(5) In-vivo-Desensibilisierung.

Nach lerntheoretischen Gesetzen, die den verhaltenstherapeutischen Maßnahmen zugrundeliegen, sind Phobien und die damit im Zusammenhang stehenden Vermeidungsreaktionen erlernte Verhaltensweisen; sie sind nicht angeboren, und sie sind nicht das Ergebnis einer zugrundeliegenden psychischen oder psychologischen Störung (nach *Morris*, 1977).

Angst spielt eine zentrale Rolle in der Mehrzahl neurotischer Zustände, und sie ist fast immer wesentlicher Bestandteil neurotischer Reaktionen. Wie *Wolpe* (1972) sagt, entsteht Angst auf einer subkortikalen Ebene neuraler Organisation, deshalb kann ihr Verlernen nur durch Prozesse bewirkt werden, die sich auf dieser primitiven Ebene abspielen; durch rein intellektuelles Handeln kann Angst nicht überwunden werden.

3.3 Konkreter Therapieplan

Im folgenden werden die unter 3.2. (allgemeiner Therapieplan) aufgestellten fünf Punkte für die praktische Anwendung ausführlich dargestellt.

Zu (1)
Vorbereitung (Aufnahme der Vorgeschichte s. o.):

Zu (2)
Entspannungsverfahren (autogenes Training).

Beim systematischen Desensibilisieren kommt es zu einer Verminderung der Angstreaktionen, und zwar dadurch, daß Entspannung zu Angsthemmung führt. Entspannung verhält sich der Angst gegenüber antagonistisch; *Wolpe* (1972) spricht von reziproker Hemmung.

Als Möglichkeiten der Entspannung bieten sich die Relaxationsmethode nach *Jacobson* (1938), autogenes Training oder, wie *Eysenck* und *Rachman* (1971) formulieren, „Praktiken hypnotischer und entspannender Verfahren" an. *Morris* (1977) entwickelte ein speziell auf systematische Desensibilisierung ausgerichtetes Entspannungstraining.

Wir wählten autogenes Training, das der Patient in sieben Sitzungen erlernte.

Zu (3)
Hierarchien

Durch Befragung des Patienten wurde ermittelt, welche Situationen bei ihm Angst hervorrufen:

(a) Gespräche über Herzinfarkt.

(b) Nächtliche Angstzustände, verbunden mit Lebensangst und Herzbeschwerden.

(c) Schlafstörungen, Depressionen.

(d) Zeitweilige Angst beim Autofahren, und zwar Angst vor zu schnellem Fahren, daß das Auto von der Straße abkommen könnte, daß ein anderer Autofahrer einen Fehler begehe, der für unseren Patienten unangenehme Folgen haben könne, daß ihm ein Kind ins Auto laufe, daß ein Radfahrer in unsicherer Fahrweise vor ihm hin- und herpendle.

(e) Zeitweilige Angst beim Fliegen.

(f) Angst beim Durchschwimmen unbekannter Gewässer oder Meere.

(g) Angst, allein zu sein.

(h) Angst, keinen Arzt in der Nähe zu haben.

Diese Liste ließ sich nach *Wolpe* (1972) in folgende Themengruppen ordnen:

(1) Krankheit (Herzinfarkt, Schlafstörungen, Depressionen, Lebensangst, Herzbeschwerden)

(2) Agoraphobie (Alleinsein, unbekannte Gewässer).

(3) Ängste, die sachlich begründet sind (Unfall, Autofahren, Fliegen).

Da sich in der ersten Gruppe („Krankheit") die häufigsten Ängste sammelten, wurde damit die Therapie begonnen.

Der Patient wurde gebeten, eine phobische Situation zu schildern:

„Mein Freund erzählte von einem Verwandten, der seit kurzer Zeit in Bremerhaven wohnte. Dieser sei von der Handelsmarine zur Bundesmarine gewechselt. Dadurch habe er in Bremerhaven eine Wohnung bekommen. An einem Sonntag erlitt er einen Herzinfarkt, an dem darauffolgenden Mittwoch sei er verstorben.

Das Gespräch ging dann weiter, daß nun niemand da sei, der meines Freundes Haus beaufsichtige usw.

Allein der kurze Hinweis auf den Herzinfarkt des Verwandten meines Freundes verschaffte mir innere Unruhe, und ich hatte noch länger damit zu schaffen. Ich glaube, daß allein die Benennung eines Infarkts oder einer ähnlich lebensbedrohenden Krankheit in mir eine starke Beunruhigung hervorruft. Jedesmal denke ich darüber nach, daß auch mich eine solche Krankheit befallen könne.

Jede körperliche Veränderung, z. B. leichter Schwindel, Herzklopfen oder aber auch Beschwerden des Magens signalisieren mir eine bevorstehende Gefahr. Dadurch – auch in Erinnerung an Gehörtes – entsteht ein derart starkes Angstgefühl, daß ich oftmals einen Arzt konsultieren muß."

Diese Darstellung wurde in kurze Sätze (Items) zerlegt:

(1) Vorstellung, der Freund sitze im Kreise Ihrer Familie.
(2) Freund übernimmt/führt das Gespräch.
(3) Freund berichtet über seinen Verwandten, der von der Handelsmarine zur Bundesmarine wechselte.
(4) Verwandter habe in Bremerhaven dadurch Wohnung erhalten.
(5) An einem Sonntag habe er einen Herzinfarkt erlitten.
(6) Am darauffolgenden Mittwoch sei er verstorben.
(7) Nun sei niemand da, der das Haus beaufsichtige.
(8) Der Hinweis auf Herzinfarkt verschafft starke Unruhe.
(9) Sie hatten noch länger mit dieser Unruhe zu schaffen.

In der nächsten Sitzung wurde dem Patienten mitgeteilt, welche Items in den einzelnen Sitzungen dargeboten werden sollten. Die mit den Sätzen assoziierten Situationen soll er sich „möglichst plastisch vor seinem geistigen Auge" vorstellen. Wenn ihn eine dieser Reizdarbietungen besonders störend beeinflusse, solle er die dem Therapeuten zugewandte Hand anheben.

Zu (4)

Systematisches Desensibilisieren

Das praktische Vorgehen sah folgendermaßen aus:

Nachdem sich bei dem Patienten ein Zustand tiefer Relaxation eingestellt hatte, wurde er gebeten, sich das erste Item vorzustellen:

„Sie sind jetzt tief und fest entspannt; Sie sind ganz ruhig, ganz ruhig . . . (Pause) . . . In diesem Zustand tiefer Ruhe können Sie sich ganz ruhig und ohne ein Zeichen von Unruhe oder Angst vorstellen, daß Ihr Freund im Kreise Ihrer Familie weilt . . . Sie können sich ganz ruhig vorstellen, daß Ihr Freund im Kreise Ihrer Familie weilt. . . Es bereitet Ihnen keinerlei Schwierigkeiten, sich ganz ruhig und entspannt vorzustellen, daß Ihr Freund im Kreise Ihrer Familie weilt . . . (nach ca. 5 Sekunden): Nun schieben Sie dieses Bild beiseite, schalten Sie ab davon, konzentrieren Sie sich wieder ganz intensiv auf die Entspannung. . . Sie spüren, wie Sie sich entspannen. . . Sie fühlen, daß Sie ganz ruhig sind, ganz ruhig. . ."

Dieser Vorgang wurde zweimal wiederholt. Dann wurde zum nächsten Item übergegangen, nachdem der Patient wieder tief entspannt war. „Sie sind wieder tief und fest entspannt, und Sie können sich noch einmal ganz ruhig und ohne ein Zeichen von Angst oder Unruhe vorstellen, daß Ihr Freund im Kreise Ihrer Familie weilt. . . Das konnten Sie sich soeben schon angstfrei vorstellen, genauso gelingt es Ihnen auch jetzt. . . Sie können sich auch jetzt völlig ohne Angst oder Unruhe vorstellen, wie die Situation weitergeht, daß Ihr Freund jetzt das Gespräch führt. . . Sie können sich ganz ruhig vorstellen, daß Ihr Freund jetzt das Gespräch führt. . . Ganz ruhig können Sie sich vorstellen, daß Ihr Freund jetzt das Gespräch führt. . . Es beunruhigt Sie in keiner Weise, wenn Sie sich vorstellen, daß Ihr Freund jetzt das Gespräch führt. . . Sie können sich das ganz ruhig und normal, ohne ein Zeichen von Angst vorstellen. . . Nun schalten Sie ab von diesem Bild, schieben Sie das Bild beiseite, schalten Sie um auf die Entspannung. . . Sie entspannen sich wieder. . . Sie spüren die tiefe Entspannung, die tiefe, tiefe Ruhe. . ." Auch dieses Item wurde in gleicher Weise wiederholt.

Nachdem sich der Patient wieder tief entspannt hatte, wurde er um einen Bericht über seine Empfindungen und Reaktionen während des Desensibilisierungsvorgangs gebeten. Er führte aus, daß er sich die Items „ohne eine Spur von Angst" vorstellen konnte. Anfänglich war es schwierig für ihn, von der Vorstellung zur Entspannung umzuschalten. Ihm wurde zur Pflicht gemacht, autogenes Training regelmäßig zu üben, die Items jedoch nicht mit einzubeziehen.

In der nächsten Stunde wurde der Ablauf der ersten Sitzung in komprimierter Form wiederholt, um inhaltlich Anschluß zu erzielen:

„Sie sind wieder tief entspannt und ganz ruhig. Sie sind frei von Verkrampfungen und Verspannungen; alles an Ihnen ist ruhig, gelöst, gelockert. . . Sie sind tief entspannt. . . In diesem angenehmen Zustand tiefer Entspannung können Sie sich wiederum ohne irgendwelche Zeichen von Angst oder Unruhe vorstellen, daß Ihr Freund im Kreise Ihrer Familie weilt. Das können Sie sich auch heute wieder völlig ruhig, ganz normal und ohne irgendein Zeichen von Unruhe vorstellen. . . Sie können sich auch ganz ruhig vorstellen, wie die Situation weitergeht. Sie stellen sich vor, daß Ihr Freund nun das Gespräch führt. . . Es bereitet Ihnen keinerlei Unruhe oder Angst, wenn Sie sich vorstellen, daß Ihr Freund nun das Gespräch führt. . . Nun schieben Sie dieses Bild beiseite, schieben Sie die Vorstellung beiseite, und konzentrieren Sie sich wieder auf die Entspannung. . ."

Dann wurde das dritte Item eingeführt.

„Sie sind wieder tief entspannt und ganz ruhig. . . Sie sind frei von Verkrampfungen und Verspannungen; alles an Ihnen ist ruhig, gelöst, gelockert. . . Sie sind tief entspannt. . . In diesem angenehmen Zustand tiefer Entspannung können Sie sich nochmals vorstellen, ganz ruhig vorstellen, daß Ihr Freund im Kreise Ihrer Familie weilt und nun das Gespräch führt. Sie können sich auch ganz ruhig vorstellen, wie die Situation weiterging... Ihr Freund berichtete von einem Verwandten, der von der Handelsmarine zur Bundesmarine wechselte... Sie können sich ganz ruhig und entspannt vorstellen, daß Ihr Freund von seinem Verwandten berichtete, der von der Handelsmarine zur Bundesmarine wechselte... Es bedeutet für Sie keinerlei Unruhe oder Angst, wenn Sie sich nochmals vorstellen, daß Ihr Freund berichtete, daß sein Verwandter von der Handelsmarine zur Bundesmarine wechselte... Das können Sie sich ganz ruhig und entspannt vorstellen... Diese Vorstellung bereitet Ihnen keinerlei Unruhe oder Angst... Sie können sich das ganz ruhig und entspannt vorstellen... Nun schalten Sie wieder ab von dieser Vorstellung, schalten Sie um auf die Entspannung... schieben Sie das Bild beiseite, konzentrieren Sie sich wieder ganz auf die Entspannung..."

Dieser Vorgang wurde in gleicher Weise noch zweimal wiederholt, dann wurde das vierte Item („Verwandte haben in Bremerhaven Wohnung erhalten") eingeführt. Nach ebenfalls drei Darbietungen in gleicher Art und Weise wurde die zweite Sitzung beendet. Die Befragung am Schluß ergab, daß der Patient keinerlei Unruhe oder Angst erlebt hatte. Die Umstellung „Vorstellung/Entspannung" gelang leichter.

In gleicher Weise wurde weitergegangen. Es wurde darauf geachtet, daß jeder Satz zwischen 5 und 15 Sekunden dargeboten wurde. In jeder Sitzung wurden zwischen zwei und vier Items bearbeitet; meist waren es drei. Jeder Satz wurde zwei- bis dreimal dargeboten. Bei stärker angstbesetzten Reizen erfolgten Wiederholungen. Es sollte immer nur dann in der Liste weitergegangen werden, wenn die Sätze vom Patienten ohne Angst erlebt wurden. Bei stärker angstbesetzten Reizen war Wiederholung nötig, da sie bei der ersten Darbietung nicht angstfrei erlebt wurden.

Der Patient berichtete eines Tages, daß er kürzlich mit seinem Chef über einen Kollegen, der an einem Herzinfarkt verstorben war, ein Gespräch führen konnte. Eine solche Unterhaltung hätte ihn vor Beginn der Behandlung sehr aufgeregt und bei ihm auch sicher einen „Anfall" ausgelöst, jetzt sei er innerlich ruhig geblieben.

Nachdem diese Liste der Beschwerden mit Erfolg durchgearbeitet worden war, erstellte der Patient eine Darstellung eines von ihm geführten Gesprächs über Herzinfarkt:

„Während eines Gesprächs mit meinen Freunden über Herzinfarkt stellte sich bei mir innere Unruhe ein. Diese Unruhe zu beschreiben, ist äußerst schwierig: Zuerst ist da ein Anflug, ähnlich einer Hitzewelle. Diese Hitzewelle gibt anscheinend ein Signal an verschiedene Körperstellen. Am Anfang wird davon der Magen angesprochen. Von hier laufen Druckwellen in den Brustkorb zur Herzgegend. Kleine Krampfbewegungen des Herzens geben Anlaß, dem Hirn zu melden, daß eine Herzattacke, ein Infarkt bevorsteht.

Der Verstand sagt, daß ein Herzinfarkt ausgeschlossen sei, jedoch, und das scheint charakteristisch zu sein, melden die Beschwerden (vom Magen aufwärts) etwas anderes – eben die Gefahr – Erinnerungen an Gespräche, an Gehörtes werden wach, daß andere nach „Schlechtsein" tot umgefallen seien. Aus diesen Komponenten ergeben sich Unruhewellen, die einmal mehr oder weniger abklingen (Verstand), zum anderen aber Angst schüren und die gesamte Aufmerksamkeit auf sich lenken. Dabei ist ebenso zu verzeichnen, daß kleinste Anzeichen wie Schwindelgefühl, Herzklopfen, Schlechtsein als höchste Alarmzeichen gewertet werden und damit die vegetativen Unruhewellen verstärken."

Diese Darstellung wurde in 17 Items zerlegt:

(1) Gespräch mit Freunden über Herzinfarkt.
(2) Innere Unruhe stellt sich ein.
(3) Anflug einer Hitzewelle.
(4) Hitzewelle gibt Signal an verschiedene Körperstellen.
(5) Zuerst wird davon der Magen betroffen.
(6) Die Druckwellen laufen in den Brustkorb.
(7) Die Druckwellen laufen dann zur Herzgegend.
(8) Daraus entwickelt sich der Verdacht einer Herzattacke.
(9) Daraus entwickelt sich der Verdacht eines Infarkts.
(10) Der Verstand sagt: Infarkt ausgeschlossen.
(11) Vom Magen aufwärts melden die Beschwerden Gefahr.
(12) Erinnerungen an Gespräche tauchen auf, daß andere durch „Schlechtsein" tot umfielen.
(13) Daraus entwickeln sich Unruhewellen, die abklingen.
(14) Daraus entwickeln sich Unruhewellen, die die gesamte Aufmerksamkeit auf sich lenken.
(15) Kleinste Anzeichen, wie Schwindelgefühl, Herzklopfen, Schlechtsein sind höchste Alarmzeichen.
(16) Diese Zeichen erzeugen vegetative Unruhe.
(17) Daraus entwickelt sich lebensbedrohliche Angst.

Die zweite Desensibilisierung glich in Aufbau und Fortgang der ersten:

„Sie sind jetzt tief und fest entspannt; Sie sind ganz ruhig, ganz ruhig . . . (Pause) . . . In diesem Zustand tiefer Ruhe können Sie sich ganz ruhig und ohne ein Zeichen von Unruhe oder Angst vorstellen, daß Sie mit Freunden ein Gespräch über Herzinfarkt führen. . . Sie können sich ganz ruhig vorstellen, daß Sie mit Freunden ein Gespräch über Herzinfarkt führen. . . Es bereitet Ihnen keinerlei Schwierigkeiten, sich ganz ruhig und entspannt vorzustellen, daß Sie mit Freunden ein Gespräch über Herzinfarkt führen. . . (nach ca. 5 Sekunden): Nun schieben Sie dieses Bild beiseite, schalten Sie ab davon, konzentrieren Sie sich wieder ganz intensiv auf die Entspannung. . . Sie fühlen, wie Sie sich entspannen, daß Sie ganz ruhig sind, ganz ruhig. . ."

Dieser Vorgang wurde in identischer Form zweimal wiederholt. Dann wurde zum nächsten Item übergegangen, wobei das erste nochmals durchgearbeitet wurde. „Sie sind wieder tief und fest entspannt, und Sie können sich noch einmal ganz ruhig und ohne ein Zeichen von Angst oder Unruhe vorstellen, daß Sie mit Freunden ein Gespräch über Herzinfarkt führen. Das konnten Sie sich soeben schon angstfrei vorstellen, genauso gelingt es Ihnen auch jetzt. . . Sie können sich auch jetzt völlig ohne Angst oder Unruhe vorstellen, wie die Situation weitergeht, daß sich bei Ihnen daraufhin eine innere Unruhe einstellte. Sie können sich ganz ruhig vorstellen, daß sich bei Ihnen daraufhin eine innere Unruhe einstellte. . . Ganz ruhig können Sie sich vorstellen, daß sich bei Ihnen daraufhin eine innere Unruhe einstellte. . . Es beunruhigt Sie in keiner Weise, wenn Sie sich vorstellen, daß sich bei Ihnen daraufhin eine innere Unruhe einstellte. . . Sie können sich das ganz ruhig und normal, ohne ein Zeichen von Angst vorstellen. . . Nun schalten Sie ab von diesem Bild, schieben Sie dieses Bild beiseite, schalten Sie um auf die Entspannungsübung. Sie entspannen sich wieder. . . Sie spüren die tiefe Entspannung, die tiefe Ruhe. . ." Auch dieses Item wurde in gleicher Weise zweimal wiederholt.

Das weitere Vorgehen glich dem der ersten Desensibilisierung; jedoch wurden diesmal drei Items pro Sitzung durchgearbeitet.

Diese zweite Liste enthielt wesentlich mehr Sätze, die beim Patienten Angst auslösten. So mußten z. B. die ersten drei Items insgesamt viermal wiederholt werden, bevor sie in der Vorstellung des Patienten keine Unruhe mehr auslösten.

Die letzten drei Items (Item 15–17) wurden auch dreimal (d.h. in drei aufeinanderfolgenden Sitzungen) wiederholt, wobei Item Nr. 17 („Stellen Sie sich bitte vor, daß sich dann aus diesen Zeichen lebensbedrohliche Angst entwickelte . . .") in mehreren gesonderten Sitzungen allein dargeboten wurde, da sich hier über längere Zeit phobische Reaktionen hielten.

Am Ende der Therapie konnte sich der Patient alle Items ohne irgendwelche Angst vorstellen; früher hätte dies bei ihm phobische Reaktionen ausgelöst. Auch konnte er ohne Zeichen von Angst mit jedem Menschen über das Thema Herzinfarkt reden, ohne daß ihn dies aufregte. Es war ihm wieder möglich, beruflich auf Reisen zu gehen, ohne daß er nach einem Arzt Ausschau hielt.

Insgesamt fanden 30 Sitzungen statt, und zwar eine Sitzung pro Woche.

Zu (5)
In-vivo-Desensibilisierung

Bei In-vivo-Desensibilisierung wird der Patient mit den phobischen Reizen nicht in der Vorstellung, sondern in der Realität konfrontiert. Ist es dem Patienten möglich geworden, im Rahmen systematischer Desensibilisierung die früher angstauslösende Situation angstfrei zu erleben, soll er ermutigt werden, sich dieser Situation in der Realität auszusetzen.

Unser Patient konnte nach Beendigung der ersten Liste ruhig mit seinem Chef über einen Kollegen sprechen, der an einem Herzinfarkt verstorben war.

3.4 Bewertung der Therapie

Im verhaltenstherapeutischen Vorgehen wird die Beseitigung eines einzelnen Symptoms angestrebt, dennoch läßt sich oftmals im Rahmen der Therapie eine Generalisierung beobachten. Dies bedeutet, daß nicht nur das behandelte Symptom verschwindet, sondern gleichfalls andere Symptome eliminiert werden, die nicht direkt verhaltenstherapeutisch angegangen wurden.

So konnte eine weitere Störung behoben werden, ohne daß sie direkt therapiert worden wäre: die Furcht des Patienten, während des Autofahrens einen Unfall zu erleiden. Nachdem die herzphobischen Angstzustände eliminiert waren, machte ihm auch schnelles Autofahren mit einem Sportwagen nichts aus.

Nächtliche Angstzustände und Schlafstörungen traten nicht mehr auf. Auf Reisen brauchte er nicht mehr in neurotischer Ängstlichkeit nach einem Arzt Ausschau zu halten; er konnte auch wieder Flugzeuge besteigen – alles lief so wie früher ab, d. h. in der Zeit, bevor er von herzphobischen Attacken befallen wurde. Beruflich war er wieder voll einsatzfähig; er konnte unbelastet reisen und brauchte im Hotel nicht mehr nach dem nächsten Arzt zu fragen.

3.5 Abschluß der Therapie

Abschluß der Therapie erfolgte in Übereinstimmung mit dem Patienten zu dem Zeitpunkt, da er ohne irgendwelche Zeichen von Angst über das Thema Herzinfarkt sprechen konnte. Zudem waren seine sonstigen Ängste, über die er berichtet hatte (s. o.) im Rahmen einer Generalisierung verschwunden.

4 Katamnese

Nach Abschluß der 30 Sitzungen umfassenden Psychotherapie wurde dem Patienten nochmals der Fragebogen FPI vorgelegt.

Es ergibt sich nun ein weitgehend stabilisiertes Profil. Psychosomatische Gestörtheit (FPI 1) sank von Stanine-Wert 9 auf den Wert 7 ab. Gehemmtheit (FPI 8) reduzierte sich von Stanine-Wert 7 auf Wert 5. Das deutlich extravertierte Verhalten (FPI E) wird durch die Steigerung von Wert 6 auf Wert 9 deutlich. Das geringe Durchsetzungsvermögen (FPI M) nahm zugunsten eines sich behauptenden Verhaltens ab.

Die in Skala E aufgetretene Änderung äußert sich u. a. darin, daß der Patient wieder Geselligkeiten aufsuchte, an sozialen Aktivitäten teilnahm und sich ungezwungen zeigte.

Die wiederholte Durchführung des Persönlichkeitsfragebogens MMQ erbrachte gegenüber der ersten Untersuchung einen völlig identischen L-Wert (= 7 Punkte), aber einen wesentlich verringerten N-Wert von 12 gegenüber 20 Punkten; die neurotische Tendenz liegt nun im Normbereich.

Bei dem Patienten hatte sich eine deutliche Verbesserung seelischer Stabilität eingestellt. Psychischen Belastungen vermag er in gleichem Maße standzuhalten wie der Durchschnitt der Bevölkerung. Die Neigung, bei psychischen Problemen neurotisch zu reagieren, hat erheblich abgenommen.

Im wiederholten Rorschach-Versuch zeigten sich nun keine Besonderheiten mehr. Es handelt sich um ein unauffälliges Protokoll, sowohl formal als auch inhaltlich.

Nach drei Monaten, in denen der Patient völlig symptomfrei geblieben war, wurde eine zweimalige Auffrischung der Therapie vorgenommen. In concreto bedeutet dies: Es wurde dem Patienten in entspanntem Zustand die zweite Liste in komprimierter Form im Rahmen systematischen Desensibilisierens vorgegeben. Er konnte sich alle Items völlig angstfrei und ohne ein Zeichen von Beunruhigung vorstellen.

Eine weitere Auffrischung der Therapie fand nach sechs Monaten statt; hier erfolgte dieselbe Prozedur wie beim ersten Mal. Die Auffrischungen dienten der Verfestigung der neu erworbenen Verhaltensweisen.

Danach wurde die Therapie endgültig beendet.

Literatur

Alexander, F.: Psychosomatische Medizin. 2. Auflage. de Gruyter, Berlin 1971
Astrup, Ch.: Pavlovian psychiatry. A new synthesis. Thomas, Springfield 1965

Bräutigam, W.: Analyse der hypochondrischen Selbstbeobachtung. Beitrag zur Psychopathologie und zur Pathogenese mit Beschreibung einer Gruppe von jugendlichen Herzhypochondern. Nervenarzt 27 (1956), 409–418

Bräutigam, W.: Typus, Psychodynamik und Psychotherapie herzphobischer Zustände. Zeitschrift für psychosomatische Medizin 10 (1964) 276–285

Bräutigam, W. und *Christian, P.:* Psychosomatische Medizin. Thieme, Stuttgart 1973

Eysenck, H. J. und *Rachman, S.:* Neurosen – Ursachen und Heilmethoden. VEB Deutscher Verlag der Wissenschaften, Berlin 1971

Freud, S.: Über die Berechtigung, von der Neurasthenie einen bestimmten Symptomenkomplex als „Angstneurose" abzutrennen (1895), S. 312–342. G. W., Bd. I. Imago Publishing Co., London 1952

Freud, S.: Zur Kritik der „Angstneurose" (1895), S. 355–376. G. W., Bd. I. Imago Publishing Co., London 1952

Fürstenau, P., Mahler, E., Morgenstern, H., Müller-Braunschweig, H., Richter, H. E.: Untersuchungen über Herzneurose. Psyche 18 (1964) 177–190

Hahn, P., Mayer, H. und *Stanek, B.:* Biometrische Befunde bei Herzneurose. Zeitschrift für psychosomatische Medizin und Psychoanalyse 19 (1973) 231–264

Jacobson, E.: Progressive Relaxation. University of Chicago Press, Chicago 1938

Kuhlenkampff, C. und *Bauer, A.:* Über das Syndrom der Herzphobie. Nervenarzt 31 (1960) 443–445 und 496–507

Kuhlenkampff, C. und *Bauer, A.:* Herzphobie und Herzinfarkt. Zur Anthropologie von Angst und Schmerz. Nervenarzt 33 (1962) 289–299

Liebhart, E. H.: Attributionstherapie. Beeinflussung herzneurotischer Beschwerden durch Externalisierung kausaler Zuschreibungen. Zeitschrift für Klinische Psychologie, Forschung und Praxis 3 (1974) 71–94

Meyer-Osterkamp, S., Grusche, A. und *Cohen, R.:* Eine Untersuchung zur operanten Kontrolle der Pulsfrequenz. Zeitschrift für Klinische Psychologie, Forschung und Praxis 1 (1972), 213–231

Michaelis, R.: Das Herzangstsyndrom Karger, Basel 1970

Morris, R. J.: Methoden der Angstreduktion. In: *Kanfer, F. H.* und *Goldstein, A. P.* (Hrsg.): Möglichkeiten der Verhaltensänderung, S. 261–308. Urban & Schwarzenberg, München 1977

Rachman, S.: Verhaltenstherapie bei Phobien. Urban & Schwarzenberg, München 1970

Reimer, Ch., Hempfing, L. und *Dahme, B.:* Iatrogene Chronifizierung in der Vorbehandlung psychogener Erkrankungen. Praxis der Psychotherapie und Psychosomatik 24 (1979) 123–133

Richter, H. E. und *Beckmann, D.:* Herzneurose. Thieme, Stuttgart 1969

Schmidt, L. R. und *Becker, P.:* Psychogene Störungen. In: *Pongratz, L.* (Hrsg.): Handbuch der Psychologie, Bd. 8/1, Klinische Psychologie, S. 330–434. Hogrefe, Göttingen 1977

Siebeck, R.: Medizin in Bewegung. Klinische Erkenntnisse und ärztliche Aufgabe. 2. Auflage Thieme, Stuttgart 1953

Wittich, G. H.: Grundlagen einer mehrdimensionalen Therapie bei Herzneurosen und funktionellen Kreislaufsyndromen. Heilkunst 78 (1965) 124–130

Wolpe, J.: Praxis der Verhaltenstherapie. Huber, Bern 1972

Zauner, J.: Grundsätzliche Möglichkeiten der Entstehung psychogener Herzsymptome mit der Indikation zur Psychotherapie. Zeitschrift für Psychosomatische Medizin und Psychoanalyse 13 (1967) 225–233

VI Kontrollzwang und multiple Phobien (6. Fall)

Geklagte Hauptstörungen: Kontrollzwang und Angst, durch Lebensmittelgenuß vergiftet zu werden.

Dauer der Störungen: Kontrollzwang seit der Kindheit; die weiteren Störungen entwickelten sich im Lauf des Lebens.

Diagnose: Zwangsneurose (ICD 300.3); zwanghafte Persönlichkeit (ICD 301.4); Phobie (ICD 300.2).

Therapieziel: Beseitigung des Kontrollzwangs und der phobischen Verhaltensweisen.

Therapieformen: Autogenes Training, Suggestion, systematisches Desensibilisieren.

Therapiedauer: 23 Sitzungen, verteilt über einen Zeitraum von 15 Monaten.

Die Patientin wurde in Therapie genommen, weil sie über Kontrollzwänge und über die Furcht klagte, sie könnte sich und ihre Familie durch unvorsichtiges Umgehen mit Lebensmitteln vergiften.

Im Laufe der Behandlung berichtete sie von weiteren Störungen, die ebenfalls therapiert wurden.

Diese Falldarstellung soll u. a. zeigen, daß nicht immer langdauernde Therapien vonnöten sind, um kleinere phobische Zustände zu beseitigen.

1 Einleitung

Wie in der täglichen Praxis usus, werden Patienten mit einer eng umschriebenen neurotischen Störung in Therapie genommen. Meist zeigt sich schon nach wenigen Sitzungen, daß weitere Beschwerden geklagt werden, die ebenfalls behandlungsbedürftig sind.

Ob man Zwangserscheinungen als „Zwangsneurosen" oder als „Zwangskrankheit" bezeichnet, hängt von der Schule ab, der der einzelne Wissenschaftler anhängt. Die sich tiefenpsychologischen Theorien verhaftet fühlenden Autoren sprechen von Zwangsneurose, vorwiegend klinisch tätige Psychiater bevorzugen den Terminus Zwangskrankheit (s. *Langen* und *Thümler*, 1974). Nach Ansicht von *Bräutigam* (1968) bezeichnet Zwangskrankheit schleichend auftretende Zwangsneurosen, „die von dem Menschen ganz Besitz ergreifen und bei denen keine auslösende aktuelle Konfliktsituation zu finden ist" (S. 90). Zwischen Zwangsneurosen leichteren und schwereren Grades differenziert *J.-E. Meyer* (1974); letztere belegt er mit der Bezeichnung „Zwangskrankheit". Für *Jaspers* (1948) ist das Erlebnis eines psychischen Zwangs eine letzte Tatsache.

„Zwang" wurde erstmals von *Westphal* (1877) als psychiatrischer Begriff eingeführt. Er sagte, Zwangsvorstellungen träten „gegen und wider den Willen des betreffenden Menschen in den Vordergrund des Bewußtseins", und sie würden von dem Betroffenen als abnorm und ihm fremdartig anerkannt (S. 393).

Daß Zwangsverhalten auch Psychopathien zuzurechnen ist, darauf weisen u. a. *Gruhle* (1952) und *G. E.Störring* (1932) hin; letzterer beschreibt ausführlich eine bei einem anankastischen Psychopathen bestehende Zwangspsychopathie. Eine weitere Variante in der Begriffsbestimmung stammt von *Rümke* (1967); er schlägt den Terminus „Zwangssyndrom" vor.

Die Verhaltenstherapie versucht, die Entstehung von Zwangssymptomen lernpsychologisch zu erklären. Jede neurotische Störung, und damit auch das Zwangsverhalten, entsteht nach *Wolpe* (1958) in stark angstbesetzten Situationen. Die ursprünglich neutralen Reize, die in den angstauslösenden Situationen auf das Individuum einwirken, werden durch klassisches Konditionieren zu bedingten Reizen, die allein imstande seien, die Angstreaktionen hervorzurufen. „Diejenigen Verhaltensweisen, die . . . mit Angstreduzierung verbunden seien, würden dadurch verstärkt und deshalb fortbestehen. Geradezu gesetzmäßig stünden Stärke und Häufigkeit zwanghafter Reaktionen und der Grad der beim Patienten vorhandenen Angst miteinander in Beziehung" (*Dilling* et al., 1977, S. 79).

Für *Ramsay* und *Sikkel* (1973) handelt es sich bei zwanghaftem Verhalten um eine Form konditionierter Angst.

1.1 Zwänge bei Gesunden und Kranken

Zwang kann als ubiquitäres Symptom der Psychopathologie aufgefaßt werden (*Benedetti,* 1978). Wir finden ihn bei Neurosen, Psychosen, hirnorganischen Zuständen, bei Schizophrenie, endogenen Depressionen und bei Sucht. Für *Kutter* (1976) ist die Zwangsneurose nur eine Extremvariante all der Neurosen, bei denen Zwangsphänomene vorliegen.

Für das Auftreten von Zwängen bei Gesunden gibt es hinreichend Beispiele (s. hierzu *Feer,* 1973). So kennt jeder die Situation, in der ihm immer wieder eine Melodie in den Sinn kam, und er diese summen mußte. Vor einer längeren Reise kontrolliert man mehrmals Lichtschalter, Fenster- und Türverriegelungen, obwohl man dies zuvor alles schon erledigt hat.

Die Beispiele zeigen, daß solche Aktivitäten sinnlos, widersinnig oder unvernünftig sind. Nach einiger Zeit sind diese Zwangserscheinungen bei Gesunden nicht mehr vorhanden und dem Betroffenen kaum noch erinnerlich.

1.2 Einteilung der Zwänge

Im anglo-amerikanischen Sprachgebrauch differenziert man zwischen „compulsions" und „obsessions", im Deutschen kennt man (1) Zwangshandlungen, (2) Zwangsgedanken, (3) Zwangsantrieb oder Zwangsimpuls.

1.2.1 Zwangshandlungen:

Es kommt zu mehrmaligem Wiederholen motorischer Aktivitäten, wobei rituelle Handlungen auftreten können. Am häufigsten findet man Waschzwang, gefolgt von Ordnungs-, Kontroll- und Zählzwang.

Wird die Zwangshandlung nicht ausgeführt, kommt es zu heftigen Angstzuständen. Jede Zwangshandlung bringt jedoch nur kurzfristige Erleichterung.

1.2.2 Zwangsgedanken:

Bei Zwangsgedanken steht ein bestimmter Inhalt im Bewußtseinsfeld, obgleich das Unsinnige erkannt wird. So kann ein Zählzwang darin bestehen, daß immer wieder alle Telefonnummern von Bekannten und Freunden innerlich aufgesagt werden müssen, damit beispielsweise einem Verwandten kein Unheil zustößt.

1.2.3 Zwangsantrieb:

Hier handelt es sich um plötzlich auftretende aggressive Impulse. So z. B. der Gedanke, man müsse die Eltern töten, sich von einer Brücke herunterstürzen oder mit dem Auto gegen einen Pfeiler rasen.

1.3 Häufigkeit

Nach *Süllwold* (1977) machen Zwangskranke etwa 1% psychiatrischer Patienten aus. Laut *Bräutigam* (1968) liegt der Anteil stationär aufgenommener Zwangsneurosen in Psychiatrischen Kliniken bei 1%; in der psychotherapeutischen Ambulanz sind es 2,1%; vom niedergelassenen Nervenarzt werden bei 3% der Patienten Zwangsneurosen diagnostiziert. Ähnliche Ergebnisse berichtet *Beck* (1974) aus der psychosomatischen Abteilung der Universitäts-Poliklinik Basel. Zwangsneurosen sollen nach *Laughlin* (zit. bei *Benedetti,* 1974) 9–12% aller Neurosen ausmachen.

1.4 Prognose

Verlauf und Prognose der Zwangsneurose zeigen, daß sie von „allen Neurosetypen diejenige ist, die am meisten zur Chronifizierung neigt" (*Bräutigam,* 1968, S. 90). Daß die Prognose oft zu pessimistisch gesehen wird, zeigte *Müller* (1957), der in einer katamnestischen Untersuchung nach durchschnittlich 25 Jahren bei 57 Zwangskranken eine Besserungs- bzw. Heilungsrate von 50% fand (16 völlig geheilt, 12 stark gebessert).

Durch Anwendung verhaltenstherapeutischer Maßnahmen kann die Prognose insgesamt günstiger eingeschätzt werden. So berichtet *Lazarus* (1963) eine Besserungsrate von 55%.

1.5 Therapie von Zwangszuständen

Zwangsphänomene können verschieden behandelt werden.

1.5.1 Somatische Therapie

Eine spezifische medikamentöse Therapie gibt es nicht; so vermögen Antidepressiva und Elektrokrampfbehandlung nur vorübergehend Hilfe zu geben.

1.5.2 Leukotomie

Die früher bei schweren Zwangskrankheiten als letzter Ausweg gewählte frontale Leukotomie wird heute kaum noch durchgeführt.

1.5.3 Hypnose

Hypnotherapie verspricht bei leichten Zwangssymptomen relativ günstige Erfolgsaussichten; bei lange bestehenden Zwangssymptomen und Zwangsneurosen erscheint diese Therapieform jedoch wenig erfolgversprechend (s. *Leuner* und *Schroeter,* 1975).

1.5.4 Analytische Psychotherapie

Analytische Psychotherapie bleibt nach Ansicht *Hubers* (1974) bei der Zwangskrankheit „ohne wesentlichen Effekt". Dennoch seien Zwangsneurosen der Psychoanalyse „liebstes", aber auch „schwierigstes" Kind (s. *Huber,* 1974, S. 263). Um die Effektivität dieser Therapieform zu steigern (trotz ungünstiger Erfolgsaussichten), empfiehlt *Bräutigam* (1968), die Patienten streng nach behandlungsprognostischen Kriterien auszuwählen und genügend lange und intensiv zu therapieren.

1.5.5 Lernen am Modell (Imitationslernen)

Die Methode des von *Bandura* (1976) entwickelten Modellernens bietet Möglichkeiten, Zwangsverhalten zu reduzieren. Diesem Verfahren liegt der Gedanke zugrunde, daß es beispielsweise zu einer Abnahme von Zwangshandlungen kommt, wenn dem Patienten vom Therapeuten demonstriert wird, daß er sich ohne Konsequenzen dem gefürchteten Reiz nähern kann.

1.5.6 Verhaltenstherapie

Die wichtigsten verhaltenstherapeutischen Methoden:

1.5.6.1 Reizüberflutung (Flooding)

Der Patient wird in der Realität einer Hierarchie der gefürchteten Verhaltensweisen ausgesetzt, und zwar in absteigender Reihenfolge.

1.5.6.2 Aversionserleichterung

Zwangserlebnisse des Patienten werden über Tonband, Dia oder Film dargeboten. Während einer Demonstration werden angstauslösende Stimuli und Angstreaktionen eingeführt, denen Aversionserleichterung folgt, wenn der Patient aversive elektrische Reize an einem seiner Finger ausschaltet.

1.5.6.3 Gedankenstoppen

Diese Methode eignet sich zur Therapie von Zwangsgedanken. Hier wird der Patient aufgefordert, sich zu entspannen, die Augen zu schließen und „eine seiner typischen Gedankenketten zu verbalisieren" (*Eysenck* und *Rachman,* 1971, S. 120). Plötzlich ruft der Therapeut: „Stopp!" Dieses Vorgehen wird mehrfach wiederholt und dem Patienten gezeigt, daß er in der Lage ist, quälende Gedankengänge zu unterbrechen (s. besonders *Wolpe,* 1972, S. 232f).

Fiedler (1976) berichtet über Behandlung von Zwangsgedanken mit Kognitionstraining.

1.5.6.4 Systematisches Densibilisieren

Zwischen Phobikern und Zwangsneurotikern gibt es nach *Ramsay* und *Sikkel* (1973) genügend Ähnlichkeiten, so daß die Anwendung erfolgreicher verhaltenstherapeutischer Verfahren bei phobischen Reaktionen auch bei Zwangsneurotikern als günstig erscheint. Die beste Methode zur Behandlung von Phobien ist systematisches Desensibilisieren, das sich auch in der Therapie von Zwangsneurosen bewährt hat.

Das praktische Vorgehen besteht darin, daß sich der Patient entspannt, sich gedanklich schrittweise der ängstigenden Situation annähert und sich ihr aussetzt.

1.6 Beziehung Zwang-Phobie/Angst

Zwischen Zwang und phobischen Zuständen besteht eine Beziehung; beide sind einander ähnlich. Diesem Umstand wurde beispielsweise dadurch Rechnung getragen, daß Zwänge und Phobien im phobisch-anankastischen Syndrom (*Alsen,* 1970) oder im anankastischen Syndrom (*Skoog,* 1965) zusammengefaßt werden.

Trotz aller Gemeinsamkeiten sollten Phobie und Zwangsneurosen grundsätzlich unterschieden werden, so vor allem auch im Hinblick auf die Syndromgenese (s. *Petrilowitsch,* 1955).

Enge Beziehungen zwischen Zwang und Phobie konnte beispielsweise *Benedetti* (1974) beobachten, der vor einer zwangsneurotischen Entwicklung häufig Phobien, Angstneurosen und neurotische Depressionen feststellte. Andererseits gibt es Autoren, die berichten, daß oftmals „das Auftreten von Zwangssymptomen von einem Anstieg dysphorischer Affekte gefolgt war" (*Schmidt* und *Becker,* 1977, S. 358). Auch *Eysenck* und *Rachman* (1971) weisen auf den Zusammenhang zwischen Zwang und Phobie hin, indem sie unter dysthymischen Patienten solche Neurotiker zusammenfassen, die an Angst, Zwang und Phobie leiden.

Bei Zwangsphänomenen fallen nicht nur phobische Verhaltensweisen auf, sondern auch Angsterscheinungen, wobei mitunter nicht herauszufinden ist, wovor der Patient eigentlich Angst hat (s. *Ramsey,* 1979).

Süllwold (1979) geht noch weiter, wenn sie von Zwangsphobie spricht, die bei beginnender Wahnstimmung zu beobachten sei.

1.7 Kontrollzwang

Will man die verschiedenen Arten von Zwangshandlungen in eine Reihenfolge bringen, stehen Kontrollzwänge im oberen Bereich, in enger Nachbarschaft zu Putzzwängen.

Auffälligste Kennzeichen von Kontrollritualen sind nach *Rachman* (1979), daß die Kontrollen vornehmlich zu Hause und dann auftreten, wenn der Patient allein ist. Die meisten Kontrollzwänge sollen ein unangenehmes Ereignis verhüten, das den Patienten selbst, Familienangehörige oder Freunde betreffen könnte. Wenn der Patient seinen Kontrollzwang ausführt, ist er davon überzeugt, Unheil abzuwenden. Es erfolgt jedesmal eine Verstärkung, da durch die Kontrollhandlung tatsächlich die aversive Reaktion ausbleibt. Um sie auch fürderhin fernzuhalten, muß die kontrollierende Handlung immer wieder durchgeführt werden (s. auch *Birbaumer,* 1974).

1.8 Hinweise für die Praxis

Die beim Kontrollzwang auftretende Angst wird durch systematisches Desensibilisieren reduziert und eliminiert. Als Grundstein dieser Therapieart ist ein Entspannungsverfahren vonnöten, wobei wir im allgemeinen autogenem Training den Vorzug geben.

2. Problematik

Die 30jährige Patienten suchte im Frühjahr 1976 die ambulante Sprechstunde der Psychiatrischen Klinik auf. Sie klagte, daß sie Schwierigkeiten mit dem Essen habe und laufend kontrollieren müsse, wenn sie beispielsweise das Frühstück für die Familie zubereite.

2.1 Verhaltensanalyse und Entwicklung eines Therapieplans

Die Patientin wurde im Jahre 1946 geboren; sie wurde Krankenschwester. Nach der Geburt des ersten Kindes gab sie den Beruf auf. Sie heiratete im Jahre 1967 zum erstenmal; der Ehemann verunglückte 11 Monate später tödlich. Aus der Ehe ging ein Mädchen hervor. Die zweite Ehe wurde 1971 geschlossen; aus dieser stammt ebenfalls ein Mädchen.

Die Patientin wohnt in einem Dorf, ca. 100 km von der Klinik entfernt.

2.1.1 Verhaltensanalyse

Beschreibung und Analyse der ersten Störung.

2.1.1.1 Topographie und Frequenz der Hauptstörung

Die Patientin klagte, daß sie „Schwierigkeiten mit dem Essen“ habe. Sie könne keine Konservendosen mehr angreifen oder gar öffnen. Grundsätzlich könne sie nichts essen, das aus Dosen stamme. Aus diesem Grunde könne sie auch nicht ins Restaurant gehen.

Seit Jahren sei kein Urlaub möglich, weil sie dann hin und wieder ein Restaurant aufsuchen müsse.

Wie sie weiter berichtete, könne sie Brotkrumen auf der Butter nicht ausstehen. Sie könne nicht spontan essen, sie müsse erst kontrollieren, ob nichts Schmutziges oder gar Giftiges darauf sei und ob nichts aus einer Dose stamme. Sie könne auch keine Dosenmilch in den Kaffee geben.

Die Patientin wurde gebeten, schriftlich niederzulegen, wie bei ihr das Frühstückmachen gewöhnlich abläuft:

„Wenn ich am Morgen das Frühstück zubereiten will, gehe ich zuerst zum Wasserhahn und lasse das abgestandene Wasser gut ablaufen, dann erst fülle ich das Heißwassergerät mit der benötigten Menge Wasser.

Mit dem kochenden Wasser spüle ich die saubere Kanne aus, wobei ich bereits die erste Unsicherheit verspüre. Bin ich allein zu Hause und habe niemanden, der mich dabei beobachten kann, so versuche ich, mir diesen Vorgang an der Art und Weise, wie ich die Kaffeekanne unter den Wasserhahn halte, einzuprägen. Dann mahle ich den Kaffee, wobei ich die Kaffeebohnen mit Flecken aussortiere, obwohl ich genau weiß, daß es sich um Röststellen handeln muß. Das Kaffeepulver schütte ich in die Kanne und lasse das Wasser dazulaufen.

Nun schneide ich mir eine Scheibe Brot ab, wobei ich grundsätzlich erst die zweite Scheibe verwende. Im Augenblick habe ich einen Brotlaib im Anbruch, den meine Tochter eingekauft hat, wobei ihr das Einwickelpapier abging. Weil ich das jetzt weiß, bringe ich es nicht fertig, eine Scheibe Brot zu essen, ohne vorher die Kruste abzuschneiden.

Dann nehme ich Tasse und Teller aus dem Schrank, untersuche sie genau, ob nicht etwa ein Krümel hineingefallen sein könnte. Ich lege das Messer auf den Tellerrand; würde ich es auf den Tisch legen, müßte ich es erst wieder abspülen, bevor ich das Brot damit schmiere.

Nun achte ich darauf, daß auf dem Brot keine Krümel liegen, weil sie sich ja unwillkürlich mit der Butter vermischen könnten, und Krümel auf der Butter sind für mich ein Hindernis, das ich erst beseitigen muß. Ich esse meist Wurst oder Käse zum Frühstück, wobei ich nicht nach Geschmack auswähle, sondern darauf achte, daß die Wurst wenig erkennbare Inhaltsstoffe hat (Leber- oder Fleischwurst); gleiches gilt für Käse.

Nun habe ich das zubereitete Brot vor mir liegen, und obwohl ich beim Herrichten mit größter Sorgfalt vorging, muß ich bei jedem Bissen, den ich zu mir nehme, das ganze Brot wieder von allen Seiten betrachten, wobei ich dann ja auch fast immer wieder etwas entdecke, und sei es nur etwas braungewordenes Mehl.

Bei meinem Frühstücksbrot finde ich dann noch viele Stellen, die ich wegschneiden muß, so daß es auf meinem Teller wie auf einem Schlachtfeld aussieht; drei Viertel einer Scheibe Brot esse ich, den Rest lasse ich übrig. Für mich ist das Essen zur Last geworden, mit Appetit habe ich schon lange nichts mehr gegessen, oder sehr selten.

Ich habe auch schon oft versucht, einfach zu essen, indem ich mir laut vorgesagt habe, die Sachen, an denen du Anstoß nimmst, bedeuten überhaupt nichts, und habe dann gegessen; so habe ich mich aber immer etwas später übergeben müssen. Als Folge wurde ich dann so nervös, daß ich mich schon bis zu drei Tagen kritisch beobachtete, da ich wußte, daß die Inkubationszeit einer Lebensmittelvergiftung so lange dauern kann. Aus Angst vor dieser Panik, die mich dann überfällt, sortiere ich lieber von Anfang an meine Mahlzeiten. Alle diese Gewohnheiten sind auch nicht auf bestimmte Lebensmittel oder Getränke fixiert, sie treffen praktisch auf alles zu.

Konserven scheiden in meinem Ernährungsplan völlig aus, weil ich mir einbilde, einer einfachen Lebensmittelvergiftung vielleicht noch gewachsen zu sein, bei einer Botulismuserkrankung sehe ich keine Chance.

Auch die Temperatur der Speisen bereitet mir Schwierigkeiten. So habe ich immer Angst, ich könnte mich oder meine Kinder könnten sich daran verbrennen. Es fällt mir auch sehr schwer, den Kindern etwas zum Essen mit in den Kindergarten oder in die Schule zu geben, weil ich dort keine Kontrolle mehr darüber habe.

Ich bin schon dazu übergegangen, meine Mahlzeiten alleine einzunehmen, um einmal die übrige Familie nicht damit zu belasten und um den Kindern kein schlechtes Beispiel zu geben.

Mit Ablenkung habe ich es auch schon versucht, indem ich beim Essen gelesen oder Musik gehört habe; aber auch das war keine gute Lösung, denn die Angst kam dann, wenn ich die Speisen endlich gegessen hatte, und das war noch schlimmer. Ich brauche die Konzentration bei Tisch, schon eine Unterhaltung bringt mich aus dem Gleichgewicht.“

2.1.2 Was erwartet die Patientin von einer Therapie?

Die Patientin erhofft sich von einer Therapie eine Reduzierung des Kontrollverhaltens. Sie möchte wieder in ein Restaurant gehen und mit Appetit ein frugales Mahl zu sich nehmen. Sie hofft ferner, wieder in Urlaub fahren zu können.

2.1.3 Hauptschwierigkeit

Die Hauptschwierigkeit der Patientin besteht darin, daß sie während der Zubereitung des Frühstücks Kontrollhandlungen ausführen muß. Dadurch ist sie in ihrer Mobilität deutlich eingeengt; sie empfindet dieses Verhalten als beschämend, und sie versucht, es vor der Familie zu verbergen. Während des gemeinsamen Essens kann sie sich nicht unterhalten, weil sie das von ihren Kontrollen ablenkt.

2.1.4 Funktionales Bedingungsmodell

Dafür, daß das Verhalten respondent ist, d. h. daß es klassisch konditioniert wurde, sprechen:

(1) Angst, nicht kontrolliert zu haben, löst heftige physiologische Reaktionen aus.

(2) Durch Kontrolle erfolgt eine Reduzierung der Angst.

Es läßt sich folgendes Bedingungsmodell aufstellen:

CS_1 .... CR_1
Denken an Krümel auf Lebensmitteln — Angst

Da es sich bei Kontrollzwang um (aktives) Vermeidungsverhalten handelt, läßt sich folgende schematische Beschreibung geben (eine Erklärung der hier verwandten Buchstaben findet sich in der Falldarstellung „Angstzustände“):

CS_2	$CR_2 = S^D$	R_1	$\not{C}-$
Sehen von Krümmeln auf Lebensmitteln	abgeschwächte Angstreaktion	exaktes Kontrollieren	relative Reduzierung der Angst

Durch exaktes Kontrollieren wird die Angst vermindert, ein Familienmitglied könne sich vergiften.

2.1.5 Änderungsprinzip

Als mögliches Änderungsprinzip wird eine Unterbrechung der unguten CS-CR-Verbindung angestrebt.

2.1.6 Zusätzliche psychodiagnostische Untersuchung

Um weitere Informationen über die Patientin zu erhalten, wurden einige testpsychologische Verfahren angewandt.

2.1.6.1 Intelligenztest

Im Hamburg-Wechsler-Intelligenztest für Erwachsene (HAWIE) erbrachte sie eine im Durchschnittsbereich gelegene Leistung (HAWIE-IQ = 95).

2.1.6.2 Persönlichkeits-Fragebogen

2.1.6.2.1 MMQ

Es fand sich ein hoher Neurotizismuswert, der darauf hinweist, daß emotionale Labilität vorliegt; sie neigt dazu, in belastenden Situationen neurotisch zu reagieren.

2.1.6.2.2 Freiburger Persönlichkeits-Inventar (FPI)

Auffällig sind starke Introversion und geringe Durchsetzungsfähigkeit. Sie hält sich für gespannt und verschlossen. Kleinere Schwächen und Fehler werden dissimuliert.

2.1.7 Therapieziel

Aus dem funktionalen Bedingungsmodell läßt sich herleiten, daß es angebracht erscheint, die Verbindung zwischen konditionalem Reiz CS (Denken an Krümel auf Lebensmitteln) und konditionierter Reaktion CR (Angst) zu unterbrechen.

2.1.8 Folgen einer Symptomveränderung

Eine Änderung des symptomatischen Verhaltens hätte nicht nur für die Patientin, sondern auch für die Familie viele Vorteile. Reisen wären wieder möglich, und sie hätte mehr Zeit, sich der Familie zu widmen. Sie wäre auch in der Lage, Einladungen anzunehmen, sie könnte den Essensplan vielfältiger gestalten und brauchte nicht mehr auf bestimmte Speisen zu verzichten.

2.1.9 Zielbestimmung

Anhand der Informationen und dem geäußerten Wunsch der Patientin, wurde zuerst der Problembereich „Frühstück bereiten" therapiert.

Sobald sich ihr Kontrollverhalten am Morgen gebessert hatte, sollte ein weiterer Komplex angegangen werden.

2.2 Therapieplanung

Nachdem der zuerst anzugehende Problembereich feststand, konnte die Therapieplanung einsetzen, wobei die Frage der prinzipiellen und der konkreten Planung im Mittelpunkt stand.

2.2.1 Prinzipielle Planung

Es wurde Unterbrechung der unguten CS-CR-Verbindung angestrebt, so daß das Denken an Krümel auf Lebensmitteln nicht mehr zu einem Angstzustand führte.

2.2.2 Konkrete Planung

Es war vorgesehen, eine Gegenkonditionierung vorzunehmen, wobei auf systematisches Desensibilisieren (Vorstellungsebene) zurückgegriffen wurde.

2.2.3 Therapiebegleitende Kontrollmessungen

Für jede Behandlung ist wichtig, daß der Therapeut ein feed back seiner Maßnahmen erhält. Dazu kann die Vorgehensweise „Messung – Behandlung – Messung" Hilfestellung liefern.

Dazu dienten psychologische Testverfahren (s. o.).

3. Therapie

3.1 Reihenfolge der einzelnen Maßnahmen

Aus der Exploration ergab sich, daß der Bereich „Frühstück bereiten" für die Patientin der am stärksten belastende war, so daß es sinnvoll erschien, diesen zuerst zu verändern.

Mittels verhaltenstherapeutischer Maßnahmen (systematisches Desensibilisieren) sollte die Frühstückssituation desensibilisiert werden. Anschließend sollte sie ihr Verhalten in der realen Situation erproben.

Vor Therapiebeginn wurde mit der Patientin eingehend unser therapeutisches Verhalten besprochen. Es wurden ihr die Methoden des autogenen Trainings, des systematischen und der In-vivo-Desensibilisierung erläutert, ferner das Setzen von Suggestionen.

3.1.1 Autogenes Training

Als Grundlage für systematisches Desensibilisieren dient ein Entspannungsverfahren, wobei der Therapeut zwischen autogenem Training und progressiver Muskelentspannung nach *Jacobson* (1938) (s. auch *Bernstein* und *Borkovec,* 1978) wählen kann. Als weitere Möglichkeiten bieten sich Hypnose und das von *Morris* (1977) entwickelte Entspannungsverfahren an; wir entschieden uns für autogenes Training.

3.1.2 Systematisches Desensibilisieren

Während der dritten Sitzung wurde eine Auflistung der Problematik beim Zubereiten des Frühstücks vorgenommen.

3.1.2.1 Auflistung der Problem-Situation

Ihr Bericht wurde in acht Items zerlegt, die Grundlage des Desensibilisierens waren:

(1) Sie schnitten sich morgens eine Scheibe Brot ab.
(2) Sie verwandten bisher grundsätzlich erst immer die zweite Scheibe.
(3) Bei dem Brotlaib, den Sie gerade im Anbruch hatten, ging das Einwickelpapier verloren.
(4) Sie konnten von diesem Brot erst dann eine Scheibe essen, nachdem Sie die Kruste abgeschnitten hatten.
(5) Sie holten Tasse und Teller aus dem Schrank.
(6) Sie untersuchten genau, ob nicht ein Krümel hineingefallen war.
(7) Dann legten Sie das Messer auf den Tellerrand.
(8) Sie konnten das Messer nicht auf den Tisch legen, weil Sie es hätten abspülen müssen, bevor Sie Brot damit schmieren konnten.

3.1.3 Suggestionen

Um eine Verstärkung der beiden anderen psychotherapeutischen Maßnahmen zu erzielen, wurden positive Suggestionen gesetzt.

3.2 Therapieverlauf

3.2.1 Autogenes Training

Nachdem der Patientin der Therapieablauf erläutert worden war, wurde sie im autogenen Training unterwiesen. Die reine Übungszeit lag zwischen 10 und 15 Minuten; zu Hause übte sie täglich zweimal.

3.2.2 Erstes systematisches Desensibilisieren („Frühstück“)

Nachdem sich bei der Patientin Zeichen tiefer Entspannung (autogenes Training) gezeigt hatten, wurde mit dem systematischen Desensibilisieren begonnen. Der Therapeut sprach langsam und mit ruhiger Stimme:

„Sie sind jetzt tief und fest entspannt; Sie sind ganz ruhig, ganz ruhig ... (Pause) ... In diesem Zustand tiefer Ruhe können Sie sich ganz ruhig und ohne ein Zeichen von Unruhe oder Angst vorstellen, daß Sie sich morgens eine Scheibe Brot abschnitten... Sie können sich ganz ruhig vorstellen, daß Sie sich morgens eine Scheibe Brot abschnitten... Es bereitet Ihnen keinerlei Schwierigkeiten, sich ganz ruhig und entspannt vorzustellen, daß Sie sich morgens eine Scheibe Brot abschnitten... (nach ca. 5 Sekunden): Nun schieben Sie dieses Bild beiseite, schalten Sie ab davon, konzentrieren Sie sich wieder ganz intensiv auf die Entspannung... Sie konzentrieren sich wieder ganz intensiv auf die Entspannung... Sie fühlen, wie Sie sich entspannen, daß Sie ganz ruhig sind, ganz ruhig...“

Dieser Vorgang wurde dreimal wiederholt, dann wurde zum nächsten Item übergegangen. „Sie sind wieder tief und fest entspannt, und Sie können sich noch einmal ganz ruhig und ohne ein Zeichen von Angst oder Unruhe vorstellen, daß Sie sich morgens eine Scheibe Brot abschnitten. Das konnten Sie sich soeben schon angstfrei vorstellen, genauso gelingt es Ihnen auch jetzt... Sie können sich jetzt völlig ohne Angst oder Unruhe vorstellen, wie die Situation immer weiterging, daß Sie bisher grundsätzlich immer erst die zweite Scheibe verwandten. Sie können sich ganz ruhig vorstellen, daß Sie bisher grundsätzlich erst immer die zweite Scheibe verwandten. ... Ganz ruhig können Sie sich vorstellen, daß Sie bisher grundsätzlich immer erst die zweite Scheibe verwandten... Es beunruhigt Sie in keiner Weise, wenn Sie sich vorstellen, daß Sie grundsätzlich immer erst die zweite Scheibe verwandten... Sie können sich das ganz normal und ohne ein Zeichen von Angst oder Unruhe vorstellen... Nun schalten Sie bitte ab von diesem Bild, schieben Sie dieses Bild beiseite, schalten Sie um auf die Entspannungsübung... Sie entspannen sich wieder... Ruhe, Schwere, Wärme... Sie spüren die tiefe Entspannung, die tiefe Ruhe...“ Auch dieses Item wurde in gleicher Weise dreimal wiederholt.

Nachdem sich die Patientin wieder tief entspannt hatte, wurde die Sitzung beendet.

In jeder Stunde wurden durchschnittlich zwei Items geboten. Nächste Sitzung:

„Sie sind wieder tief entspannt und ganz ruhig... Sie sind frei von Verkrampfungen und Verspannungen; alles an Ihnen ist ruhig, gelöst, gelockert... Sie sind tief entspannt... In diesem Zustand tiefer Entspannung können Sie sich auch heute wiederum, wie schon beim vorigen Mal, ohne irgendwelche Zeichen von Angst oder Unruhe vorstellen, daß Sie morgens eine Scheibe Brot abschnitten, wobei Sie grundsätzlich erst immer die zweite Scheibe verwandten... Das können Sie sich auch heute wieder völlig ruhig, ganz normal und ohne irgendein Zeichen von Unruhe vorstellen... Sie können sich ganz ruhig vorstellen, wie die Situation weiterging. Sie stellen sich ganz ruhig vor, daß bei dem Brotlaib, den Sie gerade im Anbruch hatten, das Einwickelpapier verloren ging... Es bereitet Ihnen keinerlei Unruhe, sich vorzustellen, daß Sie bei dem Brotlaib, den Sie gerade im Anbruch hatten, das Einwickelpapier verloren gegangen war... Sie können sich ganz ruhig und entspannt vorstellen, daß bei dem Brotlaib, den Sie gerade im Anbruch hatten, das Einwickelpapier verloren gegangen war... Es beunruhigt Sie in keiner Weise, wenn Sie sich vorstellen, daß Sie bei dem Brotlaib, den Sie gerade im Anbruch hatten, das Einwickelpapier verloren gegangen war... Es bereitet Ihnen keinerlei Unruhe oder Angst, wenn Sie sich vorstellen, daß Sie bei dem Brotlaib, den Sie gerade im Anbruch hatten, das Einwickelpapier verloren gegangen war... Sie können sich das heute ganz ruhig und entspannt vorstellen... (5 Sekunden Pause) ... Nun schieben Sie dieses Bild beiseite, schieben Sie diese Vorstellung beiseite und konzentrieren Sie sich wieder auf die Entspannung... Ruhe, Schwere, Wärme..." Dieser Vorgang wurde in gleicher Weise noch zweimal wiederholt. Dann folgt das nächste Item (Nr. 4). Danach wurde die Übung beendet.

Nachdem alle acht Items in vier Sitzungen bearbeitet worden waren, stellte sich Erfolg ein: Die Patientin konnte problemlos und ohne Kontrollzwang das Frühstück zubereiten. Wenn sie Tassen und Teller aus dem Schrank holte, brauchte sie nicht mehr nach Krümeln zu suchen.

3.2.3. Zweites systematisches Desensibilisieren („Tollwut")

In der nächsten Sitzung klagte sie darüber, daß sie nicht mehr im Wald spazieren gehen könne. Als Grund gab sie Schilder an, die auf Tollwut hinwiesen. Sie fürchtete, von einem tollwutkranken Tier angefallen und verletzt zu werden.

Anhand von drei Items wurde die Situation festgehalten:

(1) Sie gehen auf den Wald zu.
(2) Sie sehen ein Tollwutschild.
(3) Sie können dieses Schild lesen, ohne daß es Ihnen etwas ausmacht.

Der Inhalt dieser drei Items wurde in einer einzigen Sitzung desensibilisiert. Um das praktische Vorgehen bei einer solchen kleinen situativen Einheit besser nachvollziehen zu können, soll die gesamte Prozedur dargestellt werden:

„Sie sind jetzt tief und fest entspannt; Sie sind ganz ruhig, ganz ruhig ... (Pause) ... In diesem Zustand tiefer Ruhe können Sie sich ganz ruhig und ohne ein Zeichen von Unruhe oder Angst vorstellen, daß Sie auf den Wald zugehen... Sie können sich ganz ruhig vorstellen, daß Sie auf den Wald zugehen... Es bereitet Ihnen keinerlei Schwierigkeiten, sich ganz ruhig und entspannt vorzustellen, daß Sie auf den Wald zugehen... (nach ca. 5 Sekunden): Nun schieben Sie dieses Bild beiseite, schalten Sie ab davon, konzentrieren Sie sich wieder ganz intensiv auf die Entspannung... Sie konzentrieren sich wieder ganz intensiv auf die Entspannung... Sie fühlen, wie Sie sich wieder entspannen, daß Sie ganz ruhig sind. Ganz ruhig..."

Dann wurde der gleiche Vorgang noch zweimal wiederholt. „Sie sind wieder tief und fest entspannt, und Sie können sich noch einmal ganz ruhig und ohne ein Zeichen von Angst oder Unruhe vorstellen, daß Sie auf den Wald zugehen. Das konnten Sie sich soeben schon angstfrei vorstellen, genauso gelingt es Ihnen auch jetzt...

Sie können sich auch jetzt völlig ohne Angst oder Unruhe vorstellen, daß Sie auf den Wald zugehen... Es bereitet Ihnen keinerlei Schwierigkeiten, sich vorzustellen, daß Sie auf den Wald zugehen... Das können Sie sich auch jetzt wieder ganz ruhig und entspannt vorstellen... (Nach ca. 5 Sekunden Pause): Nun schieben Sie dieses Bild beiseite, schalten Sie ab davon, konzentrieren Sie sich wieder ganz intensiv auf die Entspannung... Sie konzentrieren sich wieder ganz intensiv auf die Entspannung... Sie konzentrieren sich wieder ganz auf die Entspannung... Ruhe, Schwere, Wärme... Sie fühlen, wie Sie sich entspannen, daß Sie ganz ruhig sind, ganz ruhig... In diesem Zustand tiefer Ruhe und Entspannung können Sie sich noch einmal vorstellen, daß Sie auf den Wald zugehen. Das konnten Sie sich soeben schon angstfrei vorstellen, genauso gelingt es Ihnen auch jetzt... Sie können sich völlig ohne Angst oder Unruhe vorstellen, daß Sie auf den Wald zugehen... Es bereitet Ihnen keine Unruhe oder Angst, wenn Sie sich vorstellen, daß Sie auf den Wald zugehen... Sie können sich ganz ruhig und entspannt und ohne ein Zeichen von Unruhe oder Angst vorstellen, daß Sie auf den Wald zugehen... (Nach ca. 5 Sekunden): Nun schieben sie dieses Bild beiseite, schalten Sie ab davon, konzentrieren Sie sich wieder ganz intensiv auf die Entspannung... Konzentrieren Sie sich wieder ganz intensiv auf das autogene Training... Ruhe, Schwere, Wärme... Sie fühlen, wie Sie sich entspannen, daß Sie ruhig sind, ganz ruhig..."

„Sie sind wieder ganz ruhig, Sie sind tief und fest entspannt, und so können Sie sich noch einmal ganz ruhig und ohne ein Zeichen von Angst oder Unruhe vorstellen, was Ihnen auch vorhin schon ohne Unruhe oder Angst gelang, daß Sie auf den Wald zugehen... Sie können sich jetzt völlig ohne Angst oder Unruhe vorstellen, wie die Situation weitergeht, daß Sie nämlich ein Tollwutschild sehen... Es bereitet Ihnen keinerlei Unruhe oder Angst, wenn Sie ein Tollwutschild sehen... Sie können sich ganz ruhig vorstellen, daß Sie ein Tollwutschild sehen... Ganz ruhig können Sie sich vorstellen, daß Sie ein Tollwutschild sehen... Es beunruhigt Sie in keiner Weise, wenn Sie sich vorstellen, daß Sie ein Tollwutschild sehen... Sie können sich das ganz normal und ohne ein Zeichen von Angst oder Unruhe vorstellen... (Nach ca. 5 Sekunden): Nun schalten Sie bitte ab von diesem Bild, schieben Sie dieses Bild beiseite, schalten Sie um auf die Entspannungsübung... Schalten Sie um auf das autogene Training... Konzentrieren Sie sich wieder auf autogenes Training... Konzentrieren Sie sich wieder auf Ruhe, Schwere, Wärme... Sie spüren wiederum die tiefe Entspannung, die tiefe Ruhe..."

Dieser Vorgang wurde noch zweimal wiederholt.

„Sie sind wieder tief und fest entspannt, und Sie können sich noch einmal ganz ruhig und ohne ein Zeichen von Angst oder Unruhe vorstellen, was Sie auch eben schon konnten, daß Sie auf den Wald zugehen und ein Tollwutschild sehen. Das beunruhigt Sie in keiner Weise, Sie können sich das ganz ruhig und entspannt vorstellen... Sie können sich auch jetzt völlig ohne Angst oder Unruhe vorstellen, daß Sie ein Tollwutschild sehen... Es bereitet Ihnen keinerlei Unruhe oder Angst, wenn Sie sich vorstellen, daß Sie ein Tollwutschild sehen... Sie können sich das ganz ruhig und ohne ein Zeichen von Unruhe oder Angst vorstellen, daß Sie ein Tollwutschild sehen... Nun schalten Sie bitte ab von diesem Bild, schieben Sie dieses Bild, diese Vorstellung beiseite, schalten Sie um auf die Entspannungsübung, konzentrieren Sie sich auf autogenes Training, konzentrieren Sie sich wieder auf Ruhe, Schwere, Wärme..."

„Sie sind wieder tief und fest entspannt, und Sie können sich noch einmal ganz ruhig und ohne ein Zeichen von Angst oder Unruhe vorstellen, daß Sie auf den Wald zugehen und ein Tollwutschild sehen... Es beunruhigt Sie in gar keiner Weise, wenn Sie sich vorstellen, daß Sie ein Tollwutschild sehen... Sie können sich ganz ruhig und entspannt vorstellen, daß Sie ein Tollwutschild sehen... Sie können sich auch jetzt wieder ganz ruhig und entspannt vorstellen, daß Sie ein Tollwutschild sehen... Es beunruhigt Sie in gar keiner Weise, wenn Sie sich vorstellen, daß Sie ein Tollwutschild sehen... Nun schalten Sie bitte wieder ab von dieser Vorstellung, schieben Sie dieses Bild beiseite, schalten Sie um auf die Entspannung, schalten Sie um auf autogenes Training, konzentrieren Sie sich wieder auf Ruhe, Schwere, Wärme..."

„Sie sind wieder tief und fest entspannt, und Sie können sich noch einmal ganz ruhig und ohne ein Zeichen von Angst oder Unruhe vorstellen, daß Sie auf den Wald zugehen und ein Tollwutschild sehen. Das konnten Sie sich soeben schon angstfrei vorstellen, auch jetzt können Sie dies... Und Sie können sich auch ganz ruhig und entspannt vorstellen, daß Sie dieses Schild lesen können, ohne daß es Ihnen etwas ausmacht... Sie können sich völlig ohne Angst oder Unruhe vorstellen, daß Sie dieses Schild lesen können, ohne daß es Ihnen etwas ausmacht... Sie können sich ganz ruhig vorstellen, daß Sie dieses Schild lesen können, ohne daß es Ihnen etwas ausmacht... Sie können sich ganz ruhig und entspannt vorstellen, daß Sie dieses Schild lesen können, ohne daß es Ihnen etwas ausmacht... Es beunruhigt Sie in keiner Weise, wenn Sie sich vorstellen, daß Sie dieses Schild lesen, ohne daß es Ihnen etwas ausmacht... Nun schalten Sie bitte ab von dieser Vorstellung, von diesem Bild, schieben Sie dieses Bild beiseite, schalten Sie um auf die Entspannungsübung... Konzentrieren Sie sich wieder auf Ruhe, Schwere, Wärme... Sie spüren die tiefe Entspannung, die tiefe Ruhe..."

„Sie sind wieder tief und fest entspannt, und Sie können sich noch einmal ganz ruhig und ohne ein Zeichen von Angst oder Unruhe vorstellen, daß Sie ein Tollwutschild lesen können, ohne daß es Ihnen etwas ausmacht... Das konnten Sie sich soeben schon angstfrei vorstellen, genauso gelingt es Ihnen auch jetzt... Sie können sich auch jetzt völlig ohne Angst oder Unruhe vorstellen, daß Sie ein Tollwutschild lesen, ohne daß es Ihnen etwas ausmacht... Ganz ruhig können Sie sich vorstellen, daß Sie ein Tollwutschild lesen... Es beunruhigt Sie in keiner Weise, wenn Sie sich vorstellen, daß Sie ein Tollwutschild lesen... Sie können sich ganz normal und ohne irgendein Zeichen von Angst oder Unruhe vorstellen, daß Sie ein Tollwutschild lesen... (Nach ca. 5 Sekunden): Nun schieben Sie dieses Bild beiseite, lösen Sie sich von dieser Vorstellung, schalten Sie um auf die Entspannungsübung, schalten Sie um auf autogenes Training, konzentrieren Sie sich wieder auf Ruhe, Schwere, Wärme..."
Nachdem die Patientin wieder tief entspannt war, wurde die Sitzung beendet.

In der nächsten Stunde berichtete sie, daß sie in der vergangenen Woche die Tollwutschilder ohne Angst sehen konnte. Sie konnte sogar durch den Wald gehen, ohne daß es sie ängstigte.

Schon nach einer Sitzung hatte sich eine eng umschriebene Phobie aufgelöst.

3.2.4 Drittes systematisches Desensibilisieren („Einladung")

In der gleichen Sitzung berichtete die Patientin, daß sie zu einer Feier eingeladen sei, die in den nächsten Tagen stattfinden solle. Sie fürchte sich, der Einladung zu folgen, da sie nichts essen und trinken könne und dadurch auffallen werde. Dies sei ihr äußerst unangenehm.

Gemeinsam wurden drei Items aufgestellt:

(1) Sie können sich vorstellen, daß Sie zu einer Feier eingeladen sind.
(2) Sie sehen dort Speisen und Getränke.
(3) Sie können alles essen und trinken, ohne daß es Ihnen etwas ausmacht.

Diese antizipierte Situation wurde mit der Patientin durchgearbeitet, d. h. in gleicher Weise desensibilisiert, wie oben beschrieben. Am Ende der Übung sagte sie, sie habe sich alles ohne Zeichen von Unruhe oder Angst vorstellen können.

In der nächsten Sitzung berichtete sie, daß sie an der Feier teilgenommen habe und daß sie dort ohne Schwierigkeiten alles essen und trinken konnte, was angeboten wurde. Seit vielen Jahren war dies erstmals wieder möglich.

3.2.5 Viertes Desensibilisieren („Spazierengehen“)

Sie berichtete, daß sie beim Spazierengehen Angst habe, in „etwas hineinzutreten“, ohne daß sie dies näher bestimmen konnte. Dadurch wurde ihr das Spaziergehen verleidet.

Zu dieser Situation wurden wiederum drei Items entwickelt:

(1) Sie können sich vorstellen, daß Sie im Wald spazieren gehen.
(2) Sie spüren, daß Sie in etwas hineintreten.
(3) Dieser Gedanke ist für Sie äußerst unangenehm.

Die Patientin wurde in gleicher Weise desensibilisiert wie bei den vorausgegangenen Situationen. Da jedoch noch Furcht vorhanden war, wurde dieselbe Situation in der folgenden Stunde noch einmal in Angriff genommen.

Wie die Patientin in der nächsten Sitzung berichtete, sei zwar ihre Furcht, in etwas hineinzutreten, erheblich reduziert, so daß sie wieder spazieren gehen konnte; ganz beschwerdefrei fühle sie sich noch nicht. Aus diesem Grunde wurde diese Situation in gleicher Weise noch einmal durchgearbeitet. Vier Tage später teilte sie mit, daß sie völlig frei von der Furcht sei, in etwas Weiches, Unangenehmes hineinzutreten und daß sie wieder wie früher spazieren gehen könne.

3.2.6 Fünftes Desensibilisieren („Dosenmilch“)

Da die Patientin immer noch Schwierigkeiten hatte, Dosenmilch zu verwenden, wurden mit ihrer Hilfe drei Items aufgestellt:

(1) Sie sitzen beim Frühstück.
(2) Sie nehmen frische Milch zum Kaffee.
(3) Sie können aber auch ohne Schwierigkeiten Dosenmilch in den Kaffee geben.

Alle drei Items wurden in einer Sitzung durchgearbeitet. Sie konnte sich während der Therapie diese Situation ohne Angst oder Unruhe vorstellen.

Wie sie eine Woche später berichtete, könne sie nun Dosenmilch verwenden, ohne daß es ihr das Geringste ausmache.

3.2.7 Sechstes Desensibilisieren („Salat u. ä. aus Dosen“)

Sie berichtete von einer weiteren Schwierigkeit, mit der sie zu kämpfen habe. So bereiten ihr aus Konservendosen stammende Gemüse Probleme.

Es wurde eine Situation in einem Restaurant antizipiert und anschließend in fünf Items zerlegt:

(1) Sie sitzen im Restaurant und bestellen ein Menü.
(2) Ein Salatteller gehört auch dazu.
(3) Sie können ohne Schwierigkeiten Gurken, Paprika und Perlzwiebeln essen.
(4) Auch Spargel und Ananas können Sie essen.
(5) Sie können alles essen, was aus Dosen kommt.

Zur Desensibilisierung waren zwei Sitzungen nötig. Danach wurde sie angehalten, mit ihrer Familie ein Restaurant aufzusuchen und sich dort ein Menü zu bestellen, zu dem auch ein Salatteller gehörte.

Eine Woche später berichtete sie, daß sie in einer Speisegaststätte war. Sie habe alles essen können, auch den dazu gehörenden Gurken- und Karottensalat. Zu Hause habe sie geübt, und zwar habe sie auch andere Salate zubereiten und essen können.

3.2.8 Siebtes Desensibilisieren („Spargel, Ananas“)

Da die Patientin den Wunsch hatte, weitere Gemüse und Früchte (aus Dosen) essen zu können, wurde mit ihr eine neue Liste mit vier Items aufgestellt:

(1) Sie sind zu Hause und bereiten Essen zu.
(2) Sie öffnen eine Spargeldose und nehmen den Inhalt heraus.
(3) Sie können Spargel ohne Schwierigkeiten essen.
(4) Zum Nachtisch servieren Sie Ananas aus Dosen, die Sie ebenfalls ohne Schwierigkeiten essen können.

Innerhalb einer einzigen Sitzung wurde diese Liste durchgearbeitet.

Sie berichtete beim nächsten Mal, daß sie zu Hause Spargel und Ananas habe essen können. Ihr bereite aber der Gedanke Unruhe, dies in einem Restaurant zu tun.

3.2.9 Achtes Desensibilisieren („Spargel im Restaurant“)

Mit der Patientin wurde eine entsprechende Situation konstruiert:

(1) Sie haben sich im Restaurant ein gutes Essen bestellt.
(2) Spargel gehört auch dazu.
(3) Der Spargel schmeckt Ihnen vorzüglich; Sie können ihn ohne Schwierigkeiten essen.

Sie konnte sich dies ohne Angst oder Unruhe vorstellen.

Einige Tage später teilte sie mit, daß sie ein Restaurant aufgesucht und dort Spargel gegessen habe.

In Übereinstimmung mit der Patientin wurde die Therapie beendet; autogenes Training sollte sie täglich weiterüben. In drei Monaten sollte sie zu einer Auffrischung kommen.

3.2.10 Erste Auffrischung

Um das neu erworbene Verhalten zu festigen, erschien die Patientin nach einem Vierteljahr zur ersten Auffrischung. Sie berichtete, sie könnte alles kochen und alles essen, selbst Nahrungsmittel aus Dosen. Seit vielen Jahren sei sie erstmals wieder in Urlaub gefahren. Sie habe sich nicht nur gut erholt, sondern auch ohne Schwierigkeiten täglich im Restaurant essen können, wobei sie keine Speisen auslassen mußte.

Im Sinne formelhafter Vorsatzbildung (s. *Haring*, 1979) sollte sie an das autogene Training zwei Sätze anfügen:

(1) „Ich bewältige alle Probleme".
(2) „Ich kann alles kochen und alles essen".

3.2.11 Neuntes Desensibilisieren („Autofahren")

Nach einem halben Jahr erschien die Patientin wieder und berichtete, daß sie allen Problemen gelassen entgegensehen und alles essen könne. Es hätten sich keinerlei Rückschläge eingestellt.

Sie klagte jedoch darüber, daß sie seit einigen Wochen Schwierigkeiten mit dem Autofahren habe. So sei sie diesmal vom Ehemann zur Therapie chauffiert worden, weil sie sich nicht zugetraut habe, selbst zu fahren. Sie habe während des Fahrens die Befürchtung, daß sie etwas übersehen könne, so z. B. daß sie einen Menschen angefahren habe, ohne es zu bemerken.

Seit kurzem war es ihr überhaupt nicht mehr möglich, selbst Auto zu fahren; sie konnte nur noch Beifahrer sein. Gemeinsam wurden drei Items aufgestellt, die charakteristisch für selbständiges Fahren sein sollten:

(1) Ich setze mich ins Auto, um selbst und allein zu fahren.
(2) Ich fahre allein ganz ruhig und sicher.
(3) Ich fahre zügig und sicher.

Die Bearbeitung dieser Situation erfolgte auf gleiche Weise wie in früheren Sitzungen.

Es waren diesmal drei Übungen nötig, bis sie sich die Situation angstfrei vorstellen konnte. Nachdem dies möglich war, wurde sie aufgefordert, sich jetzt selbst ans Steuer zu setzen und nach Hause zu fahren.

Zwei Stunden später rief die Patientin an und teilte mit, daß sie ohne Schwierigkeiten Auto gefahren sei. Um das neue Verhalten zu verfestigen, wurde ihr geraten, noch zweimal zu einer Therapie zu kommen. Sie folgte diesem Vorschlag und nahm an zwei weiteren Sitzungen teil. Sie berichtete, daß sie nicht nur auf der Autobahn, sondern auch im Dorf fahren könne.

3.3 Spezielle Probleme während der Therapie

Während der Therapie änderte sich das Verhalten der Patientin rasch. Anfänglich war sie sehr auf Kontrollverhalten fixiert. Sobald es gelungen war, sie davon zu befreien, standen kleine Phobien im Vordergrund. Dank guter Mitarbeit gelang es, diese meist schon innerhalb einer einzigen Sitzung zu beseitigen; für das letzte Problem („Autofahren“) waren jedoch drei Übungen nötig. Die raschen Erfolge bei einzelnen Störungen sind sicher mit darauf zurückzuführen, daß immer dieselben therapeutischen Methoden angewandt wurden, die die Patientin schon kannte.

4 Erfolgskontrollen

Die zu Beginn der Therapie vorgelegten Fragebogen MMQ und FPI wurden nochmals vorgegeben; eine Wiederholung der Intelligenzprüfung fand nicht statt.

Es zeigte sich im MMQ ein erheblicher Rückgang des Neurotizismuswertes. Dies besagt, daß die Patientin psychisch stabiler geworden ist und seelischen Belastungen in gleicher Weise standzuhalten versteht wie der Durchschnitt der Bevölkerung.

Im FPI sind Veränderungen in den Skalen E und M auffällig. Die Patientin hat viele introversive Verhaltensweisen abgelegt und ist kontaktfreudiger geworden. Hemmungen und psychische Verspannungen haben sich verringert; sie ist offener und selbstsicherer geworden. Insgesamt zeigt sich ein Bild seelischer Stabilisierung und Ausgeglichenheit.

5 Nachuntersuchung

Ein Jahr nach der Abschlußbesprechung wurde eine Nachuntersuchung durchgeführt. Dabei ergab sich, daß sie ohne Schwierigkeiten allein Auto fahren konnte, daß sich beim Zubereiten des Frühstücks keinerlei Probleme ergaben, und daß sie mit Freuden große Waldspaziergänge machen konnte; Tollwutschilder ängstigten sie in keiner Weise. Sie hatte zwischenzeitlich schon zweimal mit der Familie Urlaub gemacht.

Der Küchenzettel wurde erheblich erweitert, da sie Gemüse und Früchte aus Dosen verwenden und essen kann.

Literatur

Alsen, V.: Entstehungsbedingungen des phobisch-anankastischen Syndroms. Archiv für Psychiatrie und Nervenkrankheiten 213 (1970) 246–263.

Bandura, A.: Lernen am Modell. Klett, Stuttgart 1976.

Beck, D.: Zwangserscheinungen bei funktionellen und psychosomatischen Störungen. In: *Hahn, P.* und *Stolze, H.* (Hrsg.): Zwangssyndrome und Zwangskrankheit, S. 40–47. Lehmanns, München 1974.

Benedetti, G.: Zwangserscheinungen bei neurotischen Entwicklungen – Dynamik und Struktur der Zwangsphänomene. In: *Hahn, P.* und *Stolze, H.* (Hrsg.): Zwangssyndrome und Zwangskrankheit, S. 28–39. Lehmanns, München 1974.

Benedetti, G.: Psychodynamik der Zwangsneurose. Wissenschaftliche Buchgesellschaft, Darmstadt 1978.

Bernstein, D. A. und *Borkovec, T. D.:* Entspannungs-Training. Handbuch der progressiven Muskelentspannung. Reihe Leben lernen, Bd. 16, 2. Auflage. Pfeiffer, München 1978.

Birbaumer, N.: Genese und Therapie von „Zwangsverhalten“ in der Sicht der experimentellen Lernpsychologie. In: *Hahn, P.* und *Stolze, H.* (Hrsg.): Zwangssyndrome und Zwangskrankheit, S. 64.–72. Lehmanns, München 1974.

Bräutigam, W.: Reaktionen, Neurosen, Psychopathien. Ein Grundriß der kleinen Psychiatrie. Thieme, Stuttgart 1968.

Dilling, H., Rosefeldt, H., Kockott, G. und *Heyse, H.:* Verhaltenstherapie bei Phobien, Zwangsneurosen, sexuellen Störungen und Süchten. In: *Süllwold, L.* (Hrsg.): Verhaltenstherapie in

Klinik, Beratung und Pädagogik, S. 42–129. Wissenschaftliche Buchgesellschaft, Darmstadt 1977.
Eysenck, H. J. und *Rachman, S.*: Neurosen – Ursachen und Heilmethoden. VEB Deutscher Verlag der Wissenschaften, Berlin 1971.
Feer, H.: Zwang und Schizophrenie. Bibliotheca Psychiatrica, No. 150. Karger, Basel 1973.
Fiedler, P. A.: Behandlung von Zwangsgedanken eines 22jährigen Klienten mit einem Kognitionstraining. In: *Reiss, M.*, *Fiedler, P.*, *Krause, R.* und *Zimmer, D.*: Verhaltenstherapie in der Praxis, S. 143–166. Kohlhammer, Stuttgart 1976.
Gruhle, H. W.: Psychopathie (Zwangszustände, Querulantentum, hysterischer Charakter). In: *Gruhle, H. W.* (Hrsg.): Lehrbuch der Nerven- und Geisteskrankheiten. Begründet von *W. Weygandt*, S. 664–686. 2., neubearbeitete Auflage. Marhold, Halle a. S. 1952.
Haring, C.: Lehrbuch des Autogenen Trainings. Enke, Stuttgart 1979.
Huber, G.: Psychiatrie. Systematischer Lehrtext für Studenten und Ärzte. Schattauer, Stuttgart 1974.
Jacobson, E.: Progressive Relaxation. University of Chicago Press, Chicago 1938.
Jaspers, K.: Allgemeine Psychopathologie. 5., unveränderte Auflage. Springer, Berlin 1948.
Kutter, P.: Der Zwang in Neurose und Gesellschaft. In: *Eicke, D.* (Hrsg.): Freud und die Folgen (1). Psychologie des 20. Jahrhunderts. Bd. II, S. 652–674. Kindler, Zürich 1976.
Langen, D. und *Thümler, R.*: Verlauf und Prognose von Zwangssyndromen. In: *Hahn, P.* und *Stolze, H.* (Hrsg.): Zwangssyndrome und Zwangskrankheit, S. 56–63. Lehmanns, München 1974.
Lazarus, A. A.: The results of behavior therapy in 126 cases of severe neurosis. Behaviour Research and Therapy 1 (1963) 65–78.
Leuner, H. und *Schroeter, E.*: Indikationen und spezifische Applikationen der Hypnosebehandlung. Huber, Bern 1975.
Meyer, J.-E.: Die psychologischen Zwangssyndrome und ihre Abgrenzung von den Zwangsneurosen. In: *Hahn, P.* und *Stolze, H.* (Hrsg.): Zwangssyndrome und Zwangskrankheit, S. 48–55. Lehmanns, München 1974.
Morris, R. J.: Methoden der Angstreduktion. In: *Kanfer, F. H.* und *Goldstein, A. P.* (Hrsg.): Möglichkeiten der Verhaltensänderung, S. 261–308. Urban & Schwarzenberg, München 1977.
Müller, C.: Weitere Beobachtungen zum Verlauf der Zwangskrankheit. Psychiatrica et Neurologica 133 (1957) 80–94.
Petrilowitsch, N.: Über die charakterologischen Voraussetzungen der Phobien. Schweizer Archiv für Neurologie, Neurochirurgie und Psychiatrie 76 (1955) 223–258.
Rachman, S.: Zwanghaftes Kontrollieren. In: *Kallinke, D.*, *Lutz, R.* und *Ramsay, R. W.* (Hrsg.): Die Behandlung von Zwängen, S. 123–136. Fortschritte der Klinischen Psychologie, Bd. 21. Urban & Schwarzenberg, München 1979.
Ramsay, R. W.: Zwangsneurotische Störungen und ihre Behandlung. In: *Kallinke, D.*, *Lutz, R.* und *Ramsay, R. W.* (Hrsg.): Die Behandlung von Zwängen, S. 7–22. Fortschritte der Klinischen Psychologie, Bd. 21. Urban & Schwarzenberg, München 1979.
Ramsay, R. W. und *Sikkel, R. J.*: Behaviour Therapy and Obsessive-Compulsive Neurosis. In: *Brengelmann, J. C.* und *Tunner, W.* (Hrsg.): Behaviour Therapy – Verhaltenstherapie, S. 154–166. Urban & Schwarzenberg, München 1973.
Rümke, H. C.: Eine blühende Psychiatrie in Gefahr. Springer, Berlin 1967.
Schmidt, L. R. und *Becker, P.*: Psychogene Störungen. In: *Pongratz, L.* (Hrsg.): Handbuch der Psychologie, Bd. 8/1, Klinische Psychologie, S. 330–434. Hogrefe, Göttingen 1977.
Skoog, G.: Onset of anancastic conditions. Acta psychiatrica scandinavica; suppl. 184 (1965).
Störring, G. E.: Ein Beitrag zum Problem der Zwangspsychopathie, dargestellt an dem Fall eines anankastischen Psychopathen. Zeitschrift für die gesamte Neurologie und Psychiatrie 139 (1932) 589–648.
Süllwold, L.: Verhaltenstherapie anhand von klinischen Fällen. In: *Zeier, H.* (Hrsg.): Pawlow und die Folgen. Psychologie des 20. Jahrhunderts, Bd. IV, S. 713–763. Kindler, Zürich 1977.
Süllwold, L.: Wenig beschriebene Details bei der Anwendung der Methode der Reaktionsverhinderung. In: *Kallinke, D.*, *Lutz, R.* und *Ramsay, R. W.* (Hrsg.): Die Behandlung von Zwängen, S. 109–122. Fortschritte der Klinischen Psychologie, Bd. 21. Urban & Schwarzenberg, München 1979.

Westphal, C.: Über Zwangsvorstellungen (1877). In: *Westphal, A.* (Hrsg.): Carl Westphal's gesammelte Abhandlungen. 1. Band, S. 393–407. Hirschwald, Berlin 1892.
Wolpe, J.: Psychotherapy by reciprocal inhibition. Stanford University Press, Stanford 1958.
Wolpe, J.: Praxis der Verhaltenstherapie. Huber, Bern 1972.

VII Psychogenes Erbrechen, Reizblase und weitere psychosomatische Beschwerden (7. Fall)

Geklagte Hauptstörungen: Regelmäßiges Erbrechenmüssen nach Mahlzeiten; Angst, vor Publikum zu reden; „Reizblase".

Dauer der Störungen: Erbrechen schon seit Schulzeit; Angst, öffentlich zu sprechen, besteht ebenfalls seit Schulzeit; „Reizblase" seit Kindheit.

Diagnose: Angstneurose (ICD 300.0), asthenische Persönlichkeit (ICD 301.6), psychogenes Erbrechen (ICD 306.4); psychogene Miktionsstörung (ICD 306.6).

Therapieziel: Beseitigung des psychogenen Erbrechens, der Reizblase und weiterer psychischer und psychosomatischer Beschwerden.

Therapieformen: Autogenes Training, Suggestion, systematisches Desensibilisieren.

Therapiedauer: 46 Sitzungen (eine Sitzung pro Woche) innerhalb von 15 Monaten.

Diese Falldarstellung belegt ein Phänomen, das jedem praktisch tätigen Psychotherapeuten bekannt ist: Ein Patient klagt über eine einzelne Störung, und er wird deswegen in Therapie genommen. Nach wenigen Sitzungen zeigt sich, daß weitere Beschwerden vorliegen, die ebenfalls therapiebedürftig sind.

1 Einleitung

1.1 Psychogenes Erbrechen

Psychogenes Erbrechen wird zu den psychosomatischen Störungen des oberen Verdauungstrakts gezählt (s. *Bräutigam* und *Christian,* 1973; *A. E. Meyer,* 1976), aber auch zu den monosymptomatischen Konversionsneurosen (s. *Stephanos* et al., 1979) und auch zu den gastrointestinalen Störungen (s. *Alexander,* 1971).

Wie sich in der Behandlung von Patienten mit psychosomatischen Störungen immer wieder zeigt, trägt deren Glauben an die ausschließlich organische Bedingtheit ihrer Störung (s. *Krause,* 1976) mit dazu bei, daß der Psychotherapeut zu spät konsultiert wird.

1.1.1 Symptomatik

Psychoanalytisch gesehen wird bei psychogenem Erbrechen das Essen wegen eines emotionalen Konflikts aus dem Körper befördert. Erbrechen drückt die Tendenz aus, „das wieder zurückzugeben, was der Kranke in seinen unbewußten Phantasien sich einverleibt" (*Alexander,* 1971, S. 64). Es kann aber auch die Zurückweisung unbewußter Schwangerschaftswünsche sein. Aus daseinsanalytischer Sichtweise ist Erbrechen Ausdruck eines Angeekelt- oder Zurückgeworfen-Seins (s. hierzu *Luban-Plozza* und *Pöldinger,* 1971).

1.1.2 Persönlichkeitsstruktur

Eine einheitliche Persönlichkeitsstruktur des „Erbrechers" gibt es nicht. *A. E. Meyer* (1976) meint, eine fehlende oder durch Regression verlorengegangene Desomatisierung könne eine Rolle spielen. Hysterische Persönlichkeitszüge lassen sich bei diesen Patienten überzufällig häufig nachweisen.

1.1.3 Therapie

Bei akutem Erbrechen empfehlen sich folgende psychotherapeutische Maßnahmen: Beruhigung, Hypnose, Persuasion, Sedativa.

Stokvis und *Wiesenhütter* (1961) befürworten autosuggestive Übungen.

Aus psychoanalytischer Sicht erscheint Aufdeckung des zugrundeliegenden Konflikts angezeigt.

Von verhaltenstherapeutischer Seite konnte durch Anwendung psychophysiologischer Methoden chronisches Erbrechen eines neun Monate alten Kindes therapiert werden (s. *Birbaumer,* 1974). *V. Meyer* (1963; zit. bei *Eysenck* und *Rachman,* 1971) berichtet, daß er mittels operantem Konditionieren psychogenes Erbrechen erfolgreich therapieren konnte.

1.2 Reizblase

Die normale Blase wird während des Tages vier- bis sechsmal entleert. Eine pathologische Steigerung der Miktionsfrequenz ist dann anzunehmen, „wenn öfters als normal kleine Urinquanta entleert werden" (*Suter,* 1951, S. 995).

1.2.1 Symptomatik

In ihrer nicht-organischen Verlaufsform tritt Reizblase vor allem bei Frauen vor dem Klimakterium auf; Männer sind seltener betroffen (*Freyberger,* 1976). Als Beschwerden, die nur tagsüber auftreten, werden genannt: Pollakisurie, brennende Sensationen, imperativer Harndrang.

1.2.2 Persönlichkeitsstruktur

Eine Persönlichkeitsstruktur der Reizblasensymptomatik konnte bisher nicht ermittelt werden. Einiges spricht dafür, daß bei diesen Patienten häufig eine neurasthenische und/oder hysterische Struktur anzutreffen ist. Von *Jores* (1973) werden sexuelle Konfliktsituationen in Verbindung zur Symptomatik der Reizblase gebracht.

1.2.3 Therapie

Da sich während des Schlafens (entspannter Zustand) die Reizblase nicht bemerkbar macht, wurde ein entspannendes Verfahren als Grundlage einer Psychotherapie angesehen; als Erweiterung kommt formelhafte Vorsatzbildung in Betracht.

Leuner und *Schroeter* (1975) behandelten erfolgreich mit Hypnose einen Patienten, der an Pollakisurie und Enuresis litt.

Denkbar wäre auch eine aufdeckende Form der Psychotherapie.

2 Problematik

Die 27jährige Patientin erschien in der ambulanten Sprechstunde der Psychiatrischen Klinik; vorher war sie bei einer niedergelassenen Nervenärztin in Behandlung.

2.1 Verhaltensanalyse und Entwicklung eines Therapieplans

Unsere Patientin wurde im Jahre 1950 geboren; zu Beginn der Behandlung war sie 28 Jahre alt; unverheiratet. Nach der Reifeprüfung immatrikulierte sie sich an der Universität; sie studierte Germanistik und Musik mit dem Ziel, in den höheren Schuldienst einzutreten. Im Jahre 1977 legte sie das erste Staatsexamen mit den Beurteilungen „befriedigend" und „ausreichend" ab.

2.1.1 Verhaltensanalyse

Als Informationsquelle für Beschreibung und Analyse der Störung dienten:
(a) Exploration des Therapeuten, (b) Entlassungsbericht des Krankenhauses.

2.1.2 Topographie und Frequenz des symptomatischen Verhaltens

Die Patientin berichtete, daß sie während des Examens äußerst starke Ängste hatte und von Erbrechen geplagt war.

Im April 1977 wurde die Störung so stark, daß ihr der Hausarzt zu stationärem Krankenhausaufenthalt riet. Die Diagnose des Krankenhauses lautete: psychosomatisches Erbrechen. Nach zwei Wochen wurde sie bei gutem Allgemeinbefinden entlassen.

Danach war die Patientin für mehrere Monate von dieser Störung befreit. Im Dezember 1977 begab sie sich wegen mehrerer neurotischer Beschwerden zu einer Nervenärztin in Behandlung. Dort erlernte sie ein Entspannungsverfahren, das ihr aber nicht viel weitergeholfen habe.

Im April 1978 kam die Patientin in unsere ambulante Betreuung, da das Erbrechen wieder aufgetreten war; zudem hätten sich weitere Ängste eingestellt, so z. B. Angst, vor Schulklassen zu sprechen (seit Februar 1978 befand sie sich im Referendariat); schon tagelang vorher träten Nervosität, Schweißausbrüche an Händen und Füßen auf, wenn sie an die bevorstehenden Unterrichtsstunden denke.

Wie eine solche Situation im einzelnen aussah, wurde von der Patientin schriftlich festgehalten:

„Vor einer Situation, vor der ich Angst habe, bin ich schon ein oder zwei Tage zuvor nervös, gereizt und bekomme nasse Hände und Füße, wenn ich nur daran denke. Am Abend vorher kann ich schlecht einschlafen und wache in der Nacht ständig auf und liege mehrere Stunden lang wach. Manchmal träume ich auch von der Situation, daß ich mich blamiere. Morgens habe ich meistens Bauchschmerzen und Durchfall, Übelkeit und Erbrechen. Ich fühle mich ganz matt und hilflos.

Bevor ich dann vor der Klasse oder anderen Gruppen von Menschen auftreten muß, habe ich rasendes Herzklopfen, das ich bis in den Magen spüren kann. Ich meine auch, jeder müßte meine Angst an der schnellen Bewegung meiner Halsschlagader sehen. Hände und Füße sind schweißgebadet, der Hals ganz trocken, ich muß dauernd schlucken oder würgen. Ich habe Angst vor meiner eigenen Stimme, die ich nicht für eine wohlklingende Sprechstimme halte, außerdem spreche ich schlecht aus. Ich habe Angst vor den vielen Blicken, die auf mich gerichtet sind und etwas Blamables an mir entdecken könnten. Manchmal fangen meine Mundwinkel zu zittern an oder ich bin dem Weinen nahe. Das ist besonders peinlich. Ich habe Angst, etwas Falsches zu sagen oder den Faden zu verlieren oder ganz einfach nicht zu wissen, was ich im Moment sage. Ich kann mich nicht auf das, was ich sagen will, konzentrieren, ich kann keine logischen Gedanken entwickeln und mich an nichts erinnern. Mein Herz schlägt so schnell, daß ich ständig an Atemnot leide und nur einen bis zwei Sätze auf einmal sagen kann. Dann muß ich Luft holen, schlucken; meine Stimme wird rauh, versagt; ich muß mich räuspern, dann versuche ich, weiter zu sprechen. Wieder dasselbe. . .“

Soweit der wörtliche Bericht der Patientin, aus dem ersichtlich wird, daß sie unter vielen Beschwerden zu leiden hatte.

2.1.3 Was erwartete die Patientin von einer Therapie?

Sie erhoffte sich Behebung des Erbrechens und Beseitigung des ständig vorhandenen Harndranges.

2.1.4 Hauptschwierigkeit

Die Hauptschwierigkeit bestand darin, daß sie vor einer belastenden Situation unter großen Unruhezuständen litt. An Symptomen traten unruhiger Schlaf, Alpträume, Bauchschmerzen, Übelkeit, Erbrechen und Durchfall auf. Ferner starkes Herzklopfen, Schweißausbrüche an Händen und Füßen, Stimmversagen, Fadenverlieren. Hinzu kamen Konzentrationsschwierigkeiten, Atemnot und die Unfähigkeit, logische Gedankengänge zu entwickeln.

2.1.5 Funktionales Bedingungsmodell

Anhand unserer Informationen läßt sich sagen, daß das ängstliche und selbstunsichere Verhalten respondent ist, d. h. daß es klassisch konditioniert wurde (s. *Schulte* und *Thomas*, 1976): (1) Zur Angst kommen heftige physiologische Reaktionen. (2) Angstbesetztes Verhalten erfolgt unmittelbar und immer in kritischen Situationen. (3) Nachfolgende, verstärkende Reize sind nicht festzustellen.

Es läßt sich ein funktionales Bedingungsmodell aufstellen:

CS . . . . CR
Sprechen vor Klasse Angstreaktionen

2.1.6 Genese

Zur Entstehung der Angstreaktionen schilderte die Patientin folgendes Ereignis: Im Alter von neun Jahren mußte sie während einer Weihnachtsfeier ein Gedicht aufsagen. Da der Nikolaus furchterregend aussah und mit der Rute durch die Luft fuchtelte, war die Patientin so eingeschüchtert, daß sie mehrmals während ihres Vortrags stecken blieb. Sie schämte sich sehr und wäre am liebsten aus dem Saal gerannt. Seit dieser Zeit war es das Schlimmste für sie, vor mehreren Menschen etwas sagen zu müssen.

Dieses Ereignis spricht dafür, daß das „Sprechen vor anderen Menschen" klassisch konditioniert wurde.

Sie mußte vor vielen Menschen ein Gedicht aufsagen (UCS = unkonditionaler Reiz); dabei erschrak sie und bekam Angst (UCR = unkonditionierte Reaktion). Bei dieser sensiblen Patientin wurde das Sprechen vor vielen Menschen zu einem konditionierten Reiz (CS), gefolgt von einer konditionierten Reaktion (CR):

2.1.7 Zusätzliche diagnostische Untersuchungen

Um weitere Informationen zu erhalten, wurden mehrere psychodiagnostische Verfahren durchgeführt.

2.1.7.1 Intelligenztest

Im MWT-B erzielte die Patientin eine Leistung, die 107 IQ-Punkten entspricht.

2.1.7.2 Persönlichkeitsfragebogen MMQ

Im MMQ zeigt sich ein erhöhter Neurotizismuswert. Dies weist darauf hin, daß die Patientin schon unter leichten psychischen Belastungen dazu neigt, neurotisch zu reagieren.

2.1.7.3 Freiburger Persönlichkeitsinventar FPI

Im FPI beklagt sie körperliche Beschwerden aus verschiedenen Funktionsbereichen, vegetative Beschwerden (Kreislauf, Atmung, Verdauung), motorische Störungen, Schmerzempfindung und Mißempfindung. Sie klagt auch über psychosomatische Allgemeinstörungen.

Sie schildert sich als introvertierte Persönlichkeit, bei der emotionale Labilität ins Auge fällt; sie erlebt sich als ungeselliger und zurückhaltender Mensch, der nicht leicht Zugang zu anderen findet.

2.1.7.4 Befindlichkeitsskala und Beschwerdenliste *(v. Zerssen)*

Die Patientin fühlt sich erheblich beeinträchtigt, und sie klagt über viele Beschwerden.

2.1.8 Therapieziele

Die für die Patientin so nachteilige Verbindung zwischen konditionalem Reiz CS (Sprechen vor Klasse) und konditionierter Reaktion CR (Angst) soll unterbrochen werden.

2.1.9 Bedeutung der Symptome

Durch Angstzustände ist die Patientin in erheblichem Maße behindert. So entstehen bei ihr u. a. rasendes Herzklopfen, Schweißausbrüche an Händen und Füßen, Kloßgefühl im Hals. Ferner kommt es zu Einschlafstörungen, Alpträumen, Bauchschmerzen, Durchfall, Übelkeit und Erbrechen.

2.1.10 Folgen einer Symptomveränderung

Eine Veränderung des symptomatischen Verhaltens hätte viele Vorteile. Sie könnte besser einschlafen, hätte keine Alpträume mehr, kein rasendes Herzklopfen, keine Schweißausbrüche und kein Kloßgefühl im Hals.

2.1.11 Zielbestimmung

Für den Problembereich „Angst, vor vielen Menschen sprechen zu müssen“ ist eine Angstreduktion vorgesehen.

Die Zielbestimmungen der weiteren Beschwerden werden dann vorgenommen, wenn deren Therapie ins Auge gefaßt wird.

2.2 Therapieplanung

Nachdem klar war, daß der Komplex „Angst vor vielen Menschen sprechen zu müssen“ zuerst therapiert werden sollte, konnte mit der Vorbereitung der Therapie begonnen werden, wobei die Frage der prinzipiellen und der konkreten Planung im Mittelpunkt stand.

2.2.1 Prinzipielle Planung

Es geht darum, die für unsere Patientin so belastende CS-CR-Verbindung zu unterbrechen, so daß sie sich in die Lage versetzt fühlt, ohne Angst (auch ohne Erwartungsangst) vor vielen Menschen, beispielsweise vor einer Schulklasse, zu sprechen.

2.2.2 Konkrete Planung

Als verhaltenstherapeutische Maßnahme ist systematisches Desensibilisieren indiziert.

2.2.3 Therapiebegleitende Kontrollmessungen

Um Verlauf und Ergebnis einer Therapie besser beurteilen zu können, sind Kontrollmessungen angezeigt, wobei wir die Vorgehensweise „Messung – Behandlung – Messung" empfehlen.

3 Therapie

3.1 Reihenfolge der einzelnen Maßnahmen

Als erster Beschwerdekomplex sollte „Angst, vor vielen Menschen sprechen zu müssen" therapiert werden.

Am Beginn der verhaltenstherapeutischen Maßnahmen stand das Erlernen autogenen Trainings. Dadurch sollte es ihr ermöglicht werden, Unruhezustände beherrschen zu lernen und rascher in einen entspannten Zustand zu gelangen. Danach sollte mit systematischem Desensibilisieren begonnen werden, in das Suggestionen eingeflochten wurden.

3.1.1 Autogenes Training

Für systematisches Desensibilisieren ist ein Entspannungsverfahren vonnöten. Wir greifen meist auf autogenes Training zurück, obwohl es weitere erfolgversprechende autosuggestive und übende Verfahren gibt (siehe hierzu *Stokvis* und *Wiesenhütter*, 1961). In angelsächsischer Literatur wird progressive Muskelentspannung nach *Jacobson* (1938) vorgeschlagen (s. *Bernstein* und *Borkovec*, 1978).

3.1.2 Systematisches Desensibilisieren

Die von der Patientin geschilderte Situation wurde in kurze Sätze (Items) zerlegt:

(1) Vor belastenden Situationen waren Sie schon ein oder zwei Tage zuvor nervös. (2) Sie waren gereizt und bekamen nasse Hände und Füße, wenn Sie an die bevorstehende Situation dachten. (3) Am Abend vorher konnten Sie schlecht einschlafen; Sie wachten ständig auf und lagen mehrere Stunden wach. (4) Manchmal träumten Sie, daß Sie sich blamierten. (5) Morgens litten Sie meistens unter Bauchschmerzen und Durchfall, Übelkeit und Erbrechen. (6) Sie fühlten sich matt und hilflos. (7) Bevor Sie vor einer Gruppe auftraten, hatten Sie rasendes Herzklopfen, das Sie bis in den Magen spürten. (8) Sie befürchteten, jeder würde Ihre Angst an der Bewegung der Halsschlagader ablesen können. (9) Hände und Füße waren schweißgebadet, der Hals ganz trocken; Sie mußten andauernd schlucken oder würgen. (10) Sie hatten Angst vor der eigenen Stimme, da sie Ihnen nicht wohlklingend erschien. (11) Sie artikulierten schlecht, deshalb sprachen Sie schnell. (12) Sie hatten Angst, daß die Zuhörer etwas Blamables an Ihnen entdecken könnten. (13) Manchmal fingen Ihre Mundwinkel an zu zittern oder Sie waren dem Weinen nahe. (14) Das empfanden Sie als sehr peinlich. (15) Sie hatten Angst, etwas Falsches zu sagen oder den Faden zu verlieren oder nicht zu wissen, was Sie im Moment sagten. (16) Sie konnten sich

nicht auf das konzentrieren, was Sie sagen wollten. (17) Sie konnten keinen logischen Gedanken entwickeln und sich an nichts erinnern (z. B. an den vorbereiteten Stoff). (18) Ihr Herz schlug so schnell, daß Sie ständig in Atemnot waren. (19) Sie konnten dann nur einen oder zwei Sätze auf einmal sagen. (20) Sie mußten Luft holen, schlucken; Ihre Stimme wurde rauh und versagte. (21) Sie mußten sich räuspern, und Sie versuchten, dennoch weiterzusprechen.

3.1.3 Suggestionen

Es kamen nur positive Suggestionen in Frage, die teilweise sowieso ins autogene Training mit einflossen und während systematischen Desensibilisierens verstärkt wurden.

3.2 Therapieverlauf

Es wurde mit der Patientin vereinbart, daß eine Sitzung pro Woche stattfinden sollte. Mitunter konnte sie es einrichten, morgens vor Schulbeginn zu kommen.

3.2.1 Autogenes Training

Die Patientin wurde intensiv in das autogene Training eingeführt. Ihr wurde zur Auflage gemacht, täglich zweimal zu Hause die Entspannungsübung durchzuführen.

Um die Schwierigkeiten mit der Reizblase zu beseitigen, führten wir formelhafte Vorsatzbildung ein (s. *Haring*, 1979):

„Alles an Ihnen ist ruhig und entspannt, gelöst und gelockert. Alles an Ihnen arbeitet ruhig, normal und störungsfrei. Auch die Blase ist entspannt und gelöst, auch die Blase arbeitet ruhig, normal und störungsfrei. . .“

Nach wenigen Wochen berichtete die Patientin, daß sie kaum noch Beschwerden mit der Blase habe.

Die zu Beginn der Falldarstellung aufgezeigte Problematik der psychogenen Reizblase (s. 1.2) konnte ohne gezielte, langdauernde Therapie beseitigt werden.

3.2.2 Systematisches Desensibilisieren

Systematisches Desensibilisieren wurde begonnen, nachdem die Patientin die Grundübungen des autogenen Trainings beherrschte und sich tief entspannen konnte.

Pro Sitzung sollten zwei Items durchgearbeitet werden. Nachdem sich die Patientin tief entspannt hatte, wurde das erste Item geboten:

„Sie sind jetzt tief und fest entspannt. . . Sie sind ganz ruhig, ganz ruhig . . . (Pause) . . . In diesem Zustand tiefer Ruhe und Entspannung können Sie sich ganz ruhig und ohne ein Zeichen von Unruhe oder Angst vorstellen, daß Sie früher vor belastenden Situationen schon ein oder zwei Tage zuvor nervös waren. . . Sie können sich heute ganz ruhig vorstellen, daß Sie früher vor belastenden Situationen schon ein oder zwei Tage zuvor nervös waren. . . Es bereitet Ihnen heute keinerlei

Schwierigkeiten, sich ganz ruhig und entspannt vorzustellen, daß Sie früher vor belastenden Situationen schon ein oder zwei Tage zuvor nervös waren... (nach ca. 5 Sekunden): Nun schieben Sie das Bild beiseite, schalten Sie ab davon, konzentrieren Sie sich wieder ganz intensiv auf die Entspannung... Sie konzentrieren sich wieder ganz intensiv auf die Entspannung, auf Ruhe, Schwere, Wärme... Sie fühlen, wie Sie sich entspannen, daß Sie ganz ruhig sind, ganz ruhig..." Derselbe Vorgang wurde wiederholt:

„Sie sind wieder tief und fest entspannt: Sie sind ganz ruhig, ganz ruhig ... (Pause) ... In diesem Zustand tiefer Ruhe können Sie sich auch jetzt noch einmal ganz ruhig und ohne ein Zeichen von Unruhe oder Angst vorstellen, daß Sie früher vor belastenden Situationen schon ein oder zwei Tage zuvor nervös waren... Sie können sich ganz ruhig vorstellen, daß Sie früher vor belastenden Situationen schon ein oder zwei Tage zuvor nervös waren... Es bereitet Ihnen auch diesmal wiederum keinerlei Schwierigkeiten, sich ganz ruhig und entspannt vorzustellen, daß Sie früher vor belastenden Situationen schon ein oder zwei Tage zuvor nervös waren... (nach ca. 5 Sekunden): Nun schieben Sie dieses Bild beiseite, schieben Sie die Vorstellung beiseite, schalten Sie ab davon, schalten Sie um, schalten Sie um auf autogenes Training, konzentrieren Sie sich wieder ganz intensiv auf die Entspannung, konzentrieren Sie sich auf Ruhe, Schwere, Wärme... Sie konzentrieren sich wieder ganz intensiv auf die Entspannung... Sie fühlen, wie Sie sich entspannen, daß Sie wieder ganz ruhig werden, ganz ruhig..."

Dieser Vorgang wurde noch ein drittes Mal wiederholt:

„Sie sind auch jetzt wieder tief und fest entspannt; Sie sind ganz ruhig, ganz ruhig, tief und fest entspannt... (Pause) ... In diesem Zustand tiefer Ruhe und Entspannung können Sie sich ganz ruhig und ohne ein Zeichen von Unruhe oder Angst vorstellen, daß Sie früher vor belastenden Situationen schon ein oder zwei Tage zuvor nervös waren... Sie können sich heute ganz ruhig vorstellen, daß Sie früher vor belastenden Situationen schon ein oder zwei Tage zuvor nervös waren... Es bereitet Ihnen keinerlei Schwierigkeiten, sich ganz ruhig und entspannt vorzustellen, daß Sie früher vor belastenden Situationen schon ein oder zwei Tage zuvor nervös waren... (nach ca. 5 Sekunden): Nun schieben Sie diese Vorstellung beiseite, schieben Sie das Bild beiseite, schalten Sie ab davon, schalten Sie um, schalten Sie um auf die Entspannung, schalten Sie um auf autogenes Training, konzentrieren Sie sich wieder ganz intensiv auf Ruhe, Schwere, Wärme... Ruhe, Schwere, Wärme... Sie fühlen, wie Sie sich entspannen, daß Sie wieder ganz ruhig sind, ganz ruhig..."

Dann wurde zum zweiten Item übergegangen, ohne daß die Patientin aus der Entspannung zurückgeholt wurde:

„Sie sind tief und fest entspannt, Sie sind ganz ruhig, ganz entspannt, gelöst und gelockert. In diesem Zustand tiefer Entspannung und tiefer Ruhe können Sie sich auch diesmal wieder ganz ruhig und entspannt vorstellen, daß Sie früher vor belastenden Situationen schon ein oder zwei Tage zuvor nervös waren... Das konnten Sie sich soeben schon angstfrei vorstellen, genauso gelingt es Ihnen auch jetzt... Sie können sich aber auch völlig ohne Angst und Unruhe vorstellen, wie die Situation weiterging, daß Sie auch gereizt waren und nasse Hände und Füße bekamen, wenn Sie an die bevorstehende Situation dachten... Sie können sich ganz ruhig vorstellen, daß Sie auch gereizt waren und nasse Hände und Füße bekamen, wenn Sie an die bevorstehende Situation dachten... Es beunruhigt Sie in keiner Weise, wenn Sie sich vorstellen, daß Sie damals auch noch gereizt waren und nasse Hände und Füße bekamen, wenn Sie an die bevorstehende Situation dachten... Sie können sich das heute ganz normal und ohne ein Zeichen von Angst oder Unruhe vorstellen... Nun schalten Sie bitte ab von dieser Situation, schalten Sie ab von diesem Bild, schieben Sie das Bild beiseite, schalten Sie um auf die Entspannung, schalten Sie um auf autogenes Training, konzentrieren Sie sich wieder ganz auf Ruhe, Schwere, Wärme... Sie entspannen sich wieder... Sie spüren die tiefe Entspannung, die tiefe Ruhe..."

Auch diese Situation wurde zweimal repetiert. In der nächsten Sitzung wurde der bisherige Verlauf komprimiert wiederholt:

„Sie sind wieder tief und fest entspannt und ganz ruhig... Sie sind frei von Verkrampfungen und Verspannungen; alles an Ihnen ist ruhig, gelöst, gelockert... Sie sind tief und fest entspannt... In diesem Zustand tiefer Entspannung und tiefer Ruhe können Sie sich wiederum, wie auch schon beim vorigen Mal, ohne irgendwelche Zeichen von Unruhe oder Angst vorstellen, daß Sie früher vor belastenden Situationen schon ein oder zwei Tage zuvor nervös waren... Das können Sie sich auch heute wieder völlig ruhig, ganz normal und ohne irgendein Zeichen von Unruhe oder Angst vorstellen... Sie können sich auch heute wieder ganz ruhig vorstellen, wie die Situation weiterging... Sie stellen sich vor, daß Sie damals auch noch gereizt waren und nasse Hände und Füße bekamen, wenn Sie an die bevorstehende Situation dachten... Sie stellen sich das auch heute ganz ruhig und entspannt vor, daß Sie damals auch noch gereizt waren und nasse Hände und Füße bekamen, wenn Sie an die bevorstehende Situation dachten... Es bereitet Ihnen keinerlei Unruhe oder Angst, wenn Sie sich noch einmal ganz ruhig und entspannt vorstellen, daß Sie damals auch gereizt waren und nasse Hände und Füße bekamen, wenn Sie an die bevorstehende Situation dachten..."

Nun wurde das dritte Item eingeführt.

„Sie können sich in diesem Zustand tiefer Ruhe und Entspannung vorstellen, wie die Situation damals weiterging... Sie können sich ganz ruhig und entspannt vorstellen, daß Sie früher abends schlecht einschlafen konnten, daß Sie ständig aufwachten und mehrere Stunden wach lagen... Sie können sich das heute ganz ruhig und entspannt vorstellen, daß Sie früher am Abend vorher schlecht einschlafen konnten, daß Sie ständig aufwachten und mehrere Stunden lang wach lagen... Das können Sie sich heute ganz ruhig und ohne ein Zeichen von Unruhe oder Angst vorstellen, daß Sie früher am Abend vorher schlecht einschlafen konnten, daß Sie ständig aufwachten und mehrere Stunden wach lagen... Heute können Sie sich das vorstellen ohne irgendein Zeichen von Unruhe, ohne Zeichen von Angst... Nun schieben Sie dieses Bild wieder beiseite, schalten Sie um, schalten Sie um auf autogenes Training, konzentrieren Sie sich wieder ganz auf autogenes Training, konzentrieren Sie sich ganz auf Ruhe, Schwere, Wärme... Ruhe, Schwere, Wärme..."

In gleicher Weise wurde Item Nr. 4 bearbeitet.

Da sie in den ersten drei Sitzungen des systematischen Desensibilisierens bei keinem der sechs Items Angst empfunden hatte, konnte kontinuierlich fortgefahren werden.

Item Nr. 7 („Bevor Sie vor einer Gruppe auftraten, hatten Sie rasendes Herzklopfen, das Sie bis in den Magen spürten") mußte in der folgenden Stunde wiederholt werden, da sich Angst einstellte.

Die nächste Sitzung wurde wieder mit Item Nr. 7 begonnen; diesmal entstand bei der Patientin nur noch ein so geringer Angstpegel, daß in der Therapie weitergegangen werden konnte. Wie mit einer angstbesetzten Situation umgegangen werden kann, soll exemplarisch an Item Nr. 7 gezeigt werden.

„Nachdem Sie autogenes Training durchgeführt haben, sind Sie wieder tief und fest entspannt... In diesem Zustand tiefer Entspannung und Ruhe können Sie sich ganz ruhig und entspannt noch einmal vorstellen, wie auch schon die vorigen Male, daß Sie früher vor belastenden Situationen schon ein oder zwei Tage zuvor nervös waren... Sie waren auch gereizt und bekamen nasse Hände und Füße, wenn Sie an die bevorstehende Situation dachten... Am Abend vorher konnten Sie schlecht einschlafen; Sie wachten ständig auf und lagen mehrere Stunden wach... Sie können sich auch ganz ruhig und entspannt vorstellen, wie die Situation weiterging... Manchmal träumten Sie auch davon, daß Sie sich blamierten... Heute können Sie sich das ganz ruhig und entspannt vorstellen, und es bereitet Ihnen keinerlei Unruhe oder Angst, wenn Sie sich vorstellen, daß Sie früher morgens meistens unter Bauchschmerzen und Durchfall, Übelkeit und Erbrechen litten... Sie fühlten sich matt und hilflos... Das konnten Sie sich auch schon das letzte Mal ganz ruhig und entspannt vorstellen, und Sie können sich auch jetzt ganz ruhig und entspannt vorstellen, daß Sie früher, bevor Sie vor einer Gruppe auftraten, rasendes Herzklopfen hatten, das Sie bis in den Magen spürten... Wie ich sehe, beunruhigt Sie diese Vorstellung sehr stark... Schalten Sie ab von dieser Vorstellung, gehen Sie zurück, und stellen Sie sich vor, daß Sie sich früher matt und hilflos fühlten... Sie können sich auch jetzt noch einmal ganz ruhig und entspannt vorstellen, daß Sie sich früher matt und hilflos fühlten... Es bereitet Ihnen keinerlei Unruhe oder Angst, wenn Sie sich auch heute wieder vorstellen, daß Sie sich früher matt und hilflos fühlten... Nun schalten Sie wieder ab von dieser Vorstellung, lösen Sie sich von diesem Bild, schieben Sie das Bild beiseite, schalten Sie um auf autogenes Training, konzentrieren Sie sich ganz auf die Entspannung, konzentrieren Sie sich ganz auf Ruhe, Schwere, Wärme... Ruhe, Schwere, Wärme. Sie sind jetzt wieder ganz ruhig, tief und fest entspannt..."

Danach konnte die Therapie ohne Unterbrechung bis Item Nr. 12 fortgesetzt werden; hier war wiederum eine Repetition nötig. Im folgenden mußte teilweise wiederholt werden; so wurden für Item 13 und Item 14 jeweils zwei Sitzungen nötig, bis die entsprechenden Situationen angstfrei erlebt werden konnte.

In der nächsten Stunde klagte sie, daß sich beim Autofahren der Magen verkrampfe. Sie sagte, sie sitze nach vorne geneigt, so daß der Magen offenbar belastet werde und sich verkrampfe. Wenn sie aussteige, habe sie ein Gefühl, als sei der Magen aus Stein; er fühle sich fest und hart an.

Um die aktuelle Störung zu beheben, wurde die Desensibilisierung unterbrochen.

Der Patientin wurde als erstes geraten, autogenes Training durchzuführen (2–3 Minuten sind völlig ausreichend), bevor sie sich ins Auto setzte; als formelhafte Vorsatzbildung sollte sie den Satz: „Der Magen ist nicht verkrampft" anfügen.

Da sie den Entwicklungsvorgang der Verkrampfung nicht wahrnahm, sollte eine Unterbrechung ihrer verspannten Sitzhaltung angestrebt werden. Dazu war es nötig, daß sie sich der symptomauslösenden Haltung bewußt wurde. Da sie in ihrem Auto einen Kassettenrecorder installiert hatte, wurde ihr empfohlen, auf ein Band alle 3 Minuten einen angenehmen, nicht zu hohen Dreiklang aufzunehmen. Die Kassette mit der Tonabfolge sollte sie beim Autofahren abspielen lassen. Jedesmal, wenn der

Akkord ertönte, wurde sie daran erinnert, sich entspannt hinzusetzen und die Verkrampfungen zu lockern. („Der Magen ist nicht verkrampft... Der Magen ist nicht verkrampft!“)

Nach wenigen Tagen rief sie an und berichtete, daß sie gelernt habe, sich beim Autofahren entspannt hinzusetzen und sich nicht mehr zu verkrampfen. Drei Wochen später konnte sie auf das Tonband verzichten.

Verhaltenstherapeutisch gesehen fand Löschung unangepaßten und Konditionierung neuen Verhaltens statt: Verkrampfte wurde durch entspannte Haltung ersetzt.

In der nächsten Sitzung (an einem Morgen) berichtete die Patientin, daß sie an diesem Tag im Laufe des späten Vormittags eine Lehrprobe halten müsse, und daß sie große Angst davor empfinde. Um die anstehende Situation zu erleichtern, wurde die Desensibilisierung unterbrochen.

In solchen Situationen empfehlen sich autogenes Training und formelhafte Vorsatzbildung.

„Sie sind tief und fest entspannt, ganz ruhig, gelöst und gelockert. Alles an Ihnen ist entspannt, gelöst, gelockert und ruhig. Auch während der Lehrprobe sind Sie völlig ruhig und entspannt... Auch während der Lehrprobe sind Sie so ruhig und entspannt wie jetzt... Während der Lehrprobe sind Sie ruhig, ganz ruhig und entspannt. ... Sie sind während der Lehrprobe genauso ruhig und entspannt wie jetzt... Sie sind während der Lehrprobe ruhig und entspannt... Sie können auch völlig ruhig sein, da Sie bestens vorbereitet sind... Sie sind bestens vorbereitet... Ruhe, Schwere, Wärme, Atmung, Herz ruhig, Sonnengeflecht warm, Stirn kühl... Ruhe, Schwere, Wärme...“ Dieses Vorgehen wurde mehrfach wiederholt.

Beim nächsten Mal berichtete sie, daß sie vor Beginn der Lehrprobe aufgeregt gewesen sei und feuchte Füße bekommen habe, daß sie aber während der Stunde ruhig wurde und den Stoff ohne Stocken vortragen konnte.

Da in der folgenden Woche keine außergewöhnliche Belastungsprobe für die Patientin bevorstand, wurden die Items Nr. 15 und 16 in die Desensibilisierung einbezogen.

Schon in der nächsten Sitzung mußte die Liste wiederum unterbrochen werden, da sie berichtete, daß sie am folgenden Tage im Rahmen ihrer Ausbildung einen Vortrag vor anderen Referendaren halten müsse. Obwohl sie das Manuskript sorgfältig ausgearbeitet habe, verspüre sie große Angst, vor vielen kritischen Augen sprechen zu müssen.

Um die Furcht vor dieser Situation zu reduzieren, wurde in gleicher Weise wie vor der Lehrprobe verfahren.

Nachdem sich die Patientin wieder tief entspannt hatte, stellte sie sich vor: „Ich bin ganz ruhig, ich bin ganz ruhig, tief entspannt, gelöst und gelockert... Alles an mir ist ruhig, entspannt, gelöst und gelockert... Ich bin frei von Unruhe oder Angst... In diesem Zustand tiefer Ruhe und Entspannung kann ich mir vorstellen, daß ich auch während des Vortrags ganz ruhig sein werde... Ich bin während des Vortrags ganz ruhig... Ich bin während des Vortrags ganz ruhig... Niemand weiß so gut Bescheid wie ich... Niemand weiß so gut Bescheid wie ich... Niemand weiß so gut Bescheid wie ich... Ruhe, Schwere, Wärme... Ruhe, Schwere, Wärme... Ich bin ganz ruhig, gelöst und gelockert, ich bin ganz entspannt... In diesem Zustand tiefer Entspannung und tiefer Ruhe weiß ich, daß es mir gar nichts ausmacht, wenn mich alle ansehen... Mir macht es gar nichts aus, wenn mich alle ansehen... Mir macht es gar nichts aus, wenn mich alle ansehen... Ruhe, Schwere, Wärme...“

Dieses Vorgehen wurde für etwa 15 Minuten beibehalten. Danach wurde sie aus der Entspannung zurückgeholt.

Sie wurde darauf hingewiesen, daß sie sich intensiv mit dem Inhalt ihres Vortrags auseinandergesetzt habe und daß keiner der anwesenden Referendare darüber so gut Bescheid wisse wie sie. Nach einigem Zögern erkannte sie, daß dies der Fall sei, daß sie aber noch nie darüber nachgedacht habe.

Eine Woche später teilte sie mit, daß sie zwar vor Beginn ihres Vortrags aufgeregt gewesen sei; die Unruhe habe sich jedoch während des Referats gelegt. Immer wieder habe sie daran gedacht, daß niemand über den mitgeteilten Stoff so gut Bescheid wisse wie sie. Sie habe den Eindruck gehabt, daß ihr Vortrag gut angekommen sei; keiner der Diskutanten habe sie in Kalamitäten gebracht; auf jede Frage habe sie eine befriedigende Antwort geben können.

In den folgenden Sitzungen konnte in der Liste fortgefahren werden, wobei die Items Nr. 17 und Nr. 18 desensibilisiert wurden. Für beide waren Wiederholungen erforderlich, da sie während der ersten Darbietung noch deutliche Unruhe auslösten.

Schon in der anschließenden Stunde war eine erneute Lehrprobe mit der Patientin zu antizipieren. Die Desensibilisierung dieser Situation wurde in gleicher Weise vorgenommen wie beim ersten Mal.

In der nächsten Übung berichtete sie, daß sie diesmal vor der Lehrprobe keine Unruhe verspürt habe und daß der Ablauf der Stunde völlig problemlos gewesen sei, daß sie sich ruhig und ausgeglichen gefühlt habe und im Text nicht steckengeblieben sei und auch den Faden nicht verloren habe.

Für die vier letzten Items waren drei Sitzungen nötig, bevor ihnen gegenüber in der Vorstellung keine Angst mehr bestand. Für die 21 Items waren 21 Sitzungen erforderlich, bis sie sich jede einzelne Situation angstfrei vorstellen konnte.

Wie die Patientin erzählte, konnte sie nach der Durcharbeitung der Liste ohne Angst und Unruhe vor der Klasse stehen und Unterricht halten. Sie habe zwei weitere Lehrproben und Vorträge ohne Schwierigkeiten und Hemmnisse erlebt.

Noch während des Referendariats begann die Patientin, sich um eine Stelle als Studienrätin z. A. umzusehen.

Sie berichtete, daß sie sich an einem Gymnasium vorgestellt habe; dabei hätte sie große Angst verspürt; es seien psychosomatische Beschwerden wie feuchte und kühle Hände aufgetreten. Sie habe nicht gewußt, was sie mit dem Schulleiter reden sollte. Ihr Vorstellungserlebnis wurde in sieben Items zerlegt, damit eine systematische Desensibilisierung durchgeführt werden konnte:

(1) Schon der Gedanke an ein Vorstellungsgespräch bewirkte bei Ihnen nasse und kalte Hände. (2) Während sie im Wartezimmer saßen, wurden Ihre Hände naß und kalt. (3) Sie versuchten vergeblich, die Hände aufzuwärmen und trocken zu reiben. (4) Sie befürchteten, daß Ihr Gesprächspartner beim ersten Händedruck merken könnte, daß Sie Angst haben. (5) Sie wußten nicht, wie Sie sich hinsetzen und die Hände halten sollten. (6) Sie hatten Angst, daß Sie dumme und unpassende Dinge sagen könnten oder daß Sie nichts zu sagen wüßten. (7) Sie hatten Angst, Ihren Gesprächspartner zu langweilen.

Nach vier Sitzungen konnte sie sich ein Gespräch vorstellen, bei dem sie weder Angst noch Unruhe verspürte.

Am Morgen eines Vorstellungstermins kam die Patientin zur Therapie. Die aufgelistete Situation wurde noch einmal durchgearbeitet. An den Schluß des autogenen Trainings wurden die Sätze „Ich bleibe heute den ganzen Tag über ruhig und entspannt... Nichts wird mich aufregen...“ angehängt.

Obwohl das psychogene Erbrechen kein einziges Mal direkt therapeutisch angegangen wurde, war es nie wieder aufgetreten. Das Entspannungstraining hatte sich auf das Gesamtbefinden der Patientin positiv ausgewirkt und auch zu somatischer Ruhigstellung geführt; die Formel „... alles arbeitet ruhig, normal und störungsfrei" verstärkte die relaxierende Wirkung.

3.3 Bewertung der Therapie

Ziel einer verhaltenstherapeutisch ausgerichteten Betreuung besteht in der Beseitigung einer einzelnen symptomatischen Verhaltensweise. Dennoch ist eine Reaktions-Generalisierung zu beobachten, d. h., es wird nicht nur die direkt angezielte Störung verschwinden, sondern auch andere Beschwerden bleiben aus, die nicht unmittelbar in die Behandlung mit einbezogen wurden.

Dies zeigte sich beispielsweise bei dem psychogenen Erbrechen. Obwohl diese Erkrankung nicht gezielt therapiert wurde, trat sie im Zeitraum der Behandlung nicht auf. Die Entspannung des gesamten Körpers wirkte sich auf diese Störung so positiv aus, daß sie überhaupt nicht mehr vorkam.

Die psychogene Reizblase wurde „nebenbei" behandelt, d. h., durch formelhafte Vorsatzbildung wurde die pathologische Steigerung der Miktionsfrequenz in ihrer Auftretenshäufigkeit reduziert, so daß im Lauf der Therapie diese Störung völlig abklang.

Die in nur einer einzigen Sitzung besprochene Verkrampfung des Magens beim Autofahren konnte durch Anwendung einfacher verhaltenstherapeutischer Methoden völlig behoben werden.

Vor belastenden Situationen fürchtete sich die Patientin nicht mehr, da sie gelernt hatte, damit umzugehen. Sie konnte abends gut einschlafen und wachte nachts nicht mehr auf; die früher am Morgen aufgetretenen Bauchschmerzen mit Durchfall, Übelkeit und Erbrechen zeigten sich nicht mehr. Sie konnte ohne Angst oder Unruhe vor der Klasse stehen und Unterricht halten. Lehrproben absolvierte sie, ohne daß Störungen auftraten.

3.4 Abschluß der Therapie

Die Therapie wurde in Übereinstimmung mit der Patientin beendet, nachdem sie sich sicher fühlte, Unterricht zu halten.

Als auch weitere Beschwerden, wie psychogenes Erbrechen, Reizblase, Verkrampfung des Magens, nicht mehr auftraten, bestand kein Grund, die Therapie weiterführen.

Die Patientin hatte ihre Ängste abgebaut, und sie hatte gelernt, sich rasch in einen entspannten Zustand zu versetzen, und über formelhafte Vorsatzbildung war es ihr möglich, evtl. auftretende neue Störungen selbst zu bekämpfen.

4 Katamnese

Die Patientin hatte an insgesamt 46 Sitzungen teilgenommen. Während dieser Zeit wurden mehrere Störungen behoben, und sie erlebte sich erstmals als selbstsicher und frei von psychosomatischen Beschwerden.

Die zu Beginn der Therapie durchgeführten testpsychologischen Untersuchungen wurden wiederholt, um einen Vergleich mit den ersten Ergebnissen zu erhalten.

Im Persönlichkeitsfragebogen MMQ zeigte sich, daß eine erhebliche Stabilisierung des seelischen Befindens eingetreten war.

Die Werte der zweiten Untersuchung erbrachten auch im Freiburger Persönlichkeitsinventar (FPI) eine deutliche Annäherung an die unauffällige Mitte; die extremen Werte verloren sich.

Die ungesellige und zurückhaltende Lebenshaltung und die Gehemmtheit waren deutlich abgebaut. Insgesamt bietet sich das Bild einer eindeutigen emotionalen Stabilisierung.

Positive Veränderungen fanden sich auch in der Befindlichkeitsskala und in der Beschwerdenliste.

5 Nachuntersuchung

Im Oktober 1979 erschien die Patientin zur ersten Nachuntersuchung und Auffrischung. Sie berichtete, daß sie seit Schuljahrsbeginn eine feste Stellung an einem Gymnasium innehabe. Das Unterrichten bereite keinerlei Probleme, und sie fühle sich durch die Blicke der Schüler nicht verunsichert.

Beschwerden mit der Reizblase seien nicht wieder aufgetreten. Über Schlafstörungen und Zittern der Mundwinkel wurde ebenfalls nicht mehr geklagt.

Psychosomatische Beschwerden wurden auch nicht berichtet, ebensowenig Versagen der Stimme.

Mit der Patientin wurde das autogene Training noch einmal wiederholt, einschließlich der Formel: „Ich kann alles, und ich bin gut vorbereitet. . .“

Im Januar 1980, also ein halbes Jahr nach Beendigung der Therapie, kam die Patientin zu einer zweiten Auffrischung und Nachuntersuchung.

Literatur

Alexander, F.: Psychosomatische Medizin. 2. Auflage. de Gruyter, Berlin 1971

Bernstein, D. A. und *Borkovec, T. D.:* Entspannungs-Training. Handbuch der progressiven Muskelentspannung. Reihe Leben lernen, Bd. 16, 2. Auflage, Pfeiffer, München 1978

Birbaumer, N.: Zur Anwendung psychophysiologischer Methoden in der Verhaltensmodifikation. In: *Kraiker, Ch.* (Hrsg.): Handbuch der Verhaltenstherapie, S. 225–254. Kindler, München 1974

Bräutigam, W. und *Christian, P.:* Psychosomatische Medizin. Thieme, Stuttgart 1973

Eysenck, H. J. und *Rachman, S.:* Neurosen – Ursachen und Heilmethoden. VEB Deutscher Verlag der Wissenschaften, Berlin 1971

Freyberger, H.: Die Psychosomatik bei Erkrankungen der Nieren und der ableitenden Harnwege. In: *Jores, A.* (Hrsg.): Praktische Psychosomatik, S. 197–209. Huber, Bern 1976

Haring, C.: Lehrbuch des Autogenen Trainings. Enke, Stuttgart 1979

Jacobson, E.: Progressive Relaxation. University of Chicago Press, Chicago 1938

Jores, A.: Der Kranke mit psychovegetativen Störungen. Vandenhoek und Ruprecht, Göttingen 1973

Krause, R.: Probleme bei der Behandlung von Klienten mit psychosomatischen Störungen. In: *Reiss, M., Fiedler, P., Krause, R.* und *Zimmer, D.:* Verhaltenstherapie in der Praxis, S. 121–123. Kohlhammer, Stuttgart 1976

Leuner, H. und *Schroeter, E.:* Indikationen und spezifische Applikationen der Hypnosebehandlung. Huber, Bern 1975

Luban-Plozza, B. und *Pöldinger, W.:* Der psychosomatisch Kranke in der Praxis. Lehmanns, München 1971

Meyer, A. E.: Psychogenes Erbrechen. In: *Jores, A.* (Hrsg.): Praktische Psychosomatik, S. 165–186. Huber, Bern 1976

Schulte, B. und *Thomas, B.:* Verhaltensanalyse und Therapieplanung bei einer Patientin mit multiplen Ängsten. In: *Schulte, D.* (Hrsg.): Diagnostik in der Verhaltenstherapie. 2. Auflage, S. 105–127. Fortschritte der Klinischen Psychologie, Band 5. Urban & Schwarzenberg, München 1976

Stephanos, S., Biebl, W. und *Plaum, F. G.:* Die Konversionssyndrome. In: *Uexküll, Th. v.* (Hrsg.): Lehrbuch der psychosomatischen Medizin, S. 441–452. Urban & Schwarzenberg, München 1979

Stokvis, B. und *Wiesenhütter, E.:* Der Mensch in der Entspannung. Hippokrates, Stuttgart 1961

Suter, F.: Erkrankungen der Blase, der Prostata, der Hoden und Nebenhoden, der Samenblasen. Funktionelle Sexualstörungen. In: *Bergmann, G. v.* und *Frey, W.* (Hrsg.): Handbuch der Inneren Medizin, Achter Band: Nieren und ableitende Harnwege, S. 994–1093. Springer, Berlin 1951

Glossar

Die wichtigsten lerntheoretischen und verhaltenstherapeutischen Termini (in Klammern anglo-amerikanische Schreibweise).

Akquisition (acquisition)
Die Stärke einer konditionierten Reaktion steigt dann in einer asymptomatischen Kurve an, wenn die Zahl der Versuchsdurchgänge zunimmt, in denen der unkonditionierte und der konditionierte Reiz gleichzeitig dargeboten werden.

Syn: Aneignung, Erwerb.

Anorexia nervosa (anorexia nervosa, nervous anorexia)
Der synonyme Begriff „psychogene Magersucht" zeigt in etwa auf, worum es sich hier handelt. Anorexia nervosa tritt fast ausschließlich bei Mädchen und Frauen in der Zeit zwischen Pubertät und etwa der Mitte des 3. Lebensjahrzehnts auf. Es handelt sich um eine psychosomatische Krankheit mit den Symptomen extremer Abmagerung (Gewichtsabnahme bis zum Körpergewicht von ca. 30 kg), Obstipation, Amenorrhoe, fakultatives Erbrechen, niedriger Blutdruck, Verlangsamung von Puls- und Respirationsfrequenz, Hypoglykämie, Erhöhung des Cholesterinspiegels, niedriger Grundumsatz.

Diese Patienten verweigern die Nahrungsaufnahme bis auf ein Minimum; die Abmagerung kann ein vital bedrohliches Stadium erreichen. Es bestehen keine Zweifel an der Psychogenese dieser Krankheit. Psychosexuelle Reifung ist verzögert, Mutter-Tochter-Verhältnis oft gestört, Geschlechtsrolle der erwachsenen Frau wird nicht akzeptiert. Mit der Abmagerung wird Ausbildung weiblicher Körperformen und Schwangerschaft verhindert. Damit ist die Patientin der Anforderung enthoben, Partnerin und Mutter zu werden. Der angstvollen Abwehr stehen jedoch unbewußte Sexual- und Graviditätswünsche gegenüber. Der Nahrungsverweigerung folgen oft heimliche Eßimpulse mit sofortigem Erbrechen. Das niedrige Körpergewicht wird oft auch durch Laxantien-Mißbrauch gehalten.

Die Therapie entspricht meist einer Somatopsychotherapie. In schweren Fällen sollte zuerst somatisch, später psychotherapeutisch vorgegangen werden. Hier kommt die verhaltenstherapeutische Methode des operanten Konditionierens (positive Verstärkung) in Frage.

Syn: Anorexia mentalis, Apepsia hysterica, Pubertätsmagersucht, psychogene Magersucht.

Assertive training (assertive training)
Es handelt sich hier um ein Verfahren, mit dem gezielt und systematisch gestörte soziale Interaktionen beseitigt werden sollen; es hilft auch, Angstzustände zu eliminieren. Nach *Wolpe* steht Selbstbehauptung für die sichtbare Äußerung aller Gefühle, die sich von Angst unterscheiden. Das Ziel des assertive training ist in der Stärkung des Selbstbewußtseins und in der Sicherheit im sozialen Umgang zu sehen; Selbstvertrauen und soziale Kompetenz werden eingeübt. Der Patient soll lernen, sich etwas zu erlauben, eigene Ansprüche zu haben, sich etwas zuzutrauen, sich zu äußern und sich durchzusetzen; von anderen soll er möglichst unabhängig werden. Es wird oft in Verbindung mit systematischem Desensibilisieren durchgeführt.

Syn: Selbstbehauptungstraining, Selbstsicherheitstraining, Äußerungstraining.

Attribution (attribution)
Begriff wurde aus der experimentalen Sozialpsychologie (Stressforschung) übernommen.

Der Attributionstheorie liegt die Prämisse zugrunde, daß durch eine wahrgenommene Kausalität das Verhalten beeinflußt wird. Attribution kann als Prozeß bezeichnet werden, bei dem eigenes oder fremdes Verhalten auf innere oder äußere Bedingungen bzw. Kausalitäten bezogen wird. So wird ein schwacher Schüler die schlechte Note eher dem Vorurteil des Lehrers als seiner eigenen Leistungsschwäche zuschreiben. Attributionstherapie zählt zu den kognitiven Umstrukturierungsmethoden, deren Schwerpunkt auf den Erklärungen liegt, die der Patient für seine eigenen Gefühle oder Verhaltensweisen selbst findet. Beispiel: Herzneurotische Patienten konnten dazu gebracht werden, ihre Symptome eingenommenen Medikamenten (Placebo) zuzuschreiben.

Auszeit (time out, timing out)
Kurzzeitiger Entzug positiver Sozialkontakte als Bestrafung für unerwünschte Verhaltensweisen. So wird z. B. das unerwünschte Verhalten eines Kindes durch das Entfernen aus einer positiven Sozialsituation zu verändern gesucht.

Es besteht eine enge Beziehung dieser Methode zu Privilegienentzug.

Syn: Sozialer Ausschluß, Auszeitbestrafung.

Baseline (baseline):
Ausgangsdaten; s. Grundkurve.

Behaviour-Therapie (behavio(u)r therapy)
s. Verhaltenstherapie.

Bestrafung (punishment)
Ein aversiver Reiz wird kontingent auf eine Reaktion dargeboten. Es kann sich a) um Darbietung eines aversiven Reizes, b) um Wegnahme eines positiven Verstärkers handeln. Bei a) spricht man meist von positiver Bestrafung, vom Setzen eines positiven Strafstimulus, bei b) spricht man von negativer Bestrafung, vom Setzen eines negativen Strafstimulus. Beide Strafstimuli sind an sich identisch; der Unterschied besteht in ihrer Verwendung innerhalb unterschiedlicher Prozeduren.

CR (conditioned reaction bzw. response)
Konditionierte oder bedingte Reaktion. Beispiel nach *Pawlow:* Beim Anblick von Nahrung (unkonditionierter Reiz = UCS) sondert der Hund Speichel ab (unkonditionierte Reaktion /Reflex = UCR). Danach erfolgt die Futtergabe kombiniert mit einem Lichtstrahl oder mit einem Glockenton (ursprünglich neutraler Reiz). Nachdem beides oft genug in richtigem zeitlichem Abstand voneinander geschehen ist, vermag das Aufleuchten bzw. der Glockenton den Speichelfluß ohne Anwesenheit von Futter auszulösen. Licht bzw. Glockenton sind der konditionierte Reiz (CS), die darauffolgende Reaktion der konditionierte Reflex/Reaktion (CR) geworden.

CS (conditioned stimulus)
Bedingter, konditionaler oder konditionierter Reiz, Beispiel nach *Pawlow:*
Beim Anblick von Nahrung (unkonditionierter Reiz = UCS) sondert der Hund

Speichel ab (unkonditionierte Reaktion/Reflex = UCR). Danach erfolgt die Futtergabe, kombiniert mit irgendeinem beliebigen Reiz, etwa mit dem Aufleuchten einer Lampe oder mit einem Glockenton (ursprünglich neutraler Reiz). Nachdem beides oft genug in richtigem zeitlichem Zueinander geschehen ist, vermögen Aufleuchten bzw. Glockenton den Speichelfluß ohne Anwesenheit von Futter auszulösen. Licht bzw. Glockenton sind der konditionierte Reiz (CS), die darauffolgende Reaktion der konditionierte Reflex/Reaktion (CR) geworden.

Desensibilisierung in vivo (in-vivo-desensitization)
Allmähliche Dekonditionierung von Angstreaktionen in der Realität. Reale Angststimuli werden in die Therapiesituation mit hineingenommen. In praxi geht man so vor, daß eine Rangreihe angsterzeugender Situationen aufgestellt wird, denen sich der Patient in der Realität stufenweise aussetzen muß. Die auftretende Angst soll durch die beruhigende Gegenwart des Therapeuten beseitigt werden (nach dem Prinzip der reziproken Hemmung).
Syn: In-vivo-Desensibilisierung.

Desensibilisierung, systematische (systematic desensitization)
Allmähliche Dekonditionierung von Angstreaktionen in der Vorstellung. Theoretisch liegt das Prinzip der reziproken Hemmung zugrunde: Die Überlagerung der Angstreaktion durch Entspannung führt zu einer Auflösung der Angst. Wenn eine angsthemmende Reaktion (hier: Entspannung) in Gegenwart angsterzeugender Reize (hier: Vorstellung angsterzeugender Reize) hervorgerufen werden kann, so schwächt sie die Verknüpfung zwischen diesen Reizen und der Reaktion *(Wolpe)*. Vereinfachte Darstellung des systematischen Desensibilisierens: Der Patient wird entspannt, danach stellt er sich die angsterzeugenden Reize in sehr milder und abgeschwächter Form vor. Sobald eine klare und lebendige Vorstellung besteht, empfindet er gewöhnlich leichte Angst. Der Therapeut entspannt ihn erneut, um die durch die Vorstellung ausgelöste (geringe) Angstempfindung zu zerstreuen. Desensibilisierung in vivo empfiehlt sich, wenn der Patient bei der Konfrontation mit den realen Angststimuli immer noch Angstreaktionen zeigt. Wird häufig bei phobischer Angst, Situationsangst und Schuldgefühlen angewandt, aber auch bei sexuellen Störungen.
Syn: Desensitation, Desensitivierung, Desensitisierung.

Disinhibition (disinhibition)
Enthemmung der bedingten Hemmwirkung.

Emittieren (emit)
Begriff stammt aus dem System des operanten Konditionierens. Der Satz: Die Reaktion wird häufiger emittiert werden, bedeutet, daß eine verstärkte Reaktion in Zukunft mit größerer Häufigkeit, also öfter, auftreten wird.

Enthemmung (disinhibition)
Pawlow versteht unter Enthemmung das zeitweilige, durch einen von außen kommenden Reiz bedingte Wiederauftreten einer gehemmten konditionierten Reaktion. Er betrachtet dies als die externe Hemmung einer internen Hemmung. Es kann also von dem Vorliegen eines doppelten Inhibitionseffekts ausgegangen werden. So werden z. B. die einer Löschung zugrundeliegenden Hemmungsprozesse durch einen

neuen Hemmungsherd unterdrückt, wodurch die gedrosselten Erregungsvorgänge einer bedingten Reaktion wieder voll entwickelt werden können.

Syn: Doppelter Inhibitionseffekt.

Exterozeptor (exteroceptor)
Bezüglich der beim bedingten Reflex *(Pawlow)* beteiligten Sinnesorgane läßt sich zwischen extero- und interozeptiven Signalen differenzieren. Man spricht dann von Exterozeptoren, wenn es sich nicht um im Körperinneren selbst, sondern um außerhalb von ihm liegende Sinnesorgane handelt, z. B. der konditionierte Nahrungsreflex auf ein akustisches Signal hin.

Extinktion (extinction)
s. Löschung.

Flooding (flooding)
Zählt zu den Methoden der Reizüberflutung. Es kommt hier zu einer kombinierten Anwendung der Stimulusdarbietung in Vorstellung und Realität. Man geht davon aus, daß die mehrmalige intensive Darbietung eines konditionierten angstauslösenden Objekts – ohne Möglichkeit zu Flucht- oder Vermeidungsverhalten – eine Löschung der Angstreaktion bewirkt.

Syn: Reizüberflutung.

Flucht (escape)
Als Flucht wird ein Verhalten bezeichnet, dem die Beseitigung eines aversiven Stimulus folgt. Durch Flucht wird auch ein aversiver Reiz beendet. So halten wir uns beispielsweise die Ohren zu, wenn wir einen unangenehmen, lauten Ton vernehmen; vor grellem Licht schließen wir die Augen, wenden den Kopf ab oder löschen das Licht.

Fluchttraining (escape behavior, flight behavior)
s. Fluchtverhalten.

Fluchtverhalten (escape behavior, flight behavior)
liegt dann vor, wenn durch ein Verhalten die Wirkung eines bestehenden aversiven Reizes oder einer aversiven Situation beendigt wird. Es geht also hier nicht um die Vermeidung eines unangenehmen oder gefährlichen Zustands, sondern um dessen Beendigung. In Experimenten konnte gezeigt werden, daß erfolgreiche Fluchtversuche zu perfekter Vermeidungsreaktion führen können.

Ein Beispiel für ein Fluchttraining im Experiment gibt *Mowrer.* Hier wurde eine Ratte in einen Käfig gebracht, dessen Boden unter Strom zu setzen war. Die Stromstärke konnte verschiedene Intensität annehmen. In dem Käfig befand sich ein Hebel. Wurde dieser gedrückt, erfolgte Unterbrechung des Stromkreises. Die Tiere lernten rasch, den Hebel zu bedienen, sobald der Strom eingeschaltet wurde. Der aversive Stimulus (Stromschlag) konnte durch das Ausführen einer bestimmten Reaktion (hier: Hebeldrücken) beendet werden.

Syn: Fluchttraining.

Gefühls-Sprache (feeling talk)
Teil des assertive training. Patient wird ermutigt, seine (spontanen) Gefühle klar und offen auszudrücken. Wenn ihm etwas nicht gefällt, soll er sagen: Das gefällt

mir nicht! Sagt ihm andererseits etwas zu, soll er seiner Zufriedenheit entsprechend reagieren.

Gegenkonditionierung (counter conditioning)
Wolpe beschrieb diese Technik unter dem Begriff des reziproken Hemmungsprinzips. Bei dieser Methode werden Reize substituiert, um Reaktionen zu verändern. Es wird ein neuer positiver Reiz benutzt, der z. B. Entspannung bewirkt. Daraus leitet sich das systematische Desensibilisieren ab.

Gesichts-Sprache (facial talk)
Teil des assertive training. Patient soll seine Gefühle durch Einsatz der Mimik mitteilen. Wenn er sich verärgert fühlt, soll er ärgerlich dreinschauen, wenn er fröhlich ist, soll er fröhlich blicken.

Gewohnheit (habit)
Auf vorgegebene Reize wird relativ konstant reagiert, s. Habit.
Syn: Habit, habit.

Grundkurve (baseline)
Die Erstellung einer Grundkurve dient vor allen Dingen dazu, vor Beginn einer Verhaltenstherapie Referenzpunkte zu bekommen, durch die Verhaltensänderungen erfaßt werden können. Wichtig bei Selbstkontrolle. Um die Effizienz verhaltenstherapeutischer Bemühungen deutlich werden zu lassen, ist die Erstellung einer Grundkurve der systematischen Verhaltensweisen sehr wichtig. Dabei ist z. B. anzugeben: Häufigkeit des symptomatischen Verhaltens pro Tag, Intensität, kurze Beschreibung der auslösenden Situation u. ä.
Syn: Ausgangsdaten, Baseline, Basislinie, Grundrate der auslösenden Situation u.ä.

Habit (habit)
Habit meint Ausbildung von Gewohnheiten, meist auf Verhaltensweisen bezogen. In der Verhaltenstherapie versteht man darunter eine Tendenz, auf einen bestimmten Reiz in relativ konstanter Weise zu antworten. Eine Gewohnheit wird gelöscht, d. h., sie verschwindet dann, wenn durch sie die Bedürfnisse des Organismus nicht mehr befriedigt werden. Verhaltenstherapie versucht, neurotische Gewohnheiten auf der Grundlage experimentell begründeter Lernprinzipien zu verändern. Dazu ist es nötig, daß die Art des Reagierens modifiziert wird.
Syn: Gewohnheit.

Habituation (habituation)
Allgemein versteht man unter Habituation jegliche Art von Gewöhnung.

Lerntheoretisch läßt sich die Entstehung einer Habituation durch wiederholte Reizdarbietung erklären. Habituation läßt sich auch verstehen als Nachlassen von Reaktionen, wenn wiederholt identische Reize gesetzt werden, und zwar auf physiologischer, motorischer und auch subjektiver Ebene.

Habituationstraining (habituation training)
Form einer Therapie zur Beseitigung phobischer Reaktionen. Es handelt sich um eine Methode der Reizüberflutung, wobei diese in der Realsituation erfolgt. Es

gelangen operantes Konditionieren, Modellernen, Selbstkontrolle und kognitive Methoden zur Anwendung. Der Patient wird zu Beginn der Behandlung darin unterwiesen, bald sein eigener Therapeut zu sein. Die Therapie beginnt damit, daß der Therapeut den Patienten in die phobische Situation begleitet; es kommt zu stufenweisem Annähern an die angstauslösende Situation. Die nachfolgenden Übungen hat der Patient allein auszuführen, wobei jede Situation mit einer reduzierteren Erregung als die vorhergehende abzuschließen ist.

Hemmung (inhibition)
Man spricht allgemein dann von Hemmung, wenn durch irgendwelche Gegebenheiten Funktionen oder Aktivitäten in ihrem Wirksamwerden behindert werden.
Pawlow unterscheidet zwei Arten zentraler Hemmungen: äußere und innere Hemmung.

Hemmung, äußere (external inhibition)
Pawlow unterscheidet zwei Arten zentraler Hemmungsprozesse: eine äußere und eine innere Hemmung. Die äußere Hemmung kommt dadurch zustande, daß gleichzeitig und während der Arbeit eines Zentrums durch Reizungen anderer afferenter Nerven oder durch andere automatische Reizungen irgendein anderes Zentrum zur Tätigkeit angeregt wird.
Eine äußere Hemmung entsteht bei jedem neuen Tätigwerden der Rinde, und zwar durch automatische oder reflektorische Reize hervorgerufen. Es kommt zu einer zeitweiligen Schwächung einer konditionierten Reaktion durch einen von außen kommenden Reiz, so z. B. wenn sich bei einem lauten Ton die auf einen Lichtreiz konditionierte Sezernierung von Speichel verringert.

Hemmung, ekphorische (ecphoric inhibition)
Es handelt sich um eine Sonderform der reaktiven Hemmung. Ekphorische Hemmung tritt dann auf, wenn ein einmal gelernter Inhalt (z. B. sinnlose Silben) unmittelbar nach dem Lernen eines anderen Inhalts reproduziert werden soll. Ein Lernprozeß unmittelbar vor der Reproduktion eines früher gelernten Stoffs erschwert ihre Reproduktion. Wird Störmaterial (interpoliertes Lernmaterial) vor der Reproduktion eines Originallernmaterials eingeprägt, so stören sich beide Vorgänge, denn es erfolgt eine Kollision der postmentalen Erregungen nach dem Lernen des interpolierten Lernmaterials mit dem für die Reproduktion des Originallernmaterials nötigen mentalen Prozeß.
Syn: Erinnerungshemmung.

Hemmung, Hemmung der
Es handelt sich hier um einen doppelten Inhibitionseffekt. Dieser wird auch Enthemmung genannt (s. Enthemmung).
Syn: Disinhibition.

Hemmung, innere (internal inhibition)
Pawlow versteht hierunter ein Nachlassen von Reaktionsintensität bzw. -häufigkeit nach Ausfall des verstärkenden unkonditionellen Reizes. Die innere Hemmung entwickelt sich nach *Pawlow* mit der Zeit und läßt sich allmählich ausarbeiten. Er selbst führt hierzu aus: Wenn z. B. ein sogar sehr alter bedingter Reflex sich einige Male ohne Begleitung jenes unbedingten Reflexes, mit dessen Hilfe er entstanden ist,

wiederholt, so beginnt er sofort allmählich und unaufhaltsam seine Wirkung zu verlieren und mehr oder weniger schnell zum Nullpunkt abzusinken. Wenn also der bedingte Reflex als Signal des unbedingten falsch zu signalisieren beginnt, verliert er allmählich seine Reizwirkung.

Hemmung, konditionierte (conditioned inhibition)
Man bezeichnet damit einen Vorgang, bei dem eine konditionierte Reaktion dadurch unterdrückt wird, daß der auslösende konditionelle Reiz wiederholt mit einem neutralen Reiz gekoppelt dargeboten wird. *Hull* sagt: Reiz und Reizspuren, die mit der Beendigung einer Tätigkeit eng assoziiert sind, werden auf die Unterlassung dieser Aktivität konditioniert und führen zu bedingter Hemmung, vorausgesetzt, daß durch die Aktivität bereits ein merklicher Betrag an reaktiver Hemmung ausgebildet worden ist. Die konditionierte Hemmung wirkt dem Reaktionspotential der betreffenden Reaktion entgegen.

Nach Ansicht von *Hilgard* und *Bower* werden Reize, die in Verbindung mit dem Nachlassen einer Reaktion auftreten, zu konditionierten Inhibitoren. Nach *Pawlow* kann dann von dem Vorliegen einer konditionierten Hemmung ausgegangen werden, wenn ein positiver konditionaler Reiz mehrfach hintereinander mit einem indifferenten Stimulus gemeinsam dargeboten wird, diese Verknüpfung aber keine Bekräftigung erfährt. Auf den isolierten konditionalen Stimulus folgt zwischendurch der unbedingte Auslöser. Das Reizpaar bewirkt keine bedingte Reaktion, während durch CS allein eine Reaktion ausgelöst werden kann.

Syn: Bedingte Hemmung.

Hemmung, reaktive (reactive inhibition)
Nach *Hull* erzeugt die Auslösung jeglicher Reaktion eine reaktive Hemmung. Mit fortschreitender Zeit klingt die reaktive Hemmung ab. Die Reaktion führt zum Anwachsen eines primären negativen Triebs, der, je nach seiner Größe, das Reaktionspotential dieser Reaktion hemmt. Für ein Nachlassen von Reaktionsintensität und -häufigkeit von gelerntem und ungelerntem Verhalten sind reaktive und konditionierte reaktive Hemmungen verantwortlich zu machen.

Reaktive Hemmung kann betrachtet werden als Funktion (1) der mit der Reaktion verbundenen körperlichen Anstrengung, (2) der Anzahl vorangegangener Reaktionen, (3) der seit dem Auftreten der letzten Reaktion verstrichenen Zeit.

Hemmung, reziproke (reciprocal inhibition)
Wenn eine angsthemmende Reaktion in Gegenwart angsterzeugender Reize hervorgerufen werden kann, so schwächt sie die Verknüpfung zwischen diesen Reizen und der Angst *(Wolpe)*.

Wolpe geht in der Entwicklung seiner Psychotherapie von dem Prinzip der reziproken Hemmung aus. Er leitet daraus die verhaltenstherapeutische Form des systematischen Desensibilisierens ab. Er sagt, die Beseitigung von Angstgewohnheiten erfordert die Hemmungen der Angst durch eine wetteifernde, entgegengesetzte Reaktion. Für ihn besteht der formale Vorgang im Aufbau einer konditionierten Hemmung durch das Prinzip der reziproken Hemmung.

Hemmungsirradiation (irradiation of inhibition)
Es handelt sich hier um die Ausbreitung eines Hemmungsimpulses über weite Teile des Cortex. Beispiel: Totstellreflex (nach *Pawlow*); hier werden sämtliche Erregun-

gen im Bereich des kinästhetisch-motorischen Analysators unterdrückt. Die Hemmungsprozesse, so *Pawlow,* die in den Großhirnhemisphären entstehen, breiten sich zunächst in ihnen aus, d. h. sie irradiieren, und können dann, indem sie sich am Ausgangspunkt sammeln, konzentrieren.

Implosionstherapie (implosion therapy)
Diese verhaltenstherapeutische Vorgehensweise zählt zu den Reizüberflutungsmethoden.

Sie dient der Angstreduzierung; es erfolgt stufenweise Desensibilisierung.

In der therapeutischen Sitzung soll sich der Patient die angstauslösenden Reize so intensiv wie möglich vorstellen. Dabei soll er intensiv erleben und sich vorstellen, daß er in der entsprechenden Situation stehe. Während der Therapie sind die Patienten großen Angstbelastungen ausgesetzt.

Syn: Überflutungstherapie.

Inhibierung, reziproke
s. Hemmung, reziproke.

Interozeptor (interoceptor)
Bezüglich der beim bedingten Reflex *(Pawlow)* beteiligten Sinnesorgane läßt sich zwischen extero- und interozeptiven Signalen differenzieren. Man spricht dann von Interozeptoren, wenn die Rezeptoren im Körperinneren liegen, z. B. direkte Reizung der Magenschleimhaut.

Klingel- und Kissenmethode (bell and pad method)
Apparative Einrichtung zur verhaltenstherapeutischen Behandlung nächtlichen Einnässens (enuresis nocturna). Dabei bilden zwei durch ein Tuch getrennte Drahtgewebe einen Stromkreis, der immer dann geschlossen wird, wenn das Tuch Feuchtigkeit (Urin) aufnimmt. Darauf ertönt eine Klingel, durch die der Bettnässer nach eben begonnener Blasenentleerung aufwacht. Der Weckton dauert so lange an, bis das Gerät abgeschaltet wird; der Schlüssel dazu befindet sich in der Toilette, wo die Blase vollständig entleert werden kann.

Verhaltenstherapeutisch gesehen stellt der Weckton den unkonditionierten Reiz (UCS) dar; das Klingelzeichen wird mit der vollen Blase des Kindes (konditionierter Reiz = CS) gekoppelt. Man geht davon aus, daß Aufwachen und Schließmuskelkontraktion dem Weckton folgen; die Reize der Blasenausdehnung sind als konditionierter Reiz (CS) des Aufwachens und der Schließmuskelkontraktion anzusehen.

Durch den Apparat wird die Kopplung „gefüllte Blase – Aufwachen" erreicht, zuerst jedoch noch über den USC „Weckton". Die bisherigen Erfolge sprechen für eine Anwendung dieser recht einfachen, aber doch erfolgreichen Methode.

Syn: Alarmglocken-Matratzen-Methode.

Kognitive Verhaltenstherapie (cognitive behaviour modification)
Neuer Ansatz der Verhaltenstherapie, der die bisher vernachlässigten kognitiven Prozesse in die Therapie mit einbezieht. Es werden Denken, Phantasie, Selbst-Instruktion und komplexe Problemlösestrategien berücksichtigt. Die bedeutendsten Vertreter sind *Mahoney, Meichenbaum* und *Ellis.*

Konditionieren, klassisches (classical conditioning)
s. Lernen von Signalen, s. Konditionierung vom Typ S.

Konditionieren, assoziatives oder sensorisches (sensory preconditioning)
Hier erfolgt gemeinsame Darbietung von zwei oder mehr verschiedenen konditionalen Reizen (CS), ohne daß darauf ein unbedingter Auslöser (UCR) folgt. Auf einen der konditionalen Reize (CS_1) wird eine bedingte Reaktion (CR) ausgebildet. Dann wird geprüft, ob auch einer der anderen konditionalen Reize (CS_2-CS_n), die nur mit CS_1, nicht jedoch mit dem unbedingten konditionalen Reiz (UCS) gekoppelt waren, diese Reaktion auslösen können.

Konditionierter Reflex (nach *Pawlow*)
Dieser Terminus sensu *Pawlow* wird von amerikanischen Wissenschaftlern nicht verwandt, weil ihrer Meinung nach das Ergebnis einer Konditionierung kein Reflex sein kann. Sie verwenden statt dessen „konditionierte Reaktion" (CR). Besser müßte es konditionaler Reflex heißen, weil es sich hier um einen Reflex handelt, den man nur unter bestimmten Bedingungen findet. Statt konditionierter Reflex sollte Reiz-Reaktionsverbindung gesagt werden.

Konditionierter Reiz (conditioned stimulus)
s. CS.

Konditionierung vom Typ R oder „Auslöse-Reaktion" ("operant")
Es handelt sich um die Konditionierung von Wirkverhalten, wobei der Buchstabe R auf die enge Beziehung dieses Begriffs zur Verstärkung (reinforcement) hinweisen soll.

Als Beispiel wird von *Skinner* die Reaktion des Hebeldrückens (in der *Skinner*-Box) angeführt: Die Reaktion des Hebeldrückens läßt sich verstärken, indem auf diese folgend Futter verabreicht wird. Die entscheidende Rolle spielt das Drücken, nicht der Anblick des Hebels. Beim operanten Konditionieren kann ohne eine konditionierte Reaktion keine Verstärkung eintreten. Gesetz der Konditionierung vom Typ R: Wenn das Auftreten eines Operanten von der Darbietung eines verstärkenden Reizes gefolgt ist, nimmt seine Stärke zu. Umgekehrt formuliert: Ein Zuwachs an Stärke ergibt sich dann, wenn auf eine Wirkreaktion ein verstärkender Reiz folgt.

Einem Versuchstier wurde unmittelbar nach Vollzug einer bestimmten Reaktion ein verstärkender Reiz dargeboten. Die Konditionierung gilt dann als vollzogen, wenn das den verstärkenden Reiz hervorbringende Verhalten (bei unserem Beispiel das Niederdrücken eines Hebels, das von Futtergabe gefolgt ist) nun schneller, häufiger und nachdrücklicher erfolgt. Das Tier muß selbst die Operation herausfinden; wobei mit jedem Hebeldruck (Reaktion) auch der verstärkende Reiz (Futtergabe) auftritt.

Syn: Instrumentelle Konditionierung, operante Konditionierung.

Konditionierung vom Typ S oder „Antwort-Reaktion" ("respondent")
Skinner spricht dann von einer Konditionierung vom Typ S, wenn Reaktionen gelernt werden. Er formulierte dafür folgendes Gesetz: Die annähernd gleichzeitige Darbietung zweier Reize, von denen einer (nämlich der verstärkende Reiz) zu einem Reflex gehört, der im gegebenen Augenblick in bestimmter Stärke ausgebildet ist, kann für einen dritten Reflex einen Stärkezuwachs bewirken, der aus der Reaktion des verstärkenden Reflexes und dem anderen Reiz zusammengesetzt ist.

Hier handelt es sich um eine etwaige Beschreibung des klassischen Konditionierens: Ein Reiz kann zum Auslöser einer Reaktion werden, wenn deren Auslöser wiederholt annähernd gleichzeitig mit ihm dargeboten wird. Konditionierung vom

Typ S kann auch als klassisches Konditionieren sensu *Pawlow* bezeichnet werden. Die Verstärkung bezieht sich hier auf den Reiz (Stimulus; daher Typ S). Der konditionierte Reiz (z. B. ein Ton) wird zusammen mit einem unkonditionierten Reiz (Futter) dargeboten und damit zum Auslöser für die Reaktion (Speichelfluß).

Konfrontationstherapie
Form der Angsttherapie, die als Alternative zum systematischen Desensibilieren angesehen werden kann. Konfrontationstherapie zählt zu den Methoden der Reizüberflutung und ist eine Weiterentwicklung von Flooding, Implosion und Habituationstraining. Der Patient wird mit der angstauslösenden Situation konfrontiert, dabei muß er in der Situation bleiben und die Angst aushalten. Die Therapie ist vielgestaltig und enthält Darstellung eines Angstkonzepts, Entspannungstraining, Selbstinstruktionstraining am Stressor, Konfrontation in der Realsituation.

Kontiguität (contiguity)
Allgemein versteht man unter Kontiguität das gemeinsame Auftreten zweier Reize, zweier Reaktionen oder die Folge von Reiz und Reaktion.

Nach der Kontiguitätstheorie des Lernens wird angenommen, daß einmaliges gemeinsames Auftreten von Reiz und Reaktion zu einer dauerhaften Verbindung führt. Darauf baut sich die Assoziationstheorie nach *Guthrie* auf.

Korrekturmethode (correction method)
Begriff stammt aus Tier-Experimenten, z. B. im T-Labyrinth. Die Tiere haben die Möglichkeit, falsche Wahlreaktionen zu korrigieren – so können die Tiere umkehren, wenn sie im T-Labyrinth zur falschen Seite gelaufen sind.

s. Reaktionsmethode.

Labyrinth (maze, labyrinth)
System einer Versuchsanordnung von Gängen nach der Art eines Irrgartens, in dem mehrere Sackgassen und ein durchgehender, zum Ziel führender Weg vorhanden sind. Die Labyrinthe können verschiedene Größen und Schwierigkeitsgrade haben. Die Labyrinth-Methode wird in tierexperimenteller Forschung eingesetzt, speziell zur Untersuchung von Lernprozessen. Das Tier wird entweder in eine mit einem Irrgartensystem versehene Box oder auf nach dem Irrgartensystem zusammengesetzte Latten gebracht. Das Tier muß das irgendwo im Labyrinth versteckte Futter suchen. Hierbei wird registriert, welche Zeit und wieviele Versuche notwendig sind, bis das Tier den kürzesten Weg zum Futter gefunden hat, und diesen Weg nun weiterhin beibehält, ohne daß es Umwege macht. Das Garten-Labyrinth im Hampton-Court Palast in London gilt als Vorbild dieser Versuchsanordnung. Das erste Versuchslabyrinth nach diesem Muster wurde 1901 von dem Amerikaner *Small* gebaut.

Lernen (learning)
In erster Definition darf Lernen bezeichnet werden als relativ dauerhafte Verhaltensänderung, die als Folge von Übung und/oder Erfahrung auftritt. Umfassender definiert bedeutet Lernen Erwerben oder Verändern von Reaktionen (also Verhaltensänderungen) unter bekannten oder kontrollierten Bedingungen, insofern diese Veränderungen relativ dauerhaft sind. Nach *Hilgard* und *Bower* ist Lernen ein Vorgang, durch den eine Aktivität im Gefolge von Reaktionen des Organismus auf eine Um-

weltsituation entsteht oder verändert wird. Dies gilt jedoch nur, wenn sich die Art der Aktivitätsänderung nicht auf der Grundlage angeborener Reaktionstendenzen, von Reifung oder von zeitweiligen organismischen Zuständen (z. B. Ermüdung, Drogen usw.) erklären läßt.

Wolpe gibt eine für die Verhaltenstherapie wichtige Definition. Danach hat Lernen dann stattgefunden, wenn eine Reaktion gleichzeitig mit einem gegebenen sensorischen Reiz hervorgerufen wurde und es sich daraufhin zeigt, daß der Reiz die Reaktion hervorrufen kann, obwohl er dies zuvor nicht vermochte. Falls der Reiz die Reaktion vorher schon hervorrufen konnte, sie aber hinterher stärker auslöst, kann man ebenfalls davon ausgehen, daß Lernen stattgefunden habe.

Lernen durch Versuch und Irrtum (trial and error learning)
Thorndike wollte den Intelligenzgrad verschiedener Tiere feststellen. Dazu setzte er hungrige Tiere (meist Katzen) in einen Vexierkäfig, der sich von innen öffnen ließ, indem an einer Schnur zu ziehen bzw. ein Hebel niederzudrücken war. Die Tiere versuchten anfangs planlos, aus dem Käfig zu entkommen, indem sie bissen, kratzten, überall anstießen oder sich zwischen den Stäben durchzwängen wollten. Durch Zufall fanden sie den Öffnungsmechanismus und vermochten so, in die Freiheit zu gelangen (trial and error-Verhalten). Bei mehrfacher Wiederholung dieses Experiments trat die für die Tiere erfolgreiche Reaktion immer rascher und sicherer auf, wobei die erfolglosen Handlungen abnahmen und schließlich ganz verschwanden. Die Tiere vermochten nach einiger Zeit unmittelbar richtig zu reagieren, sobald sie in den Käfig gesetzt wurden.

Aus einer auf Anhieb unlösbaren Situation wurde über eine Reihe von unnützen Handlungen die zum Erfolg führende gefunden und durch mehrfaches Üben auch beibehalten.

Syn: Versuch-Irrtum-Lernen; Probierbewegungen; Probierverhalten.

Lernen von Signalen (classical conditioning)
Das Lernen von Signalen wurde von *Pawlow* wissenschaftlich untersucht und beschrieben. Sein klassisches Experiment: Ein hungriger Hund erhielt Fleischpulver in das Maul; es wurde Speichel abgesondert (unkonditionierter Reflex = UCR). Dann wurde ein beliebiger, ganz neutraler Reiz eingeführt, der mit dem Futter nichts zu tun hatte. Dieser beliebige Reiz (z. B. Aufleuchten einer Lampe) wurde kombiniert mit dem Futter dargeboten. Wurden die beiden Reize (Futter und Lichtsignal) oft genug in richtigem zeitlichen Zueinander gegeben, vermochte der Lichtstrahl allein (also ohne Futtergabe) den Speichelfluß auszulösen. Das Lichtsignal wurde zum konditionierten Reiz (CS), die darauf eintretende Reaktion war ein konditionierter Reflex (CR). Es erfolgte ein Lernen (= Konditionieren) auf ein Signal.

Syn: Klassisches Konditionieren.

Löschung (extinction)
Es handelt sich hier um eine fortschreitende Schwächung einer Reaktion, die wiederholt hervorgerufen, aber nicht verstärkt wird. Allgemein gesprochen bedeutet dies, daß man Verstärker entfallen läßt. Handlungsabfolgen werden dann „verlernt" (= gelöscht), wenn der Zusammenhang der Reaktionsweise mit der Verstärkung aufgehoben ist. Eine Variante des Löschungsprogramms, allerdings mit massierter Übung,

ist das von *Dunlap* eingeführte verhaltenstherapeutische Vorgehen der negativen Übung (negative practice).

Eine gelernte Signalbedeutung kann auf zwei Arten gelöscht werden. Entweder wird der konditionale Reiz a) so oft hintereinander unbekräftigt dargeboten, bis der Organismus nicht mehr reagiert, oder er wird b) so lange ununterbrochen ohne Bekräftigung vorgegeben, bis keine Reaktion mehr auftritt. In beiden Fällen wird mit Sicherheit Löschung erreicht.

Löschung, experimentelle (experimental extinction)
Wenn ein gelernter (bedingter, konditionierter) Auslöser, der während der Lernphase regelmäßig verstärkt wurde, während mehrerer Versuche nicht mehr vom unbedingten Reiz gefolgt wird, so erlischt seine Auslösefunktion, zumindest vorübergehend. *Pawlow* gibt hierzu ein Beispiel. An zwei aufeinanderfolgenden Versuchstagen wurde die Speichelabsonderung bei einem Hund untersucht. Dabei wurden am ersten Tag alle Auslöser verstärkt. Die konditionierten Reaktionen waren stabil ausgebildet. Es kam zu einer Erhöhung der Speichelabsonderung.

Am zweiten Versuchstag unterblieb die Bekräftigung nach allen Signalen (Ticken des Metronoms, mechanischer Hautreiz, Klingel). Dabei zeigte sich, daß die Speichelabsonderung geringer wurde.

Löschung vom Typ R
Skinner: Wenn das Auftreten eines bereits durch Konditionierung gestärkten Operanten nicht von einem verstärkenden Reiz gefolgt ist, nimmt seine Stärke ab.

Löschung vom Typ S
Skinner: Wenn ein Reflex, dessen Stärke durch Konditionierung vom Typ S erhöht wurde, ohne verstärkenden Reiz ausgelöst wird, vermindert sich seine Stärke.

Modellernen (model(l)ing)
Beim Modellernen werden entweder neue Verhaltensweisen erlernt oder bestehende verändert, und zwar als Folge der Beobachtung des Verhaltens anderer Lebewesen.

Modellernen läßt sich auch für therapeutische Zwecke einsetzen, so zur Behandlung von Ängsten, Phobien und Zwangsverhalten. Es hat sich im Aufbau neuer Verhaltensweisen bei Vorliegen schwerer Verhaltensdefizite bewährt, ebenso bei der Modifikation von Fehlentwicklungen im sozialen Verhalten, bei Einübung von Selbstkontrolle und Selbstsicherheit, aber auch im Abbau aggressiven Verhaltens.

Therapeut und Patient begeben sich gemeinsam in die angstauslösende Situation. So begleitet z. B. ein Patient, der Supermärkte und Kaufhäuser meidet, den Therapeuten bei Einkäufen. Je länger sich der Patient der gefürchteten Situation aussetzt, je stärker erkennt er, daß er nichts erlebt, das seine Angst rechtfertigt. Der Therapeut zieht sich langsam aus der Begleitung zurück, sobald er sieht, daß die Angst des Patienten geringer wird. So schickt er z. B. den Patienten in ein Kaufhaus und wartet draußen, bis er zurückkehrt. In einem nächsten Schritt geht der Patient ohne Begleitung einkaufen.

Syn: Lernen am Modell; soziales Lernen; Beobachtungslernen; Identifikation.

Münzverstärkung (token economy)
Münzen, Chips oder Spielmarken werden als generalisierte Verstärker konditioniert; sie lassen sich gegen Süßigkeiten, Nahrungsmittel oder andere begehrte Gegenstände

oder Situationen eintauschen. Wird eingesetzt bei der Therapie psychotischer Erwachsener und Kinder, bei sozial gestörten Kindern und bei Leistungsstörungen, aber auch bei Selbstkontrollverfahren.

Münzverstärkungssystem (token economy system, token system)
Münzverstärkungssystem zählt zu den Vorgehensweisen bei operantem Konditionieren, speziell zur positiven Verstärkung, und zwar besonders in Gruppen. Die Token, eine Art Spielmarken, werden als positive Verstärker für beobachtbares Verhalten vergeben. So können beispielsweise für pünktliches Aufstehen, gekämmtes Haar, Kommunizieren Token ausgegeben werden (im Sinne eines generalisierten Verstärkers), die später eingetauscht werden können, z. B. in Fernsehen, Kino u. ä. Die Münzen (Token) lassen sich im Sinne einer „Ökonomie" sammeln und dann eintauschen. In einzelnen Gruppen und Institutionen (z. B. Heimen, Krankenanstalten, Schulen) werden ganze Systeme danach aufgebaut. In den USA gibt es einige Psychiatrische Kliniken mit Abteilungen für Schizophrene, die nach operanten Konditionierungsprogrammen der sogenannten Münzverstärkungssysteme geleitet sind. Alle kleinen Privilegien sind durch entsprechendes Verhalten von den Patienten selbst zu verdienen.
Syn: Token-Ökonomie.

Multimodale Verhaltenstherapie (multimodal behavior therapy)
Erweiterung und Verfeinerung der Breitspektrum-Verhaltenstherapie, bei der verschiedene Diagnosen und Therapien auf die ganze, gestörte, leidende, gehemmte oder unangepaßte Persönlichkeit angewandt werden. Nach *Lazarus* gelten sechs bzw. sieben Modalitäten: Verhalten, Gefühl, Empfindung, Vorstellung, Kognition, zwischenmenschliche Beziehungen und Bedürfnis nach Medikamenten. Setzt man die Anfangsbuchstaben der englischen Worte aneinander, erhält man den Kürzel BASIC ID (für Behavior, Affect, Sensation, Imagery, Cognition, Interpersonal, Drugs).

Nerventätigkeit, höhere bei bedingten Reflexen (nach *Pawlow*)
Die gesamte höhere Nerventätigkeit, wie sie in den bedingten Reflexen zum Ausdruck kommt, besteht in einer dauernden Aufeinanderfolge, im Gleichgewicht dreier grundlegender Prozesse: In Erregung, Hemmung und Enthemmung.

Neurotizismus (neuroticism)
Maß für emotionale Labilität, die durch die Reaktionsbereitschaft des autonomen Nervensystems bestimmt wird. Es handelt sich um eine vererbbare mangelhafte emotionale Stabilität (leicht verstimmbar, empfindlich, ängstlich, unruhig usw.), die das Individuum dazu prädisponiert, bei (großer) Belastung neurotische Symptome zu entwickeln. Bestimmung des Neurotizismuswerts z. B. durch Fragebogen wie MMPI, FPI, MPI und EPI möglich. Neurotiker weisen in aller Regel einen hohen Neurotizismuswert auf. *Eysenck* nimmt an, daß das Verhalten von Neurotikern – und ganz allgemein von Menschen mit hohem Neurotizismuswert – ursächlich mit einer starken Labilität des autonomen Nervensystems im Zusammenhang steht. So sind einige Menschen durch ihre Anlage dazu prädisponiert, mit ihrem autonomen Nervensystem stärker, länger und schneller auf schmerzhafte und plötzliche Reize zu reagieren.
Syn: Neurotische Tendenz.

Operant (operant)
Skinner versteht darunter eine Klasse funktional gleichwertiger Handlungen. So ist z. B. das Niederdrücken des Reaktionshebels in der *Skinner*-Box in diesem Sinne ein Operant. Beim operanten Konditionieren bezieht sich „Operant" auf die Tatsache, daß das Tier eine Handlung (Operation) vollbringen muß, um den verstärkenden Reiz zu erhalten.

Operantes Konditionieren (operant conditioning)
s. Konditionierung vom Typ R.

Premack-Gesetz
Dieses Gesetz besagt, daß das seltener gezeigte Verhalten A dann öfter auftritt, wenn es in Abhängigkeit zum häufiger erscheinenden Verhalten B gebracht wird. Beispiel aus der Verhaltenstherapie: Ein Student arbeitet lustlos an einer Seminararbeit, dagegen liest er gerne und oft Kriminalromane. Um das geistige Arbeiten häufiger auftreten zu lassen, wurde das Kriminalromanlesen von der Beschäftigung an der Seminararbeit abhängig gemacht. So wurde beispielsweise zwischen Therapeut und Patient vereinbart, daß der Student jedesmal eine Viertelstunde im Kriminalroman lesen darf, wenn er eine Dreiviertelstunde an seiner Seminararbeit gesessen hat. Ohne geistige Arbeit durfte der Student nicht im Roman lesen. Hatte er z. B. 1 1/2 Stunden gearbeitet, durfte er eine halbe Stunde lesen. Es handelt sich hier um eine Verstärkung (Bekräftigung), die nicht von Reizen, sondern von bevorzugten Tätigkeiten dieses Patienten aus definiert ist.
Syn: Premack-Prinzip.

Privilegienentzug (response-cost)
Hierunter versteht man den kontingenten Entzug einer bestimmten Anzahl oder Menge von Verstärkern für unerwünschte Reaktionen. Dieser reaktionskontingente Entzug positiver Verstärker wird als Form der Bestrafung angesehen. Verstärker (Münzen, Spielmarken, Punkte) werden meist als Objekt aufgefaßt, aber auch als Stimulusereignis, z. B. wenn das Fernsehen ausgeschaltet wird – als Bestrafung für ein bestimmtes Verhalten. Verstärkerentzug ist hier negative Bestrafung. Wird das token system angewandt, kann die Rückgabe von Münzen als Folge unerwünschten Verhaltens als eine Form der response-cost-Methode angesehen werden.
Es besteht eine starke Beziehung zur time-out-Methode (s. Auszeit).
Syn: Verstärkerentzug.

Pubertätsmagersucht
s. Anorexia nervosa.

Reaktionsmethode (non correction method)
Dieser Begriff stammt aus Tier-Experimenten, z. B. im T-Labyrinth. Der Durchgang wurde beendet, sobald eine Reaktion erfolgte, wobei es unbedeutend war, ob diese richtig oder falsch ausfiel (s. Korrekturmethode).
Syn: nicht korrigierbare Reaktion.

Reflex (reflex)
Bedeutet die gesetzmäßige Antwortreaktion des Gesamtorganismus auf eine Reizung seiner Extero- und Interozeptoren, wobei diese Reaktion auf dem Wege über das

ZNS zustandekommt. Bei einem Reflex handelt es sich nach *Pawlow* um eine gesetzmäßige Reaktion des (tierischen) Organismus auf die Umwelt, die durch Vermittlung der niederen Abschnitte des ZNS zustandekommt.

Reflex, konditionierter (conditioned reflex)
s. CR.

Reflex, konditionierter 1. Ordnung (nach *Pawlow*)
Die Ausbildung eines konditionierten Reflexes (CR) beruht auf der Verstärkung des neutralen Reizes (CS) durch den unbedingten Reiz (UCS).

Reflex, konditionierter höherer Ordnung (nach *Pawlow*)
Es lassen sich (im Tierversuch) nicht nur konditionierte Reflexe 1., sondern auch solche höherer Ordnung (z. B. 2., 3. Ordnung usw.) herstellen: Eine oft erfolgte konditionierte Reaktion (CR) kann auf einen neuen CS konditioniert werden, wenn dieser mit dem ursprünglichen CS (allerdings ohne den UCS) gekoppelt wird. So bildete z. B. *Frolow* (zit. bei *Pawlow*) in üblicher Weise einen beständigen Nahrungsreflex auf Metronom und Klingel aus. Dann führte er ein neues Vorsignal (ein schwarzes Quadrat) ein, dessen Darbietung er nie mit dem ursprünglichen unbedingten Reiz (Futter), sondern immer nur mit dem ersten konditionalen Reiz (CS_1 – Metronom oder Klingel) bekräftigte. Nach einigen Kopplungen löste auch das zweite Vorsignal (CS_2 – schwarzes Quadrat) die Speichelsekretion aus. Das schwarze Quadrat wird als CS 2. Ordnung angesehen. *Pawlow* war es nicht möglich, bei Hunden mehr als eine Konditionierung 3. Ordnung zu erreichen, weil die ursprüngliche konditionierte Reaktion (Reflex) schon gelöscht war, bevor eine Konditionierung 4. Ordnung auftreten konnte.

Reflex, künstlicher
Hier handelt es sich um einen im Experiment gebildeten konditionierten Reflex, der sich auf sogenannte „unbiologische" Reizbedingungen, wie unmittelbare kortikale Stimulation, Lichtsignale, akustische Signale, Metronomschläge u.ä., ausarbeiten läßt.

Reflex, natürlicher
Hier handelt es sich um einen in der natürlichen Umwelt des Individuums entstandenen konditionierten Reflex, bei dem ausschließlich solche Reize als Auslöser zum Tragen kommen, die im natürlichen Lebensraum des Individuums eine Rolle spielen.

Reinforcer (reinforcer)
s. Verstärker.

Reinforcement (reinforcement)
s. Verstärkung.

Reizüberflutung (flooding)
Diese verhaltenstherapeutische Methode dient vorwiegend der Behandlung phobischer Reaktionsweisen. Dabei wird der Patient längere Zeit mit den ihn ängstigenden Objekten und Situationen konfrontiert. Ziel: Angstreduktion. Der Therapeut verhindert Flucht oder Vermeidung aus der angstbesetzten Situation. Unter dem

Terminus Reizüberflutung werden mehrere Vorgehensweisen subsummiert, denen allen gemeinsam ist: direkte Begegnung mit angstauslösenden Reizen, stark verlängerte Darbietung; Flucht oder Vermeiden werden verhindert. Zu den Reizüberflutungsmethoden zählen u. a. Flooding im engeren Sinne, Implosion, Konfrontationstherapie, Habituationstraining, graduierte Annäherung.

Response (response)
Abgekürzt: R; deutsch: Reaktion; Antwort. Wird häufig im Zusammenhang von S-R-Verbindungen (Reiz-Reaktion) gebraucht.

Im lerntheoretischen Sinne versteht man unter Response jedes klassifizierbare Verhalten, z. B. Druck auf einen Hebel, einen Satz, Aggression u. ä.

Rezeptor (receptor)
Man versteht darunter Aufnehmer, Empfängerorgan. Der Rezeptor darf als anatomische Grundlage aller Sinne angesehen werden, da von hier aus die Nervenleitungen zum Gehirn führen. Von *Johannes Müller* wurde 1827 das Gesetz der spezifischen Sinnesenergie aufgestellt, das besagt, daß die Rezeptoren die jeweils ihnen spezifischen Reizqualitäten und Reizklassen ansprechen. So erzeugt z. B. ein Schlag auf das Auge immer nur Lichtwahrnehmungen.

Selbstbekräftigung (self-reinforcement)
s. Selbstverstärkung.

Selbstbeobachtung (self-observation)
Erster Schritt der Methode der Selbstkontrolle. Der Patient wird angehalten, das eigene momentane problematische Verhalten sorgfältig und systematisch zu überprüfen. Dadurch soll er lernen, die Zusammenhänge zwischen den Bedingungen des Auftretens und Nichtauftretens seines symptomatischen Verhaltens zu erkennen; er soll Häufigkeit, vorausgehende Ereignisse und die Konsequenzen feststellen. So könnte beispielsweise ein starker Raucher seinen täglichen Zigarettenkonsum aufzeichnen, dazu die Situationen, in denen er besonders viel bzw. wenig raucht. Mitunter reicht exakte Selbstbeobachtung aus, um ein Verhalten zu ändern.

Syn: Selbstüberwachung.

Selbstbewertung (self-rating)
Zweiter Schritt der Methode der Selbstkontrolle. Ein kognitiver Vorgang, bei dem der Patient das, was er tut, mit dem vergleicht, was er tun sollte. Ist- und Sollzustand und ihre Differenz werden ihm klar vor Augen geführt; er soll die Diskrepanz zwischen Leistungsanforderung und tatsächlich erbrachter Leistung erkennen. Ein sich körperlich nicht fit fühlender Proband könnte sagen: „Ich gehe täglich nur 10 Minuten zu Fuß, das ist zu wenig. Künftig strebe ich 30 Minuten an!“

Selbstkontrolle (self-control)
Es handelt sich hier um Selbststeuerungen des Verhaltens auf der Grundlage lerntheoretischer Prinzipien, um ein bestimmtes Verhalten auf- oder abzubauen. Der Patient wird aktiv in die Therapie mit einbezogen, und zwar übernimmt er nach und nach alle therapeutischen Funktionen selbst. Er erlernt die Techniken der Selbstbeobachtung, der Selbstbewertung und der Selbstbekräftigung. Er lernt, die

funktionalen Zusammenhänge seines Verhaltens und die damit verbundenen Umweltfaktoren zu erkennen und zu steuern. Die Rolle des Therapeuten erstreckt sich darauf, den Patienten zu motivieren und zu unterstützen. Selbstkontrolle findet hauptsächlich Anwendung bei Adipositas, (erhöhtem) Alkoholkonsum, (übermäßigem) Rauchen, aber auch, um schulisches Verhalten und systematisches Arbeiten zu verbessern. Auch wenn Selbstkontrolltechniken effektiv sind, erscheinen sie in den Augen der Patienten oft als zu „einfach".

Syn: Selbstregulation, Selbstmodifikation, Self-Management.

Selbstsicherheitstraining (assertive training)
s. Assertive training.

Selbstverstärkung (self-reinforcement)
Dritter Schritt der Methode der Selbstkontrolle. Aus der Selbstbewertung folgt als Konsequenz Selbstverstärkung. Jedesmal, wenn der Proband seinem Ziel einen Schritt näher gekommen ist, erhält er eine Belohnung, die er sich selbst verabreicht. So kann er sich beispielsweise selbst ins Kino oder in ein Restaurant einladen, wenn das erwünschte Verhalten erreicht ist. Wichtig ist, daß die Verstärkungen den Probanden auch erfreuen und als echte Belohnung gedacht sind.

Syn: Selbstbekräftigung.

Selbstüberwachung (self-observation)
s. Selbstbeobachtung.

Sensate focus (sensate focus)
Teil der Sexualtherapie bei Paaren bzw. bei Paartherapie. Die Gefühle beider Partner sollen in den Mittelpunkt, in den Brennpunkt des Erlebens gerückt werden. In der Therapie soll die blockierte sensorische Erlebnisfähigkeit wieder erlernt und kultiviert werden. Die Partner sollen lernen, Freude am Berühren, am Berührtwerden und Fühlen wiederzuentdecken, ohne daß es zu Forderungen nach sexueller Leistung (z.B. sexueller Erregung, Orgasmus, Koitus) von seiten eines Partners kommt. Aktive und passive Rolle wechseln zwischen den Beteiligten.

Skinner-Box (Skinner box)
Es handelt sich um einen licht-, schall- und temperaturisolierten Versuchskäfig, in dem sich in aller Regel eine Reaktionstaste und ein Futternapf befinden. Zusätzlich sind häufig eine Lampe und eine Wasserschüssel darin enthalten. In diesem „Problem-Käfig" wird dem Versuchstier die Möglichkeit geboten, durch Probieren (trial and error-Verhalten) zu einem erfolgreichen Verhalten zu finden, d.h. zu einer Bedürfnisbefriedigung zu gelangen. In der Skinner-Box erhält das Tier durch Drücken einer Taste Futter, das in den Napf fällt, oder es fließt Wasser in die Schüssel. Durch die Lampe werden Konditionierungen auf Lichtreize ermöglicht.

Die Skinner-Box dient zu Versuchen mit Tieren zur operanten Konditionierung. Der Lernerfolg wird als Herstellung einer bedingten Reaktion angesehen. Bei der Skinner-Box handelt es sich um eine Variante bzw. Weiterentwicklung des von *E. L. Thorndike* (1898) konzipierten Versuchs-, Vexier- oder Problemkäfigs (Puzzle-Box). Der Name wurde nach dem Verhaltens- und Lernforscher *B. F. Skinner* ausgewählt.

Sozialer Ausschluß (time out, timing out)
s. Auszeit.

Spontanrate (operant level)
Bezeichnet die Reaktionsrate, die vor Beginn eines Konditionierungsvorgangs bestand.

Stimulus (stimulus)
Abgekürzt: S. Deutsch: Reiz.

Physikalisches oder mentales Ereignis, das in einem bestimmten Zusammenhang mit Verhaltensweisen (die wir Reaktionen nennen) steht. Der Stimulus kann Auslöser einer Reaktion, Verstärker oder Strafreiz sein. Am häufigsten wird der Begriff verwandt, wenn es um die Beschreibung der wesentlichsten Komponenten eines Verhaltens geht: nämlich um Stimulus (S) oder Response (R).

Stimulus, aversiver (aversive stimulus)
Allgemein gesprochen handelt es sich um einen unangenehmen, störenden, bedrohlichen Reiz, dem das Individuum zu entgehen versucht, oder den es vermeiden will. Durch das Setzen eines aversiven Stimulus soll die Häufigkeitsrate des Auftretens einer bestimmten Verhaltensweise reduziert bzw. eliminiert werden.

Ein aversiver Stimulus kann auch mit unangenehmen oder bedrohlichen Ereignissen verbunden sein, so daß bei erneutem Auftreten Abwehrhaltungen aufgebaut werden. Nach *Thorndike*s Effektgesetzen handelt es sich beim aversiven Stimulus um einen unangenehmen Zustand oder um unangenehme Faktoren. Mitunter spricht man auch von Bestrafungsreiz. Beispiel: Ein Junge steht im Schwimmbad auf einem Sprungbrett und wagt nicht zu springen. Daraufhin wird er „Feigling“ oder „Muttersöhnchen“ genannt; um diesem aversiven Reiz zu entgehen, springt er in das Wasser.

Stimulus, diskriminativer (discriminative stimulus)
Abkürzung: S^D.

Begriff gehört zum operanten Konditionieren und meint einen Reiz, der von einer Verstärkung gefolgt wird. Durch einen diskriminativen Reiz wird die Auftretenswahrscheinlichkeit solcher Reaktionen erhöht, die früher von Verstärkern gefolgt waren. Ein Stimulus ist dann als diskriminativ anzusehen, wenn das Individuum bei Erscheinen dieses Reizes eine bestimmte Reaktion häufiger zeigt als bei dessen Abwesenheit oder in Gegenwart eines anderen Reizes. Beispiel aus dem Alltagsleben für einen diskriminativen Reiz verbaler Art: Während des Erlernens des kleinen Einmaleins ist der Reiz „7 x 7“ Anlaß, auf den hin die Reaktion „49“ verstärkt wird, sei es durch den Lehrer, der den Schüler wegen dieser Leistung lobt (also verstärkt) oder allein durch das richtige Ergebnis der Rechenoperation.

Teasing-Technik, koitale (coital teasing technique)
Dritter Schritt einer Therapie sexueller Störung, speziell bei Impotenz und Orgasmusstörungen der Frau. Nach Sensate focus und manueller Teasing-Technik erfolgt koitale Teasing-Technik. Bei Potenzstörung hockt sich die Frau über den Mann und stimuliert den Penis bis zur vollständigen Erektion und führt ihn sodann in die Vagina ein, wobei die Stimulation fortgesetzt wird. Bei weiblicher Orgasmusstörung führt nach sexueller Erregung die Frau in Hockstellung den Penis ein – sie bewegt sich

zunächst nicht, sie konzentriert sich vielmehr auf ihre vaginalen Empfindungen. Später folgen von ihr langsame Beckenbewegungen.

Teasing-Technik, manuelle (manual teasing technique)
Spezielle Technik zur Beseitigung sexueller Störungen, so bei Impotenz und Orgasmusstörung der Frau. Kommt es im Rahmen der Impotenz-Therapie zu einer Erektion, sollte der Penis (weiter) stimuliert werden (durch die Frau), und zwar sollte sie aufhören und wieder neu stimulieren, wenn die Erektion nachläßt. Wenn die Frau bei Orgasmusstörungen im Rahmen des Sensate focus angenehme Gefühle verspürt, wird zu intensiver Stimulation der weiblichen Genitalien übergegangen.

Time out (time out)
s. Auszeit.

T-Labyrinth (T maze, T labyrinth)
Labyrinth für Tier-Experimente, das einem großen Druckbuchstaben-T nachgeformt ist. Der Startplatz liegt am unteren Ende des T, das Ziel im rechten oder hinteren Endpunkt des Querbalkens. Man verwendet entweder ein T-förmiges oder mehrere T-förmig zusammengesetzte Labyrinthe, um so möglichst viele Alternativ-Entscheidungen herauszufordern. Meist sind die Querarme durch Schwingtüren geteilt, damit das Tier weder sehen noch schnuppern kann, wo sich das Futter befindet.
Siehe hierzu: Korrekturmethode bzw. Reaktionsmethode.

Token (token)
Verstärker, die auf beobachtbares Verhalten hin verabreicht werden. Es sind Objekte (z. B. Münzen, Spielmarken, Kärtchen, Chips u. ä.), die gegen Materialien, Vergünstigungen oder irgendwelche Leistungen eingetauscht werden können. Der verstärkende Wert von Tokens wird von Kindern, von Psychotikern und auch Schwachsinnigen erfaßt.
Syn: Münzen.

Token-System (token system)
s. Münzverstärkungssystem.

UCR (unconditioned reaction)
Unkonditionierte (unbedingte) Reaktion.
Als Beispiel dient *Pawlow* die reflektorische Speichelabsonderung (UCR) eines Hundes, der Nahrung (UCS) aufnimmt. Weitere Beispiele für UCR: Orientierungsreflex (bei Veränderung einer Reizsituation), Saugbewegungen, nur beim Säugling (bei Wangenberührung), Pupillen- oder Gefäßkontraktion (bei Helligkeits- oder Temperaturveränderungen), Lidschluß bzw. Blinzeln (bei Luftstrahl gegen Auge), Veränderung der Atmung bzw. Fluchtbewegung (bei Schreck- oder Schmerzreizung), Veränderung des Hautwiderstands (bei elektrischem Schlag).

UCS (unconditioned stimulus)
Unkonditionierter (unbedingter) Reiz.
Als Beispiel verwendet *Pawlow* Nahrung, die er seinen Versuchshunden gab. Weitere Beispiele für UCS: Veränderung einer Reizsituation, Berührung der Wange,

Helligkeits- oder Temperaturveränderung, Luftstoß gegen Auge, Schreck- oder Schmerzreizung, elektrischer Schlag. Z. B. sondert ein Hund, wenn er Nahrung (UCS) aufnimmt, reflektorisch Speichel ab (UCR).

Unkonditionierte Reaktion (unconditioned reaction)
s. UCR.

Unkonditionierter Reiz (unconditioned stimulus)
s. UCS.

Unterlassungs- oder Bestrafungstraining
Form des Vermeidungslernens. Das Lebewesen erhält immer dann eine Bestrafung, wenn es etwas Bestimmtes tut. Beispiel: Jedesmal, wenn sich das Kind nach Ansicht der Eltern fehlangepaßt verhält, wird es dafür bestraft; d. h. es folgt mehr oder weniger konsequent ein negativer Reiz (= physischer oder psychischer Art), z. B. in Form von Tadel oder Strafe. Durch das Setzen einer negativen Bekräftigung (meist in Form eines Strafreizes) soll die Auftretenswahrscheinlichkeit einer bestimmten (= unerwünschten) Reaktionsweise verringert werden.

Verhalten, operantes (operant behavior)
Verhalten wird in seiner zukünftigen Topographie oder Auftretenswahrscheinlichkeit durch seine Konsequenz (Bekräftigung oder Bestrafung) verändert. Sperrt man eine Katze in einen Käfig, wird sie für das Öffnen der Käfigtür beim ersten Mal wesentlich mehr Zeit benötigen als beim zehnten Mal; schließlich kommt der Tag, an dem sie unmittelbar nach Betreten des Käfigs die Tür öffnen kann.

Verhalten, respondentes (respondent behavior)
Verhalten ist von vorausgehenden Reizen abhängig und kann von diesen ausgelöst werden. Dies trifft z. B. bei einfachen Reflexen zu.
Syn: reaktives Verhalten.

Verhaltenstherapie (behavio(u)r therapy)
Bei der Verhaltenstherapie geht es um die Anwendung experimentell begründeter Lernprinzipien mit dem Ziel, unangepaßtes, unerwünschtes Verhalten zu ändern und neues Verhalten aufzubauen. Die verhaltenstherapeutischen Techniken zielen auf Veränderung solcher Verhaltensweisen, die entweder als neurotisch gelten oder aus anderen Gründen verändert werden sollen.

Es handelt sich bei der Verhaltenstherapie um keine eng umschriebene therapeutische Einzeltechnik, vielmehr um zahlreiche, teilweise sehr unterschiedliche Methoden, deren gemeinsamer Hintergrund die naturwissenschaftlich-experimentell orientierte Lernpsychologie ist.

Die Herkunft der verhaltenstherapeutischen Methoden liegen im Behaviourismus, im Neobehaviourismus, in Lerntheorien und in den Prinzipien des Bedingens (= Konditionierens). Die Verhaltenstherapie betrachtet neurotisches Verhalten als *erlerntes* Verhalten, das auch wieder *verlernt* werden kann. Als wichtigste Vertreter der Verhaltenstherapie gelten *Eysenck, Rachman, Wolpe.*
Syn: Konditionierungstherapie, Verhaltensmodifikation.

Vermeidung (avoidance)
s. Vermeidungsverhalten.

Vermeidung, passive (passive avoidance)
Unterlassen von Reaktionen, die zum Auftreten aversiver Reize führen; und zwar kann die Reaktionshäufigkeit unter die Spontanrate absinken.

Vermeidungstraining, aktives (active avoidance behavior)
Durch rechtzeitiges und aktives Handeln kann das Individuum einem aversiven Reiz, einem negativen Verstärker entgehen. So versucht z. B. ein Angeklagter, vor Gericht seine Mittäter zu verraten, weil er sich dadurch eine geringere Strafe verspricht.

Vermeidungsverhalten (avoidance behavior)
Vermeidungsverhalten liegt dann vor, wenn durch ein Verhalten bewirkt wird, daß ein möglicher aversiver Reiz aufgeschoben bzw. aufgehoben werden kann. Das Individuum vermag das Auftreten eines aversiven Stimulus durch entsprechende Vermeidungsreaktion zu verhindern. Es lassen sich zwei Hauptformen unterscheiden: a) diskriminierte und b) kontinuierliche Vermeidung. Bei a) geht dem drohenden aversiven Ereignis ein Warnreiz voraus, bei b) fehlt dieser Warnreiz.

Syn: Vermeidungsreaktion, Vermeidungslernen.

Verstärker (reinforcer)
Alle Ereignisse werden als Verstärker angesehen, durch die ein Organismus dazu gebracht werden kann, Verhalten zu ändern. Der Begriff wird sowohl beim klassischen als auch beim operanten Konditionieren benutzt.

Syn: Bekräftiger.

Verstärker, negativer (negative reinforcer)
Es handelt sich um aversive Reize (Strafreize), die beim operanten Konditionieren gesetzt werden, um unerwünschtes Verhalten zum Verschwinden zu bringen. Durch das Setzen von Straf- oder Schmerzreizen sollen unerwünschte Verhaltensweisen unterdrückt werden. In Tierexperimenten werden oft elektrische Schläge eingesetzt. Allgemein gesprochen handelt es sich um Bestrafungen, wenn negative Verstärker gegeben werden. So schlägt z. B. eine Mutter ihr Kind, weil es genascht hat; die Mutter möchte dem Kind das Naschen abgewöhnen, indem sie das Kind für sein unerwünschtes (sprich: verbotenes) Verhalten bestraft.

Durch den negativen Verstärker wird die Wahrscheinlichkeit des Auftretens einer bestimmten Reaktion vermindert. Diese Art des Vermeidungslernens wird Unterlassungs- oder Bestrafungstraining genannt. Eine andere Art des Vermeidungslernens besteht darin, daß das Lebewesen versucht, der Bestrafung zu entgehen, und zwar entweder durch aktives Vermeidungs- oder durch Fluchttraining.

Verstärker, positiver (positive reinforcer)
Beim operanten Konditionieren führt eine Verstärkung (Bekräftigung, Belohnung) zu Erhöhung oder Aufrechterhaltung einer gewünschten Verhaltensweise. Die Verhaltensänderung korreliert mit einem zusätzlich gesetzten Reiz (z. B. Nahrung, Geld), der angenehm ist. Im Alltagsleben werden häufig positive Verstärker gegeben, um erwünschtes Verhalten häufiger hervorzurufen. So geben z.B. Eltern ihrem Kind

einen bestimmten Geldbetrag, weil es in der Mathematikarbeit eine gute Zensur erhielt, und weil sie durch den positiven Verstärker (= Geld) hoffen, daß dieses erwünschte Verhalten (= die gute Zensur) häufiger auftritt. Schon im ersten Lebensjahr können durch Gabe positiver Verstärker Lächeln, Augenfixation, Lutschen und Kopfbewegungen beeinflußt werden.

Verstärker, primärer (primary reinforcer)
Es handelt sich um solche verstärkende Reize, die angeboren sind, also nicht durch Lernprozesse erworben werden, und die der Befriedigung physiologischer Bedürfnisse dienen. Hierzu zählen z. B. Wasser, Nahrung, Sexualobjekt. So reagiert ein hungriges Tier auf Futtergabe, ohne daß vorher Lernen stattfand.

Verstärker, sekundärer (secondary reinforcer)
Ursprünglich neutrale Reize wurden oft gemeinsam mit primären Verstärkern geboten, so daß sie wie diese wirken können. So wurde z. B. Ratten vor der Fütterung mehrmals ein kurzer Ton geboten, nachdem sie etwas Futter erhielten. In einem Käfig befand sich ein Hebel, der durch Niederdrücken diesen Ton auslösen konnte. Satte Ratten drückten trotzdem diesen Hebel; das Drücken wurde durch den Ton sekundär verstärkt.

Im Alltagsleben hat Geld die Rolle eines sekundären Verstärkers angenommen, da man gelernt hat, daß sich damit angenehme und nützliche Dinge erwerben lassen.

Syn: konditionierter Verstärker (conditioned reinforcer).

Verstärkerentzug (response-cost)
s. Privilegienentzug.

Verstärkung (reinforcement)
Unter Verstärkung versteht man alle Vorgänge, die durch zusätzliche Reize oder zusätzliche Erregung erwünschtes Verhalten intensivieren oder häufiger auftreten lassen. Durch Gabe von Verstärkern (Belohnungen, Bekräftigungen) werden Verhaltenswahrscheinlichkeiten verändert. *Pawlow* selbst nannte alle Vorgänge, die Verhalten verstärken, „Verstärkung", wobei der Verstärker mit einem Stimulus gepaart wird. Beim operanten Konditionieren wird die Verstärkung von einer Reaktion abhängig gemacht. Bei Tierexperimenten war Futter der Verstärker, und die Verstärkung bestand in der Futtergabe, die immer dann eintrat, wenn eine Reaktion erfolgte.

Syn: Belohnung, Bekräftigung.

Verstärkung, intermittierende (intermittent reinforcement)
Form der Verstärkung, die nicht nach jedem konditionalen Reiz erfolgt, sondern z. B. regelmäßig erst nach jedem dritten Reiz bzw. regelmäßig nach bestimmten Zeitabständen (z. B. jeweils nach einer Minute). Erfolgt die partielle Verstärkung nach einem bestimmten Intervall, spricht man von Intervallverstärkung (oder Intervallbekräftigung), erfolgt sie nach einer bestimmten, immer gleich bleibenden Anzahl von Reaktionen, spricht von Quotenverstärkung (oder Quotenbekräftigung).

Syn: Verstärkung, partielle (partial reinforcement).

Verstärkung, kontinuierliche (continious reinforcement)
Einfachste Form der Verstärkung; auf jede adäquate Reaktion erfolgt eine Belohnung (Bekräftigung, Verstärkung). Um erwünschtes Verhalten aufzubauen, wird

jede richtige Reaktion verstärkt (eine richtige Reaktion = eine Verstärkung). Durch diese Art der Verstärkung kommt es zu rascher Steigerung der gewünschten Verhaltensweise.

Verstärkung, partielle (intermittent reinforcement, partial reinforcement)
Es wird nicht jede richtige Reaktion verstärkt (wie bei kontinuierlicher Verstärkung), sondern nur einige richtige.
Syn: Verstärkung, intermittierende.

Verstärkungsplan (schedule of reinforcement)
Terminus, der zum operanten Konditionieren gehört. Der Verstärkungsplan enthält Regeln, die bestimmen, nach welchen Reaktionen ein Reiz verstärkt wird. Diese Festlegung, bei welchen gezeigten Reaktionen Verstärkung gegeben wird, erfolgt vor dem Versuch. Wird jede Reaktion belohnt (= verstärkt), spricht man von kontinuierlicher Verstärkung. Beispiel aus dem Alltagsleben: Die Eltern vereinbaren mit dem Kind, daß es jedesmal DM 2,– für die Note 2 und jedesmal DM 5,– für die Note 1 in einer Mathematikarbeit erhält. Bei partieller Verstärkung wird nicht jede, sondern es werden nur einige Reaktionen bekräftigt. Dazu zählen die Quotenpläne. Quotenpläne lassen sich unterteilen in fixierte und variable Quoten. Fixierte (oder konstante) Quote: Nicht jede einzelne, sondern jede n-te Reaktion (z. B. jede dritte) wird verstärkt. Um bei unserem Beispiel zu bleiben: Dem Kind wird gesagt, es erhält nach nur jeder dritten Note 1 DM 5,–. Bei der variablen Quote ist die notwendige Anzahl von Reaktionen, bis belohnt wird, unterschiedlich; meist jedoch wird durchschnittlich jede n-te Reaktion bekräftigt. Bei den Intervallplänen unterscheidet man feste und variable Intervalle. Wird in regelmäßigen Zeitintervallen verstärkt (z. B. alle 20 Sekunden), spricht man von festem oder fixiertem Intervall (fixed interval reinforcement). Sind die Zeitintervalle von unterschiedlicher Dauer, spricht man von variablem Intervall (variable interval reinforcement).
Syn: Verstärkerplan.

Wiedererholung, spontane (spontaneous recovery)
Tritt nach der Löschung eine Pause ein, ist es sehr wahrscheinlich, daß die konditionierte Reaktion wieder auftritt. Diese Tendenz ist stärker, wenn die Reaktion in der Lösungsperiode kontinuierlich anstatt unterbrochen auftritt.

Gesamt-Literaturverzeichnis

Alexander, F.: Psychosomatische Medizin. 2. Auflage. de Gruyter, Berlin 1971

Alsen, V.: Entstehungsbedingungen des phobisch-anankastischen Syndroms. Archiv für Psychiatrie und Nervenkrankheiten 213 (1970) 246–263

Arentewicz, G., Bulla, R., Schoof-Tams, K. und *Schorsch, E.:* Verhaltenstherapie sexueller Funktionsstörungen: Erfahrungen mit 23 Paaren. In: *Schorsch, E.* und *Schmidt, G.:* Ergebnisse zur Sexualforschung, S. 154–223. Kiepenheuer und Witsch, Köln 1975

Arentewicz, G. und *Schmidt, G.* (Hrsg.): Sexuell gestörte Beziehungen. Konzept und Technik der Paartherapie. Springer, Berlin 1980

Astrup, Ch.: Pavlovian psychiatry. A new synthesis. Thomas, Springfield 1965

Bandura, A.: Principles of behavior modification. Holt, Rinehart and Winston, New York 1969

Bandura, A.: Lernen am Modell. Klett, Stuttgart 1976

Bauer, M.: Verhaltensmodifikation durch Modellernen. Kohlhammer, Stuttgart 1979

Bayer, G.: Verhaltensdiagnose und Verhaltensbeobachtung. In: *Kraiker, Ch.* (Hrsg): Handbuch der Verhaltenstherapie, S. 255–275. Kindler, München 1974

Beck, D.: Zwangserscheinungen bei funktionellen und psychosomatischen Störungen. In: *Hahn, P.* und *Stolze, H.* (Hrsg.): Zwangssyndrome und Zwangskrankheit, S. 40–47. Lehmanns, München 1974

Benedetti, G.: Zwangserscheinungen bei neurotischen Entwicklungen – Dynamik und Struktur der Zwangsphänomene. In: *Hahn, P.* und *Stolze, H.* (Hrsg.): Zwangssyndrome und Zwangskrankheit, S. 28–39. Lehmanns, München 1974

Benedetti, G.: Psychodynamik der Zwangsneurose. Wissenschaftliche Buchgesellschaft, Darmstadt 1978

Bensinger, S.: Stotterer-Witze zum Lachen oder zum Weinen. Sprachheilarbeit 12 (1967) 19–20

Bernstein, D. A. und *Borkovec, T. D.:* Entspannungs-Training. Handbuch der progressiven Muskelentspannung. Reihe Leben lernen, Bd. 16, 2. Auflage. Pfeiffer, München 1978

Birbaumer, N.: Genese und Therapie von „Zwangsverhalten" in der Sicht der experimentellen Lernpsychologie. In: *Hahn, P.* und *Stolze, H.* (Hrsg.): Zwangssyndrome und Zwangskrankheit, S. 64–72. Lehmanns, München 1974a

Birbaumer, N.: Zur Anwendung psychophysiologischer Methoden in der Verhaltensmodifikation. In: *Kraiker, Ch.* (Hrsg.): Handbuch der Verhaltenstherapie, S. 225–254. Kindler, München 1974b

Birbaumer, N.: Angst. In: *Herrmann, T., Hofstätter, P. R., Huber, H. P.* und *Weinert, F. E.* (Hrsg.): Handbuch psychologischer Grundbegriffe. Kösel, München 1977 a

Birbaumer, N.: Angst als Forschungsgegenstand der experimentellen Psychologie. In: *Birbaumer, N.* (Hrsg.): Psychophysiologie der Angst. 2. Auflage, S. 1–14. Fortschritte der Klinischen Psychologie, Band 3. Urban & Schwarzenberg, München 1977 b

Blaser, R. und *Poeldinger, W.:* Angst als geistesgeschichtliches Phänomen und naturwissenschaftliches Problem. In: *Kielholz, P.* (Hrsg.): Angst, S. 11–36. Huber, Bern 1967

Blöschl, L.: Grundlagen der Verhaltenstherapie. Huber, Bern 1969

Böhme, G.: Stimm-, Sprech- und Sprachstörungen. Gustav Fischer, Stuttgart 1974

Böhme, G.: Das Stotter-Syndrom. Ätiologie, Diagnostik und Therapie. Huber, Bern 1977

Bräutigam, W.: Analyse der hypochondrischen Selbstbeobachtung. Beitrag zur Psychopathologie und zur Pathogenese mit Beschreibung einer Gruppe von jugendlichen Herzhypochondern. Nervenarzt 27 (1956) 409–418

Bräutigam, W.: Typus, Psychodynamik und Psychotherapie herzphobischer Zustände. Zeitschrift für psychosomatische Medizin 10 (1964) 276–285

Bräutigam, W.: Reaktionen, Neurosen, Psychopathien. Ein Grundriß der kleinen Psychiatrie. Thieme, Stuttgart 1968

Bräutigam, W. und *Christian, P.:* Psychosomatische Medizin. Thieme, Stuttgart 1973

Brankel, O.: Versuch einer pathophysiologischen Gesamtschau des Stotterns. Folia phoniatrica 7 (1955) 153–171

Brankel, O.: Sinn und Grenzen des autogenen Trainings im Rahmen der Stottererbehandlung. Folia phoniatrica 10 (1958) 112–119

Brooks, C. V. W.: Sensory awareness: The rediscovery of experiencing. Viking Press, New York 1974

Butollo, W.: Chronische Angst. Theorie und Praxis der Konfrontationstherapie. Fortschritte der Klinischen Psychologie, Band 19. Urban & Schwarzenberg, München 1979

Cohen, R.: Versuche zur Quantifizierung der Angst. In: *Ditfurth, H. v.* (Hrsg.): Aspekte der Angst. Starnberger Gespräche 1964, S. 89–101. Thieme, Stuttgart 1965

Cohen, R., Florin, I., Grusche, A., Meyer-Osterkamp, S. und *Sell, H.*: Verhaltenstherapie. Nervenarzt 43 (1972) 113–124

Dilling, H., Rosefeldt, H., Kockott, G. und *Heyse, H.*: Verhaltenstherapie bei Phobien, Zwangsneurosen, sexuellen Störungen und Süchten. In: *Süllwold, L.* (Hrsg.): Verhaltenstherapie in Klinik, Beratung und Pädagogik, S. 43–129. Wissenschaftliche Buchgesellschaft, Darmstadt 1977

Dostálová, N.: Elemente des autogenen Trainings in der Komplextherapie des Stotterns. Folia phoniatrica 26 (1974) 181–182

Dunlap, K.: The technique of negative practice. American journal of psychology 55 (1942) 270–273

Ellis, A.: Die rational-emotive Therapie. 2. Auflage. Reihe Leben lernen, Band 26. Pfeiffer, München 1978

Ellis, A. und *Grieger, R.* (Hrsg.): Praxis der rational-emotiven Therapie. Urban & Schwarzenberg, München 1979

Epstein, S.: Versuch einer Theorie der Angst. In: *Birbaumer, N.* (Hrsg.): Psychophysiologie der Angst. 2. Auflage, S. 208–266. Fortschritte der Klinischen Psychologie, Bd. 3. Urban & Schwarzenberg, München 1977

Ewald, G.: Lehrbuch der Neurologie und Psychiatrie. Lehmanns, München 1944

Eysenck, H.-J.: Verhaltenstherapie. In: *Bergold, J. B.* (Hrsg.): Psychotherapie, S. 91–122. U & S Taschenbücher 1003. Urban & Schwarzenberg, München 1973

Eysenck, H.-J. und *Rachman, S.*: Neurosen – Ursachen und Heilmethoden. VEB Deutscher Verlag der Wissenschaften. Berlin 1971

Feer, H.: Zwang und Schizophrenie. Bibliotheca Psychiatrica, No. 150. Karger, Basel 1973

Fernau-Horn, H.: Die Sprechneurosen, 3. Auflage. Hippokrates, Stuttgart 1977

Fiedler, P. A.: Behandlung von Zwangsgedanken eines 22jährigen Klienten mit einem Kognitionstraining. In: *Reiss, M., Fiedler, P., Krause, R.* und *Zimmer, D.*: Verhaltenstherapie in der Praxis, S. 143–166. Kohlhammer, Stuttgart 1976

Fiedler, P. A. und *Standop, R.*: Stottern. Wege zu einer integrativen Theorie und Behandlung. Fortschritte der Klinischen Psychologie, Band 15. Urban & Schwarzenberg, München 1978

Florin, I.: Die Praxis der systematischen Desensibilisierung. In: *Florin, I.* und *Tunner, W.* (Hrsg.): Therapie der Angst, S. 241–267. Urban & Schwarzenberg, München 1975

Frankl, V.: Theorie und Therapie der Neurosen. Urban & Schwarzenberg, Wien 1956

Freud, S.: Analyse der Phobie eines fünfjährigen Knaben (1909). G. W. Band 7, S. 241–377. Imago Publishing Co., London 1941

Freud, S.: Über die Berechtigung von der Neurasthenie einen bestimmten Symptomenkomplex als „Angstneurose" abzutrennen (1895), G. W., Bd. I, S. 312–342. Imago Publishing Co., London 1952

Freud, S.: Zur Kritik der „Angstneurose" (1895), G. W., Bd. I, S. 355–376. Imago Publishing Co., London 1952

Freyberger, H.: Die Psychosomatik bei Erkrankungen der Nieren und der ableitenden Harnwege. In: *Jores, A.* (Hrsg.): Praktische Psychosomatik, S. 197–209. Huber, Bern 1976

Fröhlich, W. D.: Angst und Furcht. In: *Thomae, H.* (Hrsg.): Handbuch der Psychologie, 2. Band (Motivation), S. 513–568. Hogrefe, Göttingen 1965

Fürstenau, P., Mahler, E., Morgenstern, H., Müller-Braunschweig, H., Richter, H. E.: Untersuchungen über Herzneurose. Psyche 18 (1964) 177–190

Goldfried, M. R. und *Goldfried, A. P.*: Kognitive Methoden der Verhaltensänderung. In: *Kanfer, F. H.* und *Goldstein, A. P.* (Hrsg.): Möglichkeiten der Verhaltensänderung, S. 103–132. Urban & Schwarzenberg, München 1977

Goldfried, M. R. und *Trier, Ch. S.*: Die Entspannung als aktive Maßnahme zur Angstbewältigung. In: *Florin, I.* und *Tunner, W.* (Hrsg.): Therapie der Angst, S. 206–220. Urban & Schwarzenberg 1975

Gordon, S. B.: Die Entwicklung der Verhaltenstherapie. In: *Zeier, H.* (Hrsg.): Pawlow und die Folgen. Psychologie des 20. Jahrhunderts, Bd. IV, S. 625–656. Kindler, Zürich 1977

Grawe, K. (Hrsg.): Verhaltenstherapie in Gruppen. Fortschritte der Klinischen Psychologie, Bd. 22. Urban & Schwarzenberg, München 1980

Gruhle, H. W.: Psychopathie (Zwangszustände, Querulantentum, hysterischer Charakter). In: *Gruhle, H. W.* (Hrsg.): Lehrbuch der Nerven- und Geisteskrankheiten. Begründet von *W. Weygandt*, S. 664–686. 2., neubearbeitete Auflage. Marhold, Halle a. S. 1952

Hahn, P., *Mayer, H.* und *Stanek, B.*: Biometrische Befunde bei Herzneurose. Zeitschrift für psychosomatische Medizin und Psychoanalyse 19 (1973) 231–264

Haring, C.: Lehrbuch des autogenen Trainings. Enke, Stuttgart 1979

Hartig, M.: Die Anwendung von Techniken der Selbstkontrolle in der Verhaltenstherapie. In: *Kraiker, Ch.* (Hrsg.): Handbuch der Verhaltenstherapie, S. 325–350. Kindler, München 1974

Hartig, M. (Hrsg.): Selbstkontrolle. Lerntheoretische und verhaltenstherapeutische Ansätze. Fortschritte der Klinischen Psychologie, Band 4, 2. Auflage. Urban & Schwarzenberg, München 1975

Hilgard, E. R. und *Bower, G. H.*: Theorien des Lernens. Klett, Stuttgart 1970

Hoffmann, N. (Hrsg.): Grundlagen kognitiver Therapie. Theoretische Modelle und praktische Anwendung. Huber, Bern 1979

Huber, G.: Psychiatrie. Systematischer Lehrtext für Studenten und Ärzte. Schattauer, Stuttgart 1974

Jacobson, E.: Progressive Relaxation. University of Chicago Press, Chicago 1938

Jaeggi, E.: Kognitive Verhaltenstherapie. Kritik und Neubestimmung eines aktuellen Konzepts. Beltz, Weinheim 1979

Jaspers, K.: Allgemeine Psychopathologie. 5., unveränderte Auflage. Springer, Berlin 1948

Jores, A.: Der Kranke mit psychovegetativen Störungen. Vandenhoek und Ruprecht, Göttingen 1973

Kanfer, F. H.: Verhaltenstherapie: ein neues Theoriegerüst zur Lösung klinisch-psychologischer Probleme. Psychologie und Praxis 13 (1969) 1–18

Kanfer, F. H.: Selbstmanagement-Methoden. In: *Kanfer, F. H.* und *Goldstein, A. P.* (Hrsg.): Möglichkeiten der Verhaltensänderung, S. 350–406. Urban & Schwarzenberg, München 1977

Kanfer, F. H. und *Phillips, J. S.*: Lerntheoretische Grundlagen der Verhaltenstherapie. Kindler, München 1975

Kierkegaard, S.: Der Begriff Angst. Diederichs, Düsseldorf 1962

Kockott, G. (Hrsg.): Sexuelle Störungen. Verhaltensanalyse und -modifikation. Fortschritte der Klinischen Psychologie, Band 10. Urban & Schwarzenberg, München 1977

Kraepelin, E.: Der psychologische Versuch in der Psychiatrie. Psychologische Arbeiten 1 (1896) 1–91

Krasnogorski, N. J.: The conditioned reflexes and children's neuroses. American Journal of Diseases of Children 30 (1925) 753–768

Krause, R.: Probleme bei der Behandlung von Klienten mit psychosomatischen Störungen. In: *Reiss, M.*, *Fiedler, P.*, *Krause, R.* und *Zimmer, D.*: Verhaltenstherapie in der Praxis, S. 121–123. Kohlhammer, Stuttgart 1976

Krech, H.: Das Entspannungstraining (ET). In: *Jakobi, H.* (Hrsg.): Phoniatrie, 148–153. Barth, Leipzig 1963

Krohne, H. W.: Angsttheorie: Vom mechanistischen zum kognitiven Ansatz. Psychologische Rundschau 31 (1980) 12–29

Kuhlenkampff, C. und *Bauer, A.*: Über das Syndrom der Herzphobie. Nervenarzt 31 (1960) 443–445 und 496–507

Kuhlenkampff, C. und *Bauer, A.*: Herzphobie und Herzinfarkt. Zur Anthropologie von Angst und Schmerz. Nervenarzt 33 (1962) 289–299

Kussmaul, A.: Die Störungen der Sprache. (1. Auflage 1877). 4. Auflage. Vogel, Leipzig 1919

Kutter, P.: Der Zwang in Neurose und Gesellschaft. In: *Eicke, D.* (Hrsg.): Freud und die Folgen (1). Psychologie des 20. Jahrhunderts, Bd. II, S. 652–674. Kindler, Zürich 1976

Langen, D. und *Thümler, R.*: Verlauf und Prognose von Zwangssyndromen. In: *Hahn, P.* und *Stolze, H.* (Hrsg.): Zwangssyndrome und Zwangskrankheit, S. 56–63. Lehmanns, München 1974

Lazarus, A. A.: The results of behavior therapy in 126 cases of severe neurosis. Behaviour Research and Therapy 1 (1963) 65–78

Lazarus, A. A.: Multimodale Verhaltenstherapie. Fachbuchhandlung für Psychologie, Frankfurt/M. 1978

Lazarus, A. A.: Multimodale Verhaltenstherapie in Gruppen. In: *Grawe, K.* (Hrsg.): Verhaltenstherapie in Gruppen, S. 235–254. Fortschritte der Klinischen Psychologie, Bd. 22. Urban & Schwarzenberg, München 1980

Leuner, H. und *Schroeter, E.*: Indikationen und spezifische Applikationen der Hypnosebehandlung. Huber, Bern 1975

Lewin, K.: Feldtheorie in den Sozialwissenschaften. Huber, Bern 1963

Liebhart, E. H.: Attributionstherapie. Beeinflussung herzneurotischer Beschwerden durch Externalisierung kausaler Zuschreibungen. Zeitschrift für Klinische Psychologie, Forschung und Praxis 3 (1974) 71–94

Lindsley, O. R.: Direct measurement and prosthesis of retarded behavior. Journal of Education 147 (1964) 62–81

LoPiccolo, J. und *Lobitz, W. Ch.*: Die Bedeutung der Masturbation bei der Behandlung von Orgasmusstörungen. In: *Kockott, G.* (Hrsg.): Sexuelle Störungen, S. 245–253. Urban & Schwarzenberg, München 1977

Luban-Plozza, B. und *Pöldinger, W.*: Der psychosomatisch Kranke in der Praxis. Lehmanns, München 1971

Lüking, P.: Die Symptome des Stotterns und ihre Registrierung. Sprachheilarbeit 2 (1957) 1–12

Mackinger, H. (Hrsg.): Verhaltenstherapie in der klinischen Praxis. Otto Müller, Salzburg 1979

Mahoney, M. J.: Kognitive Verhaltenstherapie. Reihe Leben lernen, Band 29. Pfeiffer, München 1977

Masters, W. H. und *Johnson, V. E.*: Impotenz und Anorgasmie. Zur Therapie funktioneller Sexualstörungen. Goverts Krüger Stahlberg, Frankfurt/M. 1973

May, R.: The meaning of anxiety. Ronald Press, New York 1950

Meichenbaum, D.: Kognitive Faktoren bei der Verhaltensmodifikation: Veränderung der Selbstverbalisation. In: *Hartig, M.* (Hrsg.): Selbstkontrolle, S. 203–219. 2. Auflage. Fortschritte der Klinischen Psychologie, Bd. 4. Urban & Schwarzenberg, München 1975

Meichenbaum, D.: Methoden der Selbstinstruktion. In: *Kanfer, F. H.* und *Goldstein, A. P.* (Hrsg.): Möglichkeiten der Verhaltensänderung, S. 407–450. Urban & Schwarzenberg, München 1977

Meichenbaum, D.: Kognitive Verhaltensmodifikation. U & S Psychologie. Urban & Schwarzenberg, München 1979

Meyer, A. E.: Psychogenes Erbrechen. In: *Jores, A.* (Hrsg.): Praktische Psychosomatik, S. 165–168. Huber, Bern 1976

Meyer, J. E.: Die psychologischen Zwangssyndrome und ihre Abgrenzung von den Zwangsneurosen. In: *Hahn, P.* und *Stolze, H.* (Hrsg.): Zwangssyndrome und Zwangskrankheit, S. 48–55. Lehmanns, München 1974

Meyer-Osterkamp, S., *Grusche, A.* und *Cohen, R.*: Eine Untersuchung zur operanten Kontrolle der Pulsfrequenz. Zeitschrift für Klinische Psychologie, Forschung und Praxis 1 (1972) 213–231

Michaelis, R.: Das Herzangstsyndrom. Karger, Basel 1970

Morris, R. J.: Methoden der Angstreduktion. In: *Kanfer, F. H. und Goldstein, A. P.* (Hrsg.): Möglichkeiten der Verhaltensänderung, S. 261–308. Urban & Schwarzenberg, München 1977

Müller, C.: Weitere Beobachtungen zum Verlauf der Zwangskrankheit. Psychiatria et Neurologia 133 (1957) 80–94

Offit, A. K.: Das sexuelle Ich. Klett-Cotta, Stuttgart 1979

Pawlow, I. P.: Die bedingten Reflexe. Kindler Studienausgabe. Kindler, München 1972

Petrilowitsch, N.: Über die charakterologischen Voraussetzungen der Phobien. Schweizer Archiv für Neurologie, Neurochirurgie und Psychiatrie 76 (1955) 223–258

Rachman, S.: Verhaltenstherapie bei Phobien. Urban & Schwarzenberg, München 1970

Rachman, S.: Angst. Formen, Ursachen und Therapie. U & S Taschenbücher 1007. Urban & Schwarzenberg, München 1975

Rachman, S.: Zwanghaftes Kontrollieren. In: *Kallinke, D., Lutz R.* und *Ramsay, R. W.* (Hrsg.): Die Behandlung von Zwängen, S. 123–136. Fortschritte der Klinischen Psychologie, Bd. 21. Urban & Schwarzenberg, München 1979

Ramsay, R. W.: Zwangsneurotische Störungen und ihre Behandlung. In: *Kallinke, D., Lutz, R.* und *Ramsay, R. W.* (Hrsg.): Die Behandlung von Zwängen, S. 7–22. Fortschritte der Klinischen Psychologie, Bd. 21. Urban & Schwarzenberg, München 1979

Ramsay, R. W. und *Sikkel, R. J.*: Behaviour Therapy and Obsessive-Compulsive Neurosis. In: *Brengelmann, J. C.* und *Tunner, W.* (Hrsg.): Behaviour Therapy – Verhaltenstherapie, S. 154–166. Urban & Schwarzenberg, München 1973
Reimer, Ch., Hempfing, L. und *Dahme, B.*: Iatrogene Chronifizierung in der Vorbehandlung psychogener Erkrankungen. Praxis der Psychotherapie und Psychosomatik 24 (1979) 123–133
Reiss, M., Fiedler, P., Krause, R. und *Zimmer, D.*: Verhaltenstherapie in der Praxis. Kohlhammer, Stuttgart 1976
Richter, H. E. und *Beckmann, D.*: Herzneurose. Thieme, Stuttgart 1969
Rogers, C. R.: Die nicht-direktive Beratung. Kindler, München 1972
Rogers, C. R.: Die klient-bezogene Gesprächstherapie. Kindler, München 1973 a
Rogers, C. R.: Entwicklung der Persönlichkeit. Klett, Stuttgart 1973 b
Rümke, H. C.: Eine blühende Psychiatrie in Gefahr. Springer, Berlin 1967
Schilling, A.: Neue Erfahrungen zur Stottertherapie unter besonderer Berücksichtigung des „Autogenen Trainings". Kongreßbericht Gemeinsch. Tagung für allgemeine und angewandte Phonetik. Hamburg 1960, zit. nach *Fernau-Horn* (1977)
Schmidt, L. R. und *Becker, P.*: Psychogene Störungen. In: *Pongratz, L.* (Hrsg.): Handbuch der Psychologie, Bd. 8/1, Klinische Psychologie, S. 330–434. Hogrefe, Göttingen 1977
Schnabl, S.: Korrelationen und Therapie funktioneller Sexualstörungen. In: *Sigusch, V.* (Hrsg.): Therapie sexueller Störungen, S. 54–85. Thieme, Stuttgart 1975
Schoof, W.: Ein Jahr sexologischer Poliklinik. In: *Schorsch, E.* und *Schmidt, G.* (Hrsg.): Ergebnisse zur Sexualforschung, S. 123–153. Kiepenheuer und Witsch, Köln 1975
Schorsch, E., Brand, T., Schmidt, G. und *Spengler, A.*: Zur Versorgung von Patienten mit sexuellen Störungen. Sexualmedizin 6 (1977) 585–590
Schulte, B. und *Thomas, B.*: Verhaltensanalyse und Therapieplanung bei einer Patientin mit multiplen Ängsten. In: *Schulte, D.* (Hrsg.): Diagnostik in der Verhaltenstherapie. 2. Auflage, S. 105–127. Fortschritte der Klinischen Psychologie, Band 5. Urban & Schwarzenberg, München 1976
Schulte, D.: Der diagnostisch-therapeutische Prozeß in der Verhaltenstherapie. In: *Schulte, D.* (Hrsg.): Diagnostik in der Verhaltenstherapie. 2. Auflage, S. 60–73. Fortschritte der Klinischen Psychologie, Bd. 5. Urban & Schwarzenberg, München 1976 a
Schulte, D.: Ein Schema für Diagnose und Therapieplanung in der Verhaltenstherapie. In: *Schulte, D.* (Hrsg.): Diagnostik in der Verhaltenstherapie, S. 75–104. 2. Auflage. Fortschritte der Klinischen Psychologie, Bd. 5. Urban & Schwarzenberg, München 1976 b
Schulte, W. und *Tölle, R.*: Psychiatrie. Springer, Berlin 1971
Schultz, J. H.: Übungsheft für das autogene Training. 6. Auflage. Thieme, Stuttgart 1952
Schultz, J. H.: Grundfragen der Neurosenlehre. Aufbau und Sinn-Bild. Thieme, Stuttgart 1955
Schultz, J. H.: Das autogene Training. 14. Auflage. Thieme, Stuttgart 1973
Schultz, J. H. und *Luthe, W.*: Autogenic training. Grune and Stratton, New York 1959
Schultz-Hencke, H.: Lehrbuch der analytischen Psychotherapie. Thieme, Stuttgart 1951
Siebeck, R.: Medizin in Bewegung. Klinische Erkenntnisse und ärztliche Aufgabe. 2. Auflage. Thieme, Stuttgart 1953
Singer Kaplan, H.: Sexualtherapie. Ein neuer Weg für die Praxis. Enke, Stuttgart 1979
Skinner, B. F.: Wissenschaft und menschliches Verhalten. Kindler Studienausgabe. Kindler, München 1973
Skoog, G.: Onset of anancastic conditions. Acta psychiatrica scandinavica; suppl. 184 (1965)
Spielberger, C. D., Gorsuch, R. L. und *Lushene, R. E.*: The state-trait anxiety inventory (STAI) test manual for form X. Consulting Psychologists Press, Palo Alto, Calif., 1970
Spreen, O.: Konstruktion einer Skala zur Messung der manifesten Angst in experimentellen Untersuchungen. Psychologische Forschung 26 (1961) 205–223
Stephanos, S., Biebl, W. und *Plaum, F. G.*: Die Konversionssyndrome. In: *Uexküll, Th. v.*(Hrsg.): Lehrbuch der psychosomatischen Medizin, S. 441–452. Urban & Schwarzenberg, München 1979
Störring, G. E.: Ein Beitrag zum Problem der Zwangspsychopathie, dargestellt an dem Fall eines anankastischen Psychopathen. Zeitschrift für die gesamte Neurologie und Psychiatrie 139 (1932) 589–648
Stokvis, B. und *Wiesenhütter, E.*: Der Mensch in der Entspannung. Hippokrates, Stuttgart 1961
Süllwold, L.: Verhaltenstherapie anhand von klinischen Fällen. In: *Zcier, H.* (Hrsg.): Pawlow und die Folgen. Psychologie des 20. Jahrhunderts, Bd. IV, S. 713–763. Kindler, Zürich 1977

Süllwold, L.: Wenig beschriebene Details bei der Anwendung der Methode der Reaktionsverhinderung. In: *Kallinke, D., Lutz, R.* und *Ramsay, R. W.* (Hrsg.): Die Behandlung von Zwängen, S. 109–122. Fortschritte der Klinischen Psychologie, Bd. 21. Urban & Schwarzenberg, München 1979

Suter, F.: Erkrankungen der Blase, der Prostata, der Hoden und Nebenhoden, der Samenblasen. Funktionelle Sexualstörungen. In: *Bergmann, G. v.* und *Frey, W.* (Hrsg.): Handbuch der Inneren Medizin, Achter Band: Nieren und ableitende Harnwege, S. 994–1093. Springer, Berlin 1951

Tausch, R.: Gesprächspsychotherapie. Hogrefe, Göttingen 1974

Taylor, J.: A personality scale of manifest anxiety. Journal of abnormal and social psychology 48 (1953) 285–290

Thorndike, E. L.: Educational psychology. Band 2: The psychology of learning. Columbia Universität, New York 1913

Tunner, W.: Verhaltensmodifikation bei Sprechstörungen. In: *Brengelmann, J. C.* und *Tunner, W.* (Hrsg.): Behaviour Therapy – Verhaltenstherapie. Praktische und theoretische Aspekte, S. 128–134. Urban & Schwarzenberg, München 1973

Tunner, W.: Systematische Desensibilisierung und das Lernen von Strategien zur Bewältigung von Angst. In: *Florin, I.* und *Tunner, W.* (Hrsg.): Therapie der Angst, S. 221–239. Fortschritte der Klinischen Psychologie, Band 8. Urban & Schwarzenberg, München 1975

Ullrich, R. und *Ullrich, R.:* Das Assertiveness-Training-Programm ATP: Einübung von Selbstvertrauen und sozialer Kompetenz. Teil I bis III. Reihe Leben lernen, Bd. 22. Pfeiffer, München 1976

Watson, D. und *Tharp, R.:* Einübung in Selbstkontrolle. Grundlagen und Methoden der Verhaltensänderung. Reihe Leben lernen, Bd. 13. Pfeiffer, München 1975

Watson, J. B. and *Rayner, R.:* Conditioned emotional reactions. Journal of experimental psychology 3 (1920) 1–14

Wendlandt, W.: Resozialisierung erwachsener Stotternder. Ein lernpsychologischer und verhaltenstherapeutischer Beitrag zur Behandlung des Stotterns. 2. Auflage. Marhold, Berlin 1975

Westphal, C.: Über Zwangsvorstellungen (1877). In: *Westphal, A.* (Hrsg.): Carl Westphal's gesammelte Abhandlungen. 1. Band, S. 393–407. Hirschwald, Berlin 1892

Wittich, G. H.: Grundlagen einer mehrdimensionalen Therapie bei Herzneurosen und funktionellen Kreislaufsyndromen. Heilkunst 78 (1965) 124–130

Wolpe, J.: Psychotherapy by reciprocal inhibition. Stanford University Press, Stanford 1958

Wolpe, J.: Praxis der Verhaltenstherapie. Huber, Bern 1972

Zauner, J.: Grundsätzliche Möglichkeiten der Entstehung psychogener Herzsymptome mit der Indikation zur Psychotherapie. Zeitschrift für Psychosomatische Medizin und Psychoanalyse 13 (1967) 225–233

Personenregister

Sachregister